"十二五"职业教育国家规划教材

经全国职业教育教材审定委员会审定

供药剂、制药技术、药品食品检验及相关专业使用

中医药基础

（第二版）

主　　编　何绪良

主　　审　王德燕

副 主 编　宋建军　刘　辉　武君颖

编　　者　（按姓氏汉语拼音排序）

陈红英（广东省新兴中药学校）

谷　勇（四川宜宾卫生学校）

何绪良（沈阳市中医药学校）

李　凡（辽阳中医药学校）

李慧杰（沈阳医学院附属卫生学校）

李忠爽（四川达州市中西医结合医院）

刘　辉（广东省新兴中药学校）

莫小强（桂东卫生学校）

牛继红（黑龙江林业卫生学校）

宋建军（桂林卫生学校）

武君颖（沈阳市中医药学校）

杨向真（辽阳中医药学校）

于仙玫（沈阳化工学校）

赵　微（沈阳化工学校）

科学出版社

北　京

内 容 简 介

　　本书为"十二五"职业教育国家规划教材,涵盖中医药学最基本、最重要、最实用的理论。全书除绪论外分四篇:中医基础理论、中医诊法、中药学基础、方剂学基础,是学习中医药学知识的必修课程。书中强调理论知识"必需、够用",强化技能培养,特在每一章正文内容之外设考点、链接、案例、小结、目标检测,在书后附实习指导、教学大纲、参考答案,并配全部教学内容的PPT课件。

　　本书保持了中医药知识的连贯性、系统性、完整性,内容丰富,体例新颖,深入浅出,实用性强,可供中职中专药剂、制药技术、药品食品检验等相关专业的学生使用,也可用于医药执业资格考试或岗前培训使用,是"学生好学,教师好教"的教材。

图书在版编目(CIP)数据

中医药基础 / 何绪良主编. —2 版 . —北京:科学出版社,2016.1
　"十二五"职业教育国家规划教材
　ISBN 978-7-03-046549-8

　Ⅰ. 中… Ⅱ. 何… Ⅲ. 中国医药学–中等专业学校–教材 Ⅳ. R2

中国版本图书馆 CIP 数据核字(2015)第 288592 号

责任编辑:丁海燕 / 责任校对:赵桂芬
责任印制:赵　博 / 封面设计:金舵手世纪

科 学 出 版 社　出版
北京东黄城根北街 16 号
邮政编码:100717
http://www.sciencep.com

新科印刷有限公司　印刷
科学出版社发行　各地新华书店经销
*
2010 年 6 月第 一 版　　开本:787×1092　1/16
2016 年 1 月第 二 版　　印张:17
2018 年 12 月第九次印刷　　字数:403 000

定价:49.80 元
(如有印装质量问题,我社负责调换)

前　言

本书为"十二五"职业教育国家规划教材。自第一版面世以来，经全国各地中职药剂和有关医学专业使用，获得了广大师生的好评，为中等职业教育发挥了良好的作用。随着社会对中职药剂人员要求的变化，中职药剂专业的培养目标、课程设置、教学大纲进行了相应的调整。为了使教材紧跟教育、教学改革发展的需要，围绕中职药剂"十二五"教学大纲，突出实践能力，寓理论于实践，理论服务于实践，强化培养学生的实践操作能力，体现教材的实用性，我们对第一版教材进行了重新修订。

第二版教材的编写基本沿袭了第一版《中医药学概论》的主要内容及顺序，保留了案例、链接、小结、目标检测等编写风格，在原有框架的基础上，主要进行了以下更新。

（1）根据教学大纲及社会需求药剂人员的实际要求，将常用中成药纳入《医药商品基础》一书，所以本书不再编写，并去掉原书常见病症举隅。中药加入处方药名，常用方剂用附表列出。

（2）编写体例上去掉学习目标，增加考点等内容，在编写上强调图文并茂的风格，突出图表应用，加强病例编写在中医药知识方面的实用性，以案例教学引导学生对中医药知识的理解和掌握。

本书编写人员均为全国范围公开遴选的编委。编写分工分别为：何绪良老师编写教学大纲、学时分配表、编写计划、提纲、体例、样章、第1章、第1篇第5章，负责全书的三审及统稿；宋建军老师编写第3篇第9章、第10章第6节、第4篇第12章及负责第3、4篇的二审；刘辉老师编写第2篇第6章，负责第2篇第6、7章的二审；武君颖老师编写第1篇第3章，负责第1篇、第2篇第8章的二审；于仙玫老师编写第1篇第2章；牛继红老师编写第1篇第4章；李慧杰老师编写第2篇第7章；莫小强老师编写第2篇第8章；赵微老师编写第3篇第10章第1、2节；谷勇老师编写第3篇第10章第3~5节；杨向真老师编写第3篇第10章第7、8节；李忠爽老师编写第3篇第10章第9~13节；陈红英老师编写第3篇第10章第14~16节；李凡老师编写第4篇第11章第1、2、3节。

在本教材的编写过程中，编委所在单位的全力支持。各编委互通有无、精诚合作，结合临床教学经验，充实、丰富内容，在此表示衷心的感谢！同时感谢第一版编者王德燕、董红、张钧伟、郝庆芝、黄萍、罗玉琼、丁冬梅、赵育红、李位昌、黄梅、黄红雨、周利萍、夏大华等老师所做的工作。由于编写仓促，加之学识有限，教材中难免有不足之处，敬请广大师生予以指正。

编　者

2015 年 5 月

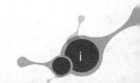

i

目　录

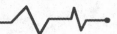

第3篇　中药学基础

第4篇　方剂学基础

第1章 绪　论

中医药学是我国劳动人民几千年来长期与疾病做斗争的经验总结，是我国优秀民族文化遗产的重要组成部分，是中华民族 5000 年文明史中的一颗璀璨明珠。中医药学在朴素的唯物论和自发的辩证法思想指导下，经过长期的医疗实践和积累，逐步发展形成了独特的医学理论体系，为我国人民的卫生保健事业和民族的繁衍昌盛做出了巨大的贡献，对世界医学的发展亦产生了深远影响。

第 1 节　中医药学发展概况

中医药学有 5000 年的悠久历史。早在 3000 多年前，商代的甲骨文中就有了疾、医、疥、龋、沐等医学文字记载。周代已有食医（营养医生）、疾医（内科医生）、疡医（外科及伤科医生）、兽医的分科，同时建立了一套医政组织和医疗考核制度，并开始了灭鼠、除虫、改善环境卫生等防病活动。现存最早的医籍是 1973 年在长沙马王堆三号汉墓中发现的《五十二病方》。据考证，该书早于《黄帝内经》（简称《内经》）和《神农本草经》，是我国现存最古老的一部方书。

早在 2000 多年前的春秋战国时期，我国现存最早的医学经典著作——《黄帝内经》问世。该书分《素问》、《灵枢》两部分，共 18 卷 162 篇。其对人体结构、病因病理、诊断治疗、预防养生等问题作了系统阐述，确立了中医药学的理论原则，奠定了中医药学的发展基础，也是中医药学的理论渊源。全书载方只有 13 首，但在剂型上已有了汤、丸、散、膏、丹、酒之分。同时还对当时哲学领域中的一系列重大问题，如阴阳、五行、天人相应、形神关系等进行了深入探讨。这一时期的著名医家扁鹊，对内、外、妇、儿、五官等科疾病都有专长，他擅长于望诊、切诊，并采用砭法、针灸、按摩、汤液、熨贴、手术等多种方法治病，对疾病的诊断及治疗方法的发展做出了巨大的贡献。托名扁鹊所著的《难经》阐述了脏腑、疾病、经络、针灸等内容，对脉诊和奇经的论述具有创见性，提出了命门、三焦的新观点，补充了《黄帝内经》的不足。

链　接

砭　法

"砭，以石刺病也"。新石器时代，人们发现并运用尖锐的石头治疗疾病，形成石针"扎"皮肉治病的方法。砭石者，针灸之母也。现代在其工具和方法上得到了更进一步的发展（图 1-1）。

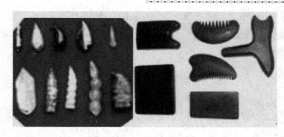

图 1-1　砭法工具

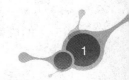

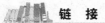 **链　接**

扁鹊提出"病有六不治"

使圣人预知微，能使良医得蚤从事，则疾可已，身可活也。人之所病，病疾多；而医之所病，病道少。故病有六不治：骄恣不论于理，一不治也；轻身重财，二不治也；衣食不能适，三不治也；阴阳并，藏气不定，四不治也；形羸不能服药，五不治也；信巫不信医，六不治也。有此一者，则重难治也。

两汉时期，中医药学迅速发展。古代医药学家假托神农氏撰写了我国第一部药物学专著——《神农本草经》，此书也是世界上最早记载药物功效的专著。该书共 3 卷，将药物分为上、中、下三品，载药 365 种，是汉以前药学知识和经验的总结。其中，麻黄定喘、常山截疟、海藻治瘿瘤、水银疗疥疮等记载，不仅疗效确切，而且是世界药学史上最早的记录。书中简述了药物的性味、有毒无毒、配伍法度、服药方法，以及丸、散、膏、酒等多种剂型，为药学理论的发展奠定了基础。

考点：中医四大经典。

东汉末年，杰出医家张仲景撰写了我国第一部临床医学专著——《伤寒杂病论》。该书以"六经论伤寒，以脏腑治杂病"，创造性地融理、法、方、药于一体，建立了中医辨证论治理论体系，在疾病的分类上基本做到了概念清楚、层次分明，奠定了中医诊断学的理论基础，张仲景被后世赞誉为"医圣"。全书载方 314 首，配伍严谨，用药精当，疗效卓著，被后世誉为"经方"、"方书之祖"。该书记述了汤、丸、散、酒、栓、糖浆、浸膏等 10 余种剂型，并首先使用动物胶汁、炼蜜、淀粉糊丸的赋形剂，使中医药学的基础理论与临证实践紧密结合。《伤寒杂病论》成书后，由于兵火战乱而散失，后经晋代王叔和搜集、整理，编成《伤寒论》和《金匮要略》两部书，与《黄帝内经》、《神农本草经》合称为中医四大经典著作。

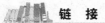 **链　接**

伤寒方的影响

《伤寒杂病论》不仅为中国历代医家必读之书，而且广泛流传到海外，如日本、朝鲜、越南、蒙古等国。特别在日本有专宗张仲景的古方派，至今日本中医界还喜欢用张仲景方，在日本一些著名的中药制药工厂，伤寒方占到 60% 以上。可见，《伤寒杂病论》对全世界的深远影响。

东汉末年名医华佗，首先使用麻沸散进行全身麻醉，并能进行腹腔肿物摘除术和肠胃手术，是世界上最早的外科手术记载。他还模仿虎、鹿、熊、猿、鹤五种动物的动作姿态，创编了一套名叫"五禽戏"的体育活动，开创了医疗体育的先例。三国时期的名医董奉不仅医术高超，而且医德高尚，他为人治病不收财物，只要求病愈后在他居住的庐山脚下种植杏树，数年后杏树成林，他又把收获的杏换成粮食救济贫民，这就是"杏林春暖"典故的由来。

 案例 1-1

曹操患头风（眩晕病），"佗针鬲，随手而差"（经华佗针刺治疗而好转），但不能去掉"病根"。华佗提出用利斧开颅，取出"风涎"的治疗方法。多疑的曹操以为华佗要借机杀他，将华佗杀害。

思考与讨论

华佗的治疗方法为我国医学开创了什么医疗先河？

晋至隋唐是我国医药学发展的辉煌时期。晋代王叔和著的《脉经》汇集了以前脉学的成就，成为我国第一部脉学专著。皇甫谧的《针灸甲乙经》是我国第一部针灸专著。南北朝时期雷斅约撰于公元5世纪的《雷公炮炙论》是我国最早的中药炮制学专著。隋代巢元方等编著的《诸病源候论》是我国第一部病因病机学和临床证候学专著,也是世界上第一部探讨病因病机的专著。隋唐之间的《颅囟经》是我国最早的儿科专著。唐代孙思邈被后世尊称为"药王",他撰写的《备急千金要方》集方广泛,促进了后世医学特别是方剂学的发展,也是我国现存较早的医学类书。唐代昝殷所著的《经效产宝》是我国现存最早的妇产科专著。由唐皇朝组织李勣、苏敬等20余人于公元659年编写完成的《新修本草》是世界上第一部由政府颁行的药典,载药850种,比过去公认的公元1542年欧洲《纽伦堡药典》早883年,对世界医药的发展做出了重要贡献。

📚 **链 接**

孙思邈倡导崇高医德

凡大医治病,必当安神定志,无欲无求,先发大慈恻隐之心,誓愿普救含灵之苦。若有疾厄来求救者,不得问其贵贱贫富,长幼妍蚩,怨亲善友,华夷愚智,普同一等,皆如至亲之想。亦不得瞻前顾后,自虑吉凶,护惜身命。见彼苦恼,若己有之,深心凄怆。勿避险巇、昼夜寒暑、饥渴疲劳,一心赴救,无作功夫形迹之心。如此可为苍生大医,反此则是含灵巨贼。

宋代医学发展的重要标志是活字印刷术的发明,大批医药书籍得以刊印,临床医学逐步向专科发展。公元1057年设立的"校正医书局",对历代重要的医籍如《黄帝内经》、《伤寒论》、《金匮要略》、《脉经》、《针灸甲乙经》、《诸病源候论》进行整理、考校、刊印。宋朝廷几度组织力量编著了《太平圣惠方》、《圣济总录》和《太平惠民和剂局方》等大型医书。公元1247年宋慈著的《洗冤录》是世界上最早的法医学专著,它比欧洲最早的菲德里法医学还要早350年,先后被译为多国文字,流传世界各地,为法医学做出了重大贡献。陈自明的《妇人大全良方》是宋代杰出的妇科专著,至今还有很大的参考价值。北宋钱仲阳是当时有名的儿科医师,从事儿科工作40余年,学术造诣很深,由他的弟子整理的《小儿药证直诀》是我国,也是世界上较早的儿科学专著。

📚 **链 接**

金元时期,百家争鸣,百花齐放,出现了刘完素、张从正、李杲、朱震亨四大医学流派,他们的学说对后世的影响很大,被称为"金元四大家"。刘完素倡导火热论,认为"六气皆从火

四大发明

活字印刷术、指南针、火药、造纸是中国古代的四大发明。

考点:金元四大家。

化",主张用寒凉剂,以降心火、益肾水为主,为"寒凉派"。张从正认为"邪去则正安",创汗、吐、下三法,主张治病重在驱邪,为"攻下派"。李杲认为"内伤脾胃,百病由生",力论寒凉之害,主张以脾土为主,认为土为万物之母,创补中益气、升阳益胃之说,为"补土派"。朱震亨认为"阳常有余,阴常不足",治疗上主张重在滋阴,为"养阴派"。

明代杰出的医药学家李时珍,以毕生精力,广搜博采,实地考察,亲自实践,采取多学科综合研究的方法,历时近30年,三易其稿,完成了《本草纲目》这一科学巨著。全书52卷,载药1892种,书中附有药物图1109幅,附方110 96首,约190万字,分为16部(水、火、土、金石、草、谷、菜、果、木、服器、虫、鳞、介、禽、兽、人)60类。它不仅丰富了我国医药学的内容,而且奠定了植物学的基础。《本草纲目》于17世纪末传到国外,被译成朝鲜文、拉丁文、日文、英文、德文、俄文、法文等,对世界药物学、生物学和自然学的发展产生

了很大的影响。

11 世纪我国即开始应用"人痘接种法"来预防天花,到 16 世纪出现了专著《种痘新书》,17 世纪该法流传欧亚各国,成为当时人工免疫法的先驱。

链 接

人痘接种法

我国发明的人痘接种法,归纳起来分为四种:痘衣法、痘浆法、旱苗法、水苗法。其中,以水苗法最佳,旱苗法其次,痘浆法的危险性最大。

明末清初,由于温疫病连年猖獗流行,在与急性外感病做斗争的过程中逐步形成了"温病学派"。明末吴又可著《温疫论》,是我国传染病学中较早的专门论著,他认为,温疫病有别于其他热性病,不因感受"六气"所致,而以感受"戾气"和机体功能状况不良为发病主因,并指出"戾气"的传染途径是与人体接触,自口鼻而入,无论老少强弱,触之皆病。这种科学的见解,成为我国病因学说的里程碑。清代叶天士著《温热论》,阐明了温病发生发展的规律;创立了卫气营血辨证论治体系;发展了察舌、验齿、辨斑疹等诊断方法,为温病学说奠定了理论与实践基础。薛生白著《湿热病篇》,创立了湿热病专论,丰富了温病理论及其证治。吴鞠通著《温病条辨》,倡导三焦辨证,规范四时温病证治,使温病学形成了以卫气营血、三焦为核心的辨证论治体系。王孟英著《温热经纬》,系统地构织出了温病学的理论体系,对18 世纪 60 年代以前的温病学理论和证治作了较全面的整理,促进了温病学的进一步成熟和发展。叶天士、薛生白、吴鞠通、王孟英被称为"温病四大家"。

考点:温病四大家。

明清时期的医家在医学文献的整理和研究方面作了大量工作。属于医学理论和各科汇集的有张景岳的《景岳全书》、王肯堂的《证治准绳》。在临床各科方面,内科有薛己的《内科摘要》和王纶的《明医杂著》;外科有陈实功的《外科正宗》和王维德的《外科全生集》;妇科有武之望的《济阴纲目》和傅山的《傅青主女科》;儿科有万全的《万密斋医书十种》和陈复正的《幼幼集成》;针灸科有杨继成的《针灸大成》。这些医籍都是这一时期临床各科的代表性著作,对后世医学的发展均有着深远的影响。

中华人民共和国成立以后,党和政府十分重视中医药工作,制定了继承、发展、管理中医药的相关政策,中医药学的发展进入了一个崭新的历史时期。新兴的中医药学科相继问世,中医基础理论研究获得了较大的进展。引入现代科技研究后证明,经络现象是人群中普遍存在的生命现象,并创造出针刺麻醉术。中医对疑难杂证的治疗展现了独特的优势,中西医结合治疗常见病、多发病取得了满意的疗效,采用了诸如小夹板固定治疗骨折,中西医结合治疗急腹症、乙型脑炎、大面积烧烫伤,青蒿素治疗疟疾等疗法,丰富和发展了中医的治法。中药学也从"前店后场"改造成了具有一定规模、配套的工业体系,生产方式也由落后的手工操作逐步实现了机械化、自动化和联动化。中药厂、店不断增多,新工艺、新技术、新品种、新剂型不断涌现。国家《药品生产质量管理规范》、《中华人民共和国药典》、《中华人民共和国卫生部药品标准》、《中华人民共和国药品管理法》等相继制定出版。中医药教育也步入了正规化轨道,形成了研究生、大学、高专、中职相结合的多层次教育模式。

具有独特优势的中医药学越来越受到各国医药界及科技界的重视,近年来在全球范围内兴起了学习、运用"中医药热"。中国的很多医籍如《黄帝内经》、《伤寒杂病论》、《针灸甲乙经》、《神农本草经》、《诸病源候论》、《新修本草》等很早就传到了日本、朝鲜,并为该国医学生的必修书目。某些古籍甚至在我国已经失传,但在国外得以保存而重回我国。国外的医学知识,如解剖学、生理学、药物学及治疗方法也传入了我国,促进了我国中西医结合医学的发展。我国的医术如脉学、针灸、炼丹等流传更广泛,受到各国人民的喜爱,现在我国各大、专院校均有国外留学生来学习中医药学。药材贸易如丁香、沉香、乳香、没药、血竭等多为进口;而人参、麻黄、当归、茯苓、附子、牛黄、朱砂则多出口。中医药学将为全人类医疗保健事业的发展做出新的贡献。

第2节 中医药学的基本特点

中医药学的理论体系是经过长期反复的临床实践,在唯物论和辩证法思想的指导下,逐步形成的。这一独特的理论体系有两个基本特点:一是整体观念,二是辨证论治。

考点:中医药学理论的基本特点。

一、整体观念

整体,就是统一性和完整性。中医药学认为,人体是一个有机整体,构成人体的各个组成部分之间,在生理上相互协调,在病理上相互影响;同时,人与自然环境之间也是一个密切相关的整体。这种机体自身的整体性和内外环境统一性的思想,称为整体观念。整体观念作为中医药学的方法论和指导思想,贯穿于中医生理、病理、辨证、治疗、预防、养生等整个中医理论体系之中。

链 接

健康使人美

生命是人体自然美的载体,是形神协调、天人合一的象征。健康的身体才能精力充沛,肌肉发达,面色红润,两目有神,挺拔矫健而展现出人体美。

疾病和衰老则使人美色大减。如脾胃虚弱,气血不足,则精神疲惫、面黄肌瘦、口唇苍白;肝肾不足,则腰膝酸软、发脱牙落、黑眼圈、容颜憔悴、皮肤色素沉着,何美之有?

(一) 人体是一个有机的整体

人体自身的整体观念主要从以下几个方面反映出来。

1. 组织结构相互联系 人体由五脏、六腑、奇恒之府、五体、五官、九窍、四肢百骸组成,每一个组成部分是一个独立的器官,有独立的功能,但相互之间由经络与组织进行联系,构成一个完整的机体。任何细小的局部都是与整体统一协调而不可随意分割的。

2. 生理病理相互影响 人体脏腑组织器官有着各自的生理功能。中医学从阴阳五行、精气学说出发,以五脏为中心,把人体所有的脏腑组织器官分为心、肝、脾、肺、肾五大系统。各系统不同的生理功能在整体的协调下,相互联系、相互制约,形成机体的整体统一性。在病理状态下,脏腑组织器官之间,或各系统与整体之间,均会相互影响、相互损伤,这也是疾病在人体内传变的原因之一。

3. 诊断上从外测内 中医诊断学有"黑箱"理论之称,即"有诸内必形诸外"。人体脏腑组织器官在经络的联系下,构成了一个表里相连、上下沟通、协调有序的统一整体,并且在精、气、血、津液的作用下,完成各自的功能活动。从体表的某些特殊部位,如五脏的开窍与其华,可以测知相应的脏腑病变,因而,在诊断上可以从外测内。如心华在面、开窍于舌,若患者面白舌淡,推测为心血不足;肾开窍于耳,若老年耳聋眼花,推知肾虚等。

4. 治疗上互治互惠 由于脏腑组织器官在生理、病理上相互影响、相互损伤，所以可以采取脏病治腑、腑病治脏、官窍病治五脏的方法。如肺失宣降而咳喘，致大便秘结，可以通利大肠腑气，便通而咳喘自止；小便不利为膀胱气化不利，膀胱与肾相表里，肾主水司开阖，补肾而可利小便；目睛红赤，为肝火旺盛，肝开窍于目，泻肝火而目赤可退。凡此种种，都是在整体观念指导下的临床工作，也证明了人体是一个有机的整体。

（二）人与环境密切相关

1. 人与自然界的统一性 人生活在自然环境中，是整个物质世界的一部分，人与外界环境有着物质的统一性，而且外界环境提供了人类赖以生存的必要条件，即中医所谓的"人与天地（自然界）相应"。中医学认为，自然界与人均处于阴阳五行之中，天人之间是自然相通的。从整体的观念看，人是一个小天地，是一个相对独立、完善的小系统，而这个系统是由自然界物质运动在千万年的进化中才得以产生并完善的。这个小系统内部的阴阳五行之气已化为脏腑、经络、组织、器官，但它对自然界是开放的、沟通的。尽管它的结构、功能已进化得相当完美，能适应自然界的种种变化，但仍有一个依赖自然、适应自然的关系问题。所以，自然的变化如局限在人体生理范围之内，则人体处于"阴平阳秘"、"天人相应"的状态；若这种变化超出了人体适应性调节的极限，就会直接或间接地损伤人体，形成病理性变化。

如季节气候变化对人体的影响非常明显。自然界气候的变化有其自身客观的规律，表现为春温、夏热、秋凉、冬寒。而自然界的万物则与之相应而呈现出春生、夏长、秋收、冬藏的规律。人与之相应，在生命活动及生理上也产生相应的反映，表现在脉象上则有春弦、夏洪、秋毛（浮）、冬实（沉）之不同。人的精神状态与季节也有一定的关系，春夏阳长，人体精神偏于畅达；由秋及冬，阳气衰减，人体精神趋于相对抑制，这与中医理论中春生夏长、秋收冬藏的特点相合。

在发病和流行病方面，春季多风病，夏季多暑病，长夏多湿病，秋季多燥病，冬季多寒病。在昼夜晨昏，阴阳变化上，人体生理上有波动调节，病理上也有旦慧（好）夕加（重）、昼轻夜甚的表现。

地区环境的差异，北方燥寒，人体腠理致密，脏腑坚实；而江南潮湿温热，人体腠理疏松，脏腑脆弱，所以易地而居，就有适应水土气候的问题。

2. 人与社会密切相关 人是社会的组成部分，人能影响社会，社会的变化对人也产生影响。其中，影响最明显的是社会的进步与落后、安定和战乱及人的社会地位变化。社会进步、经济发达、物资充足、医疗保健好，人们的健康水平就较高。国泰民安，人们生活规律，抗病力强，就不易患病；而社会战乱，生活不安宁，则人们抗病力弱，易患疾病。社会地位的变化也会带来生活及心理上的变化，对人体的健康产生极大的影响。

 案例 1-2

华某，男，15岁。生活在南方，喜好吃酸辣和肉类。因面部青春痘被人笑话，整日郁闷上火，口苦口干，大便秘结，舌苔黄腻，脉弦。医生诊断为面部青春痘，为肝火内盛，脾胃湿热。治疗当清肝泻火，清热化湿。予龙胆泻肝汤化裁而愈。

思考与讨论

为何面部青春痘与肝、脾胃有关？与年龄、生活地、饮食、情绪有关吗？这说明什么问题？

二、辨证论治

辨证论治是中医认识疾病和治疗疾病的基本法则,是中医药学对疾病的一种特殊的研究和处理方法,也是中医药学的基本特点之一。要掌握辨证论治的精髓,还必须弄清楚下面几个问题。

(一)"症"、"证"与"病"

"症"是指单个的症状和(或)体征。疾病全过程中出现的所有症状、体征,都属于"症"的范围。症状是指患者主观不适的感觉与某些病态反应,如头痛、咳嗽。体征则是某种客观指征的病理变化,如水肿、目赤。症状与体征有联系,有时难以截然分开,但二者均属于疾病的表面现象,不能深刻地、准确地反映疾病的本质。

"证"为"证候"或"证型",是在疾病的诊断过程中辨清病因、病性、病位、正邪力量对比基础上的高度概括;是不同个体的具体症状、体征的有机组合。在症候群中,症状、体征之间有着某种必然的内在联系。"证型"的归纳如果是正确的,一定会反映症候群中的本质联系。

"病"是对疾病的总称,可概括疾病的全部病理过程。它是一个笼统的病理概念,基本上反映疾病全过程的病理变化,以及转归、愈后。

一病总有数证,而一证也可以见于数病中。由于"证"深刻、准确地把握了疾病在某阶段的本质,因而对临床实践的指导意义最为具体实用。因此,"证型"的确立与把握,是论治成功与否的前提与依据,是辨证论治体系的精髓所在。

(二)"同病异治"、"异病同治"

"同病异治"就是同一疾病,由于在疾病发展的不同阶段,病理变化不同,所表现的"证候"不同,因而治疗方法也不同。如麻疹,初期表现为发热,疹出不透,是病在表,治宜解表透疹;中期,疹出肌表,表现高热、咳嗽,是病在肺,为肺热壅盛之证,治当清肺热为主;后期,高热渐降,疹渐消退,患者口干、口渴,是肺胃阴伤、余热未尽之证,故治当养阴清热为主。

考点:同病异治,异病同治。

"异病同治"是指不同的疾病,在疾病的发展过程中,出现相同的或近似的病理变化,即出现相同的或近似的"证候",因此,采取相同的方法进行治疗。如久泻之后,出现脱肛,为中气下陷;而产后调理不当,子宫下垂,也是中气下陷。这两种病虽不同,而"证"是一样的。因此,都应采用益气升阳的治疗方法。

(三)辨证论治的环节

辨证论治可分为四个环节:一是全面收集症状、体征、病史等资料。中医获取病理信息主要是靠望、闻、问、切四诊,现代也加上了一些必要的检查手段如实验室检查、X线检查、心电图等。二是运用中医理论去分析、综合、归纳病情。辨清病因、病位、病性及邪正力量的对比情况,然后概括为某种性质的病理证型。三是以病理证型为依据,按中医理论的要求,确定相应的治法与具体的方药或方法施治于患者。四是检验施治效果,修正治则治法。这四个环节从认识论上分析有两次飞跃,一次是在客观获取全部材料后按中医理论确定证型;一次是根据证型确定治法方药施治于患者,再检验效果,修正治则治法,体现了中医诊疗活动中从理论到实践,又从实践到理论的良性循环。四个环节之间环环相扣、缺一不可,这是中医疗效确切奇特的关键所在,是中医理、法、方、药在临床上的具体运用,它符合辩证唯物论的反映

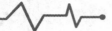

论,是中医学旺盛生命力的源泉。

 案例1-3

程某,男,24岁。昨日淋雨后发热恶寒,咳嗽吐白痰,无汗,舌苔薄白,脉浮紧。医生诊断为咳嗽,风寒型。治法为祛风散寒,宣肺止咳。予杏苏散化裁。

思考与讨论

请指出本案例的病、证、症、治、方。

第3节　学习的意义与方法

作为一名医药学生,应该为自己的祖国拥有这一医学瑰宝而自豪;更应该认识到继承和发扬中医药学,使其为人民防病治病是我们的责任。中医学理论不易理解,文字深奥,同学们不要产生畏难情绪。

阴阳、五行、精气学说是中医学的理论工具,蕴含了许多哲学思想,正是用这一理论工具对人体的组织结构、生理功能、病理变化及诊断治疗等进行了系统的概括,才形成了中医药学特有的理论体系。因此,学习中医学首先要了解阴阳、五行、精气学说,为加深对这一学说的理解,要加用生活中通俗的事例来解释。

脏象学说是中医理论的核心。中医脏腑的名称虽然与现代医学相同,但其内涵相差很大,切不可将二者对号入座,生搬硬套,而产生临床诊治中的严重错误。

经络是联系人体脏腑内外的通道。经络学说是研究人体经络的生理、病理变化及其与脏腑相互关系的学说,实践性很强,易学难精。要想掌握针灸与推拿技能,须更深入地学习。

中医通过望、闻、问、切四诊诊察疾病,它不像现代医学检测手段那样有精确的量化指标,所以中医在很大程度上属于经验医学的范畴。要想掌握中医诊察疾病的方法,必须通过大量的临床实践,仔细比较、体会,不断积累经验,才能逐步领会、掌握。

辨证是论治的前提,辨证准确与否直接影响治疗效果。辨证的内容多且复杂,死记硬背,既不易记牢,也不易理解。必须结合脏象学说中脏腑的生理、病理表现,寻找每一证型的规律,在理解的基础上记忆。

中药是中医治病的主要方法,内容庞杂。学习时要注意掌握每味中药的功效与主治,针对每味中药的主要特点区别记忆,重点掌握其一两个特点。对于特殊中药的剂量、剂型及煎服法也是药剂人员必须掌握的内容。

方剂是由中药组成的,是中医理、法、方、药的重要组成部分。学习时应充分理解方剂组成的原则及其变化规律。

┃小结┃

中医药学是我国劳动人民长期与疾病做斗争的经验总结;是在朴素的唯物论和自发的辩证法思想指导下,经过长期的医疗实践和积累,逐步形成并发展的独特医学理论体系。中医药学的特色为理、法、方、药、治。在中医药学发展史上,《伤寒论》《金匮要略》《黄帝内经》《神农本草经》合称为中医四大经典著作。金元时期,杰出医家刘完素、张从正、李杲、朱震亨形成中医学的四大医学流派,被称为"金元四大家"。明代杰出的医药学家李时珍,以毕生精力完成了《本草纲目》这一科学巨著,

小结

对世界药物学、生物学和自然学的发展有很大的影响。明末清初,温疫猖獗,形成和发展了温病学说,四大医家叶天士、薛生白、吴鞠通、王孟英被称为"温病四大家"。

中医药学的基本特点是整体观念与辨证论治。整体观念中人体自身是一个有机的整体,人与外界也是一个有机的统一体。辨证论治是运用中医四诊收集到的症状、体征、病史资料进行分析、综合、归纳,得出证型,据此确定相应的治法方药,施治患者的全过程。

《中医药学概论》简述了中医药学的基本理论体系:阴阳学说、五行学说、脏象学说、经络学说、病因病机学说;中医学诊法:四诊;辨证、预防与治则;中药与方剂等,体现了中医药知识的系统性、完整性和实用性。

 目 标 检 测

选择题

A 型题

1. 我国最早记载方剂的医书是
   A.《五十二病方》　　　B.《黄帝内经》
   C.《伤寒杂病论》　　　D.《神农本草经》
   E.《本草纲目》

2. 我国第一部药物学专著是
   A.《五十二病方》　　　B.《备急千金要方》
   C.《新修本草》　　　　D.《神农本草经》
   E.《本草纲目》

3. 我国现存最早的医学经典著作是
   A.《诸病源候论》　　　B.《黄帝内经》
   C.《伤寒杂病论》　　　D.《神农本草经》
   E.《本草纲目》

4. 明代杰出的医药学家李时珍,以毕生精力撰写了(　　),而闻名于世
   A.《五十二病方》　　　B.《黄帝内经》
   C.《伤寒杂病论》　　　D.《神农本草经》
   E.《本草纲目》

5. 下列哪项不是中医药学的基本特点
   A. 人体本身是一个有机的整体
   B. 人与自然是一个统一整体
   C. 人与动物是一个统一整体
   D. 人与社会是一个统一整体
   E. 人与天地相应

6. 某患儿 5 岁,初期因发热,疹出不透,医生诊断为麻疹,给予解表透疹;另一患儿 3 岁,疹出肌表,高热、咳嗽,医生亦诊断为麻疹,给予清肺热治疗。为何同为麻疹,治疗各异? 此为中医理论的
   A. 异病同治　　B. 同病异治　　C. 异症同治
   D. 同症异治　　E. 同证异治

7. 刘某,男,75 岁,久泻脱肛,医生认为病机属中气下陷,给予补中益气汤治愈;而李某,女,26 岁,产后子宫下垂,医生亦认为病机属中气下陷,给予补中益气汤治愈。此为中医理论的
   A. 异病同治　　B. 同病异治　　C. 异症同治
   D. 同症异治　　E. 异证同治

8. 下列李杲的称谓哪一项是正确的
   A. 被后世称为"攻下(邪)派"
   B. 被后世称为"寒凉派"
   C. 被后世称为"补土派"
   D. 被后世称为"养阴派"
   E. 被后世赞誉为"医圣"

9. 世界上最早的国家药典
   A.《神农本草经》　　　B.《本草纲目》
   C.《五十二病方》　　　D.《新修本草》
   E.《备急千金要方》

10. 温病大师是指
    A. 叶天士　　B. 薛生白　　C. 吴鞠通
    D. 王孟英　　E. 张仲景

11. 被誉为"药王"的医家是
    A. 张仲景　　B. 孙思邈　　C. 吴鞠通
    D. 华佗　　　E. 叶天士

(何绪良)

第1篇　中医基础理论

第2章　阴阳五行学说

阴阳五行,是阴阳学说和五行学说的合称,是古人用以认识和解释自然的世界观和方法论,是我国古代的唯物论和辩证法。阴阳学说认为世界是物质的,物质世界是在阴阳二气作用的推动下资生、发展和变化着的。五行学说认为木、火、土、金、水是构成世界不可缺少的最基本物质,是由于这五种物质间的相互资生、相互制约的运动变化而构成了物质世界。

我国古代的医学家,在长期医疗实践的基础上,将阴阳五行学说运用于医学领域,借以阐明人体的生理功能和病理变化,并用以指导临床的诊断和防治,成为中医理论体系的一个重要组成部分,对中医理论体系的形成和发展,产生了极为深刻的影响。

第1节　阴阳学说

阴阳学说认为,宇宙间任何事物都具有既对立又统一的两个方面,并且经常不断地运动和相互作用。这种运动和相互作用,是一切事物运动变化的根源。因而,阴阳学说也就成为认识和掌握自然界规律的一种思想方法。宇宙间的任何事物都可以用阴或阳来概括其属性。但不是绝对的,是有条件的,这个条件就是既对立又关联,缺一不可,如白天与黑夜、温热与寒冷。

医学属于自然科学范围,人体的生理活动,疾病的发生发展也超越不出阴阳这个道理。因此,我们想要掌握疾病的发展过程,探求疾病的本质,从而获得满意的疗效,就必须探求人体的阴阳变化情况。

 案例2-1

患者,男,18岁。昨日沐浴后受凉,今日气促,喉中痰鸣,高热,舌红苔薄黄腻,脉滑数。查体:体温38.1℃。

思考与讨论

能说出本证的阴阳属性是什么吗?

一、阴阳学说的基本概念

（一）阴阳的含义

阴阳,是对宇宙中相互关联的事物和现象对立双方属性的概括。阴阳的含义最初是指日光向背,即向日为阳,背日为阴。古代哲学家发现宇宙万物都存在着正反两个方面,于是就以阴阳这一概念来解释其相互关系与运动发展变化的规律。在中医学中,阴阳是自然界的根本规律,是标示事物内在本质属性和性态特征的范畴,既标示两种对立特定的属性,又标示两种对立特定的运动趋向或状态。

链 接

阴阳抱鱼图

此图是古人概括阴阳易理和认识世界的宇宙模型,其圆内白鱼在左,头向上为阳,黑鱼在右,头向下为阴,阴阳鱼中又有黑白小点为鱼眼,展示阳中有阴、阴中有阳,左升右降。阴阳两鱼又以S型曲线分割,寓意在负阴抱阳中。阴阳平衡是变化的、此消彼长的(图2-1)。

(二) 阴阳的普遍性、相对性和关联性

1. 阴阳的普遍性 阴阳的对立统一是天地万物运动变化的总规律,"阴阳者,天地之道也,万物之纲纪,变化之父母,生杀之本始"(《素问·阴阳应象大论》)。不论是空间还是时间,从宇宙间天地的回旋到万物的产生和消失,都是阴阳作用的结果。凡属相互关联的事物或现象,或同一事物的内部,都可以用阴阳来概括,分析其各自的属性,如天与地、动与静、水与火、出与入等。

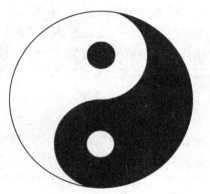

图2-1 阴阳抱鱼图

2. 阴阳的相对性 具体事物的阴阳属性,并不是绝对的,而是相对的。也就是说,随时间的推移或所运用范围的不同,事物的性质或对立面改变了,则其阴阳属性也就随之而改变。所以说"阴阳二字,固以对待而言,所指无定在"(《局方发挥》)。这种阴阳属性的相对性,不但说明了事物或现象阴阳属性的规律性、复杂性,而且也说明了用阴阳概括事物或现象的广泛性,即每一事物或现象都包含着阴阳,都是一分为二的。

3. 阴阳的关联性 阴阳的关联性指阴阳所分析的事物或现象,应是在同一范畴,同一层次,即相关的基础之上。只有相互关联的一对事物,或一个事物的两个方面,才能构成一对矛盾,才能用阴阳来说明,如天与地、昼与夜、寒与热等。如果不具有这种相互关联性的事物,并不是统一体的对立双方,不能构成一对矛盾,就不能用阴阳来说明。

(三) 划分事物或现象阴阳属性的标准

"水火者,阴阳之征兆也"(《素问·阴阳应象大论》)。中医学以水火作为阴阳的征象,水为阴,火为阳,反映了阴阳的基本特性,如水性寒而趋下、火性热而炎上。其运动状态,水比火相对的静,火较水相对的动,寒热、上下、动静,如此推演下去,即可以用来说明事物的阴阳属性。划分事物或现象阴阳属性的标准是:凡属于运动的、外向的、上升的、温热的、明亮的、功能的……属于阳的范畴;静止的、内在的、下降的、寒凉的、晦暗的、物质的……属于阴的范畴。由此可见,阴阳的基本特性是划分事物和现象阴阳属性的依据。

考点:阴阳的概念及划分事物或现象阴阳属性的标准。

二、阴阳学说的基本内容

（一）阴阳对立

对立是指处于一个统一体的矛盾双方的互相排斥、互相斗争。阴阳对立是阴阳双方的互相排斥、互相斗争。阴阳学说认为，阴阳双方的对立是绝对的，如天与地、上与下、内与外、动与静、升与降、出与入、昼与夜、明与暗、寒与热、虚与实、散与聚等。万事万物都是阴阳对立的统一。阴阳的对立统一是"阴阳者，一分为二也"的实质。

在人体，生命现象的主要矛盾，是生命发展的动力，贯穿于生命过程的始终。用阴阳来表述这种矛盾，就生命物质的结构和功能而言，则生命物质为阴（精），生命功能为阳（气）。其运动转化过程则是阳化气，阴成形。生命就是生命形体的气化运动。气化运动的本质就是阴精与阳气、化气与成形的矛盾运动，即阴阳的对立统一。阴阳在对立斗争中，取得了统一，维持着动态平衡状态，即所谓"阴平阳秘"，机体才能进行正常的生命活动。有斗争就要有胜负，如果阴阳的对立斗争激化，动态平衡被打破，出现阴阳胜负、阴阳失调，就会导致疾病的发生。

（二）阴阳互根

互根指相互对立的事物之间相互依存、相互依赖，任何一方都不能脱离另一方而单独存在。阴阳互根，是阴阳之间的相互依存，互为根据和条件。阴阳双方均以对方的存在为自身存在的前提和条件。阴阳所代表的性质或状态，不仅互相排斥，而且互为存在的条件。阳根于阴，阴根于阳，无阳则阴无以生，无阴则阳无以化。阳蕴含于阴之中，阴蕴含于阳之中。阴阳一分为二，又合二为一，对立又统一。阴阳互根深刻地揭示了阴阳两个方面的不可分离性。

1. 阴阳互根是确定事物属性的依据 分析事物的阴阳属性，不仅要注意其差异性，而且还要注意其统一性，即相互关联性，从差异中寻找统一。双方共处于一个统一体中，才能运用阴阳来分析说明。如上属阳，下属阴，没有上之属阳，也就无所谓下之属阴；没有下之属阴，也就无所谓上之属阳。昼属阳，夜属阴，没有昼之属阳，就无所谓夜之属阴；没有夜之属阴，也就无所谓昼之属阳。热属阳，寒属阴，没有热之属阳，也就无所谓寒之属阴；没有寒之属阴，也就无所谓热之属阳。所以说，阳依赖于阴，阴依赖于阳，每一方都以其对立的另一方为自己存在的条件。如果事物不具有相互依存的关联性，并不是统一体的对立双方，就无法分析其阴阳属性，也就不能用阴阳来说明了。

2. 阴阳互根是事物发展变化的条件 因为阳根于阴，阴根于阳，阴与阳相互依赖，缺少任何一方，则另一方也就不复存在了。所以事物的发展变化，阴阳二者是缺一不可的。如就个体的生理活动而言，在物质与功能之间、物质与物质之间、功能与功能之间，均存在着阴阳互根的关系。物质属阴，功能属阳，物质是生命的物质基础，功能是生命的主要标志。物质是功能的基础，功能则是物质的反映。脏腑功能活动健全，就会不断地促进营养物质的化生，而营养物质的充足，才能保护脏腑功能活动的平衡。

3. 阴阳互根是阴阳相互转化的内在根据 因为阴阳代表着相互关联事物的双方或一个事物内部对立的两个方面,因而阴和阳在一定条件下,可以向与自己相反的方面转化。阴阳在一定条件下的相互转化,也是以它们的相互依存、相互为根关系为基础的。阴阳对立的双方没有相互为根、相互依存的关系,也就不可能各自向着与自己相反的方向转化。

（三）阴阳消长

消长,增减、盛衰之谓。阴阳消长,是阴阳对立双方的增减、盛衰、进退的运动变化。阴阳对立双方不是处于静止不变的状态,而是始终处于此盛彼衰、此增彼减、此进彼退的运动变化之中。其消长规律为阳消阴长,阴消阳长。阴阳双方在彼此消长的动态过程中保持相对的平衡,人体才保持正常的运动规律。平衡是维持生命的手段,达到常阈才是健康的特征。阴阳双方在一定范围内的消长,体现了人体动态平衡的生理活动过程。如果这种"消长"关系超过了生理限度(常阈),便将出现阴阳某一方面的偏盛或偏衰,于是人体生理动态平衡失调,疾病就由此而生了。

（四）阴阳转化

转化即转换、变化,指矛盾的双方经过斗争,在一定条件下走向自己的反面。阴阳转化,是指阴阳对立的双方,在一定条件下可以相互转化,阴可以转化为阳,阳可以转化为阴。阴阳的对立统一包含着量变和质变。事物的发展变化,表现为由量变到质变,又由质变到量变的互变过程。如果说"阴阳消长"是一个量变过程,那么"阴阳转化"便是一个质变过程。阴阳转化是事物运动变化的基本规律。在阴阳消长的过程中,事物由"化"至"极",即发展到一定程度,超越了阴阳正常消长的阈值,事物必然向着相反的方面转化。阴阳的转化,必须具备一定的条件,这种条件中医学称为"重"或"极"。故曰"重阴必阳,重阳必阴","寒极生热,热极生寒"(《素问·阴阳应象大论》)。阴阳之理,极则生变。

但必须指出的是,阴阳的相互转化是有条件的,不具备一定的条件,二者就不能各自向相反的方向转化。阴阳的消长(量变)和转化(质变)是事物发展变化全过程密不可分的两个阶段,阴阳消长是阴阳转化的前提,而阴阳转化则是阴阳消长的必然结果。

> 考点:阴阳学说的基本内容包括哪四个方面。

链 接

临床可见患者身热反欲盖衣被,面色浮红又时隐时现,口渴欲热饮却不多饮,同时伴有四肢厥冷、下利清谷、舌淡苔白等症状。此为真寒假热,中医病机为阴阳格拒,是阴阳失调病机中比较特殊的一类病机。主要由于某些原因引起阴和阳的一方盛极,因而壅盛于内,将另一方排斥格拒于外,迫使阴阳之间不相维系,从而形成真寒假热或真热假寒等复杂的临床现象。

总之,阴阳的对立、互根、消长、转化,是阴阳学说的基本内容。这些内容不是孤立的,而是互相联系、互相影响、互为因果的。了解了这些内容,进而理解中医学对阴阳学说的运用就比较容易了。

三、阴阳学说在中医学中的应用

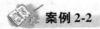 **案例 2-2**

患者,女,26岁。消瘦,乏力,多汗,善饥,手颤,烦躁易怒1年余,加重半个月,舌边红苔薄黄,脉弦细数。西医诊断:甲状腺功能亢进症。

思考与讨论

本证如何用阴阳学说分析?

阴阳学说贯穿于中医理论体系的各个方面,用来说明人体的组织结构、生理功能、病理变化,并指导临床诊断和治疗。

(一) 阴阳学说在生理方面的应用

在中医学里,运用阴阳学说阐述人体的各种解剖生理功能现象。人体功能多属阳,而形体实质多属阴,即《素问·生气通天论》中所说"阳化气,阴成形"。而生理结构中又可分阴阳,功能活动中也有阴阳,现将其内容举例如下(表2-1)。

(二) 阴阳学说在病理方面的应用

在中医学里,阴阳学说被广泛用于分析各种病理现象。其中,阴阳辨证是中医各种辨证方法的总纲。同时,从对全身阳虚、阴虚的分析及各种脏腑阴或阳的虚实分析"阳胜则热,阴胜则寒"。临床常见脏腑的阴阳症状如下(表2-2)。

表2-1　阴阳学说在生理方面的应用

		阳	阴
生理组织结构	部位	上部	下部
	身体	表	里
	躯干	背	胸腹
	四肢	外侧	内侧
	脏腑	六腑	五脏
	经络	手、足三阳经	手、足三阴经
	气血津液	气(卫气、胃气、肺气、脾气、心气等)	血、津液
功能活动	升降	上升	下降
	状态	亢奋、发散	阴滞、收敛
	动静	动	静
	主要功能	阳者卫外而为固也;阳在外,阴之使也	阴者藏精而起亟也;阴在内,阳之守也

表2-2　阴阳学说在病理方面的应用

脏腑	阳	阴
心	心阳虚:心悸气短,心胸憋闷,畏寒肢冷,面色少华、虚浮,舌淡胖,脉微细	心阴虚:心悸易惊,失眠或多梦,五心烦热,潮热,盗汗,口咽干燥,舌红少津,苔少,脉细数
肺	肺阳虚:咳喘无力,气短,痰液清稀,面色淡白,语声低微,舌淡苔白,脉虚弱	肺阴虚:干咳无痰,或痰少而黏,口咽干燥,声嘶,形体消瘦,潮热骨蒸,五心烦热,盗汗,舌红少苔,脉细数
脾	脾阳虚:腹胀纳少,腹痛绵绵,喜温喜按,大便溏薄清稀,口淡不渴,畏寒肢冷,舌淡而胖,苔白滑,脉沉迟无力	脾阴虚:腹胀纳少,食后加剧,大便干结难解,形体消瘦,肌肤干燥,手足心热,口干唇红,舌红少苔,脉细或细数无力
胃	胃阳虚:胃脘疼痛,喜暖喜按,不思饮食,口淡不渴,面色苍白,肢冷畏寒,神疲乏力,少气懒言,舌淡苔白,脉沉迟无力	胃阴虚:胃脘灼热隐痛,饥不欲食,心烦,口干少饮,大便秘结,或干呕、呃逆,舌红少苔,舌体瘦少,脉细数

脏腑	阳	阴
肝	肝阳虚:胸胁牵引作痛,或涉及少腹睾丸,得温稍缓,遇寒更剧,形寒肢冷,干呕或吐涎沫,舌淡苔白,脉沉细	肝阴虚:头晕耳鸣,两目昏花,面部烘热,胁肋疼痛或有灼热感,潮热盗汗,五心烦热,口咽干燥,舌红少苔,脉弦细数
肾	肾阳虚:腰膝酸软,畏寒肢冷,小便清长,夜尿频多,头目眩晕,易疲倦,面色苍白或黧黑,或有阳痿、白带多而稀白,性欲减低,下肢浮肿,苔白滑,脉沉弱	肾阴虚:腰膝酸痛,眩晕耳鸣,阳强易举,经闭或崩漏,形瘦潮热,心烦盗汗,失眠多梦,颧红,五心发热,口干咽燥,溲黄便干,舌红少苔,脉细数

(三) 阴阳学说在药物学方面的应用

在中药的理论和应用上,也用阴阳学说作为指导。如药物的性味、性能及药物作用的转化都具有阴阳属性(表2-3)。

表2-3 阴阳学说在药物学方面的应用

药物性味	阴	寒、凉性,苦、酸、咸味,味厚者
	阳	热、温性,辛、甘味,味薄者
药物性能	阴	沉降、清火、攻下、滋阴、抑制
	阳	上升、发散、上升、温阳、兴奋
药物作用的转化	重阴则阳,重阳则阴	

(四) 阴阳学说在诊断学中的应用

在《内经》中提出"善诊者,察色诊脉,先别阴阳",即以辨阴阳为诊断的大纲。而在辨证时,以阴阳为辨证的总纲(表2-4)。

表2-4 阴阳学说在诊断学中的应用

八纲辨证	阴	包括里证、寒证、虚证
	阳	包括表证、热证、实证
诊断指导思想	善诊者,察色按脉,先别阴阳	
脉诊	脉有阴阳,知阳者知阴,知阴者知阳	

第2节 五行学说

五行学说是古代汉族人民创造的一种哲学思想,以日常生活的五种物质——金、木、水、火、土元素,作为构成宇宙万物及各种自然现象变化的基础。它是用来阐释事物之间相互关系的抽象概念,具有广泛的含义,并非仅指五种具体物质的本身。五行学说以五种物质的功能属性来归纳事物或现象的属性,并以五者之间的相互资生、相互制约来论述和推演事物或现象之间的相互关系及运动变化规律。

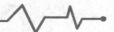

一、五行的基本概念和特性

五行，即木、火、土、金、水五种物质的运动。五行的特性，虽然来自木、火、土、金、水，但实际上已经超越了木、火、土、金、水具体物质的本身，而且具有更广泛的含义（表2-5）。

表2-5　五行的特性

五行	古代特性	引申含义
木	曲直	具有生长、升发、条达舒畅等作用或性质的事物
火	炎上	具有温热、升腾作用的事物
土	稼穑	具有生化、承受、受纳作用的事物
金	从革	具有清洁、肃降、收敛等作用的事物
水	润下	具有寒凉、滋润、向下运行等作用的事物

木的特性：古人称"木曰曲直"。"曲直"，实际上是指树木的生长形态，都是枝干曲直，向上向外周舒展。因而引申为具有生长、升发、条达舒畅等作用或性质的事物，均属于木。

火的特性：古人称"火曰炎上"。"炎上"，是指火具有温热、上升的特性。因而引申为具有温热、升腾作用的事物，均归属于火。

木的特性：古人称"土爰稼穑"。"稼穑"，是指土有播种和收获农作物的作用。因而引申为具有生化、承受、受纳作用的事物，均归属于土。

金的特性：古人称"金曰从革"。"从革"，是指"变革"的意思。引申为具有清洁、肃降、收敛等作用的事物，均归属于金。

水的特性：古人称"水曰润下"。"润下"，是指水具有滋润和向下的特性。引申为具有寒凉、滋润、向下运行的事物，均归属于水。

考点：五行的概念和特性。

二、五行学说的基本内容

（一）五行属性归类

五行学说以五行的特性来推演和归类事物的五行属性。所以事物的五行属性，并不同于木、火、土、金、水本身，而是将事物的性质和作用与五行的特性相类比，而得出事物的五行属性。如事物与木的特性相类似，则归属于木；与火的特性相类似，则归属于火等。例如，以方位配属五行，则由于日升东方，与木的生发特性相类，归属于木；南方炎热，与火的炎上特性相类，故归属于火；日落于西，与金的肃降特性相类，故归属于金；北方寒水不化，与水的润下特性相类，故归属于水。以五脏配属五行，则由于肝主升归属于木，心阳温煦归属于火，脾主运化归属于土，肺主降归属于金，肾藏精归属于水。

事物的五行属性，除了可以用上述方法进行取象类比之外，还有间接的推络演绎方法。如肝属于木，肝主的"筋"和"目"亦属于木；心属于火，心主的"脉"和"舌"亦属于火；脾属土，脾主的"肉"和"口"亦属于土；肺属于金，肺主的"皮毛"和"鼻"亦属于金；肾属于水，肾主的"骨"、"耳"、"二阴"亦属于水。现将自然界和人体的五行属性，列简表如下（表2-6）。

表2-6　五行属性归类

自然界						五行	人体					
五味	五色	五化	五气	五方	五季		五脏	六腑	五官	形体	情志	五声
酸	青	生	风	东	春	木	肝	胆	目	筋	怒	呼

续表

自然界						五行	人体					
五味	五色	五化	五气	五方	五季		五脏	六腑	五官	形体	情志	五声
苦	赤	长	暑	南	夏	火	心	小肠	舌	脉	喜	笑
甘	黄	化	湿	中	长夏	土	脾	胃	口	肉	思	歌
辛	白	收	燥	西	秋	金	肺	大肠	鼻	皮毛	悲	哭
咸	黑	藏	寒	北	冬	水	肾	膀胱	耳	骨	恐	呻

（二）五行的基本规律

五行学说并不是静止地、孤立地将事物归属于五行,而是以五行之间的相生和相克联系来探索和阐释事物之间的相互联系、相互协调平衡的整体性和统一性。同时,还以五行之间的相乘和相侮,来探索和阐释事物之间的协调平衡被破坏后的相互影响。

1. 生克和制化 在五行之间存在着相生、相克的联系规律,所谓相生,即相互资生、促进、助长之意;所谓相克,即相互制约、克服、抑制之意。

五行相生的规律是木生火、火生土、土生金、金生水、水生木。

五行相克的规律是木克土、土克水、水克火、火克金、金克木。

五行生克关系如下(图2-2)。

在相生关系中,任何一行都具有"生我"、"我生"两方面的关系,生我者为母,我生者为子,所以,相生关系又称为"母子关系"。在相克关系中,任何一行都具有"克我"、"我克"两方面关系,我克者为"我所胜",克我者为我"所不胜",所以,相克关系又被称为"所胜"、"所不胜"的"相胜"关系。

考点:五行相生、相克的次序。

事物内部系统结构五个方面之间的相生、相克关系,构成了事物正常情况下的循环运动,因而经常处于运行发展之中,是不平衡的。然而就五行整体来看,相生与相克又都是在总和中表现出相对的动态平衡。而五行中的每一行,由于既生别行,又被别行所生;既克别行,又被别行所克,故在整体上也呈现动态均势。

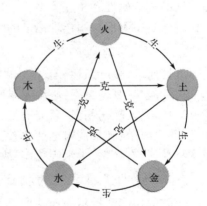

图 2-2 五行生克关系

可见,五行所达到的平衡,不是绝对的静止,而是建立在运动基础上的动态平衡。

2. 相乘和相侮 相乘与相侮,是五行关系在某种因素影响下所产生的反常现象。乘,即乘虚侵袭;侮,即恃强凌弱。相乘,即相克的太过,超过了正常制约的力量,从而使五行系统结构关系失去正常的协调。此种反常现象的产生,一般有两种情况:一是被乘者本身不足,乘袭者乘其虚而凌其弱;二是乘袭者亢极,不受它行制约,恃其强而袭其应克之行。

链 接

五行"相克"与"相乘"的区别

相克是正常情况下的制约关系;相乘则是正常制约关系遭到破坏以后的过度克伐,是反

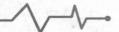

常现象。在人体,前者是生理状态,后者则为病理状态。

相侮,即相克的反向,又叫反克,是五行系统结构关系失去正常协调的另一种表现。同样也有两种情况:一是被克者亢极,不受制约,反而欺侮克者,如金应克木,若木气亢极,不受金制,反而侮金,即为木(亢)侮金;二是克者衰弱,被克者因其衰而反侮之,如金本克木,若金气虚衰,则木因其衰而侮金,即为木侮金(衰)。所以说"气有余,则制己所胜而侮己所不胜;其不及,则己所不胜侮而乘之,己所胜轻而侮之"。即是说,五行若某一行之气太过,则对其所胜(我克)之行过度制约,而发生相乘。而对其所不胜(克我)之行发生相侮,即反克。若某一行之气不足,则克我之行必过度制约而乘之;而己所胜者,即我克之行必因我之不足而反克相侮。

链 接

临床常见的支气管扩张症,病位在肺,每因肝气郁结,气急上逆,化火灼肺,而见咯血,则为木火刑金(即木旺侮金);浅表性胃炎,病位在胃,每因肝郁气滞,影响脾胃消化吸收而见胃疼胃胀,则为木郁乘土;湿热型高血压,多因湿热困脾,引发肝失疏泄,肝阳亢逆,则为土侮木。

三、 五行学说在中医学中的应用

五行学说在中医学中的应用,主要是以五行的特性来分析研究机体的脏腑、经络、生理功能的五行属性和相互关系,以及阐释它们在病理情况下的相互影响。因此,五行学说在中医学中不仅被用作理论上的阐释,而且亦具有指导临床的实际意义。

(一) 说明五脏的功能

木性曲直,枝叶条达,有生发的特性;肝喜条达而恶抑郁,有疏泄的功能,故以肝属木。火性温热,其性炎上;心阳有温煦之功,故以心属火。土性敦厚,有生化万物的特性;脾有运化水谷,输送精微,营养五脏六腑、四肢百骸之功,为气血生化之源,故以脾属土。金性清肃、收敛;肺具清肃之性,肺气以肃降为顺,故以肺属金。水性润下,有寒润、下行、闭藏特性;肾有藏精、主水等功能,故以肾属水。

(二) 说明五脏之间的相互关系

五脏的功能活动不是孤立的,而是互相联系着的。五脏的五行归属,不仅阐明了五脏的功能特性,而且还运用五行生克制化的理论,来说明脏腑生理功能的内在联系,即五脏之间既有相互资生的关系,又有相互制约的关系。

1. 五脏相互资生的关系 肝生心就是木生火,如肝藏血以济心;肺生肾是金生水,如肺金清肃下行以助肾水;肾生肝就是水生木,如肾藏精以滋养肝的阴血等。这就是用五行相生的理论来阐释五脏相互资生的关系。

2. 五脏相互制约的关系 《素问集注》说:"心主火,而制于肾水是肾乃以其生化之主;以此类推,肺属金,而制于心火,故心为肺之主;脾属土,而制于肝木,故肝为脾之主;肾属水,而制于脾土,故脾为肾之主。"这就是用五行相克的理论来阐释五脏相互制约的关系。

(三)说明五脏病变的相互影响

五脏在生理上相互联系,在病理上也必然相互影响,本脏之病可以传至他脏,他脏之病也可以传至本脏,这种病理上的相互影响称为传变。以五行来说明五脏疾病的传变,可以分为相生关系的传变和相克关系的传变。

1. 相生关系的传变 相生关系的传变包括"母病及子"和"子病及母"两个方面。母病及子,是指疾病的传变,从母脏及子脏,如临床常见的肝肾阴虚造成的肝阳上亢;子病及母,又可称"子盗母气",是指疾病的传变,从子脏及母脏,临床上可见肝火亢盛,下劫肾阴,导致肝肾之阴皆虚的病理变化。

2. 相克关系的传变 相克关系的传变包括"相乘"和"相侮"(反侮)两个方面。相乘是相克太过为病。相乘有两种情况:一种是由于一方的力量过强,而致被克的一方受到过分的克伐;另一种是由于被克的一方本身虚弱,不能忍受对方的克伐,从而克伐太过的病理现象。如临床上常见的肝气横逆犯胃、犯脾,均属于"相乘"致病的范围。相侮,又称反侮,即是相克的反向致病。形成相侮亦有两种情况:一种是由于一方太盛,不仅不受克己的一方所克制,而且对克己的一方进行反克;另一种是由于一方的虚弱,丧失克制对方的能力,反而受到被克一方的克制,从而也导致反克的病理现象。如在肺金不足或肝的火气上逆的情况下,即可出现"左升太过,右降不及"的肝气、肝火犯肺的反克病理变化。

（四）用于诊断和治疗

1. 用于诊断 人体是一个有机整体,内脏有病可以反映到体表,"有诸内者,必形诸外",故曰"其外应,以知其内藏,则知所病矣"(《灵枢·本藏》)。当内脏有病时,人体内脏的功能活动及其相互关系的异常变化,可以反映到体表相应的组织器官,出现色泽、声音、形态、脉象等诸方面的异常变化,由于五脏与五色、五音、五味等都归属五行,这即是五行学说在诊断中的应用。如面色铁青,喜食酸味,脉见弦象,可以诊断为肝病。

2. 用于治疗 即控制疾病的传变。疾病的传变,多见一脏受病,波及他脏而致疾病发生传变。因此,在治疗时,除对所病本脏进行处理外,还应根据五行的生克乘侮规律,来调整各脏之间的相互关系,如有太过者,泻之;不及者,补之,以控制其传变,有利于恢复正常的功能活动。所以说"见肝之病,知肝传脾,当先实脾,四季脾旺不受邪,即勿补之"(《金匮要略》)。

（五）确定治疗原则和方法

五行学说也可用以确定治疗原则和制订治疗方法。根据相生规律确定治疗原则:临床上运用相生规律来治疗疾病,其基本治疗原则是"补母"和"泻子",即所谓"虚则补其母,实则泻其子"(《难经·六十九难》)。所谓"补母",主要用于母子关系的虚证,如肾阴不足,不能滋养肝木,而至肝阴不足者,称为水不生木或水不涵木。其治疗,不直接治肝,而补肾之虚。因为肾为肝母,肾水生肝木,所以补肾水以生肝木。所谓"泻子",主要用于母子关系的实证。如肝火炽盛,有升无降,出现肝实证时,肝木是母,心火是子,这种肝之实火的治疗,可采用泻心法,泻心火有助于泻肝火。

小结

阴阳学说着重以"一分为二"的观点来说明相对的事物或一个事物的两个方面存在着相互对立制约、互根互用、消长平衡和转化的关系。阴阳学说用以解释宇宙,则认为整个宇宙是一个对立的统

小结

一体;用以解释人体,就把人体看作是各种对立的组织结构、功能活动所组成的统一体;用以解释人和自然的关系,则就认为人和自然是一个独立着的统一体。

五行学说着重以"五"为基数来阐释事物之间生克制化的相互关系。如木、火、土、金、水依次相生,金、木、土、水、火依次相克。五行学说用以解释宇宙,则认为整个宇宙是由木、火、土、金、水五种基本物质的生克制化所组成的整体;用以解释人体,就以五行配属五脏、五官、五体、五志等来阐释其是相互生克制化的整体;用以解释人和自然的关系,则认为自然界的五运、六气、五方、五季、五化等都内应脏腑,人体脏腑的生理活动与自然环境之间同样存在着生克制化的相互关系,是一个整体。

此外,由于人的生命活动、人和自然的关系是非常复杂的,其间还有许多东西未被人们发现和认识,所以在医学领域中非常强调二者的综合运用。

 目标检测

选择题

A 型题

1. 昼夜之中,属于阴中之阳的间是
　　A. 上午　　　　　B. 上半夜　　　　C. 中午
　　D. 下午　　　　　E. 下半夜

2. 按五行生克关系,肝为脾之
　　A. 母　　　　　　B. 子　　　　　　C. 所胜
　　D. 所不胜　　　　E. 所克

3. 属于子病及母的是
　　A. 肺病及肾　　　B. 肝病及肾　　　C. 心病及肾
　　D. 脾病及肾　　　E. 肝病及脾

4. 根据五行相克规律,肺的所不胜是
　　A. 肝　　　　　　B. 肾　　　　　　C. 心
　　D. 脾　　　　　　E. 胃

5. 情志与五行配属,思属于
　　A. 木　　　　　　B. 土　　　　　　C. 金
　　D. 水　　　　　　E. 火

6. 下列各项中属于"实则泻其子"的是
　　A. 肝实泻肾　　　B. 肺实泻脾　　　C. 肝实泻肺
　　D. 肝实泻心　　　E. 心实泻肝

7. "阴在内,阳之守也;阳在外,阴之使也"这句话主要说明了阴阳之间的哪一种关系
　　A. 对立　　　　　B. 交感　　　　　C. 互根
　　D. 转化　　　　　E. 消长

8. "无阳则阴无以生,无阴则阳无以化"所说明的阴阳关系是
　　A. 对立制约　　　B. 相互转化　　　C. 交感相错
　　D. 消长平衡　　　E. 互根互用

9. 下列五行生克关系中哪些是错误的
　　A. 木克土　　　　B. 金生水　　　　C. 火生土
　　D. 金克木　　　　E. 火克水

10. 下列属于母子关系的是
　　A. 水和火　　　　B. 木和土　　　　C. 土和金
　　D. 金和火　　　　E. 金和木

11. 肝虚影响脾健运,称为
　　A. 木旺乘土　　　B. 木能克土　　　C. 土壅木郁
　　D. 抑木扶土　　　E. 木不疏土

12. 属于"子病犯母"的是
　　A. 脾病及肺　　　B. 肝病及心　　　C. 脾病及肾
　　D. 肺病及心　　　E. 肝病及肾

13. 属于"母病及子"的是
　　A. 肺病及肾　　　B. 肺病及心　　　C. 肝病及肾
　　D. 脾病及肾　　　E. 心病及肝

B 型题

14、15 题共用备选答案
　　A. 实证　　　　　B. 虚证　　　　　C. 寒证
　　D. 热证　　　　　E. 里证

14. 阴阳偏盛形成

15. 阴阳偏衰形成

16~20 题共用备选答案
　　A. 炎上　　　　　B. 从革　　　　　C. 稼穑
　　D. 曲直　　　　　E. 润下

16. 五行学说中"火"的特性是

17. 五行学说中"土"的特性是

18. 五行学说中"金"的特性是

19. 五行学说中"水"的特性是

20. 五行学说中"木"的特性是

（于仙玫）

第3章 脏象学说

"脏",指藏之于体内的内脏;"象",指表现于外的生理、病理现象。脏象是机体内脏的生理活动和病理变化反映于外的征象。

脏象学说是研究人体脏腑组织器官的形态结构、生理活动规律及其相互关系的学说。

第1节 脏 腑

脏腑,是人体内脏的总称,包括五脏、六腑和奇恒之府三类。心、肝、脾、肺、肾为五脏,生理功能是化生和储藏精、气、血、津液。胆、胃、小肠、大肠、膀胱、三焦为六腑,生理功能是受纳、腐熟水谷,传化和排泄糟粕。脑、脉、骨、髓、胆、女子胞为奇恒之府,它们形多中空,类似六腑;功能上内藏精气,又类似五脏,故称"奇恒之府"。

一、五 脏

(一) 心(附心包)

心位于胸中偏左,有心包维护于外。心的主要生理功能是主血脉,主神志。心开窍于舌,其华在面,与小肠相表里。

1. 心主血脉 血,即血液;脉,即脉管,是血液运行的通道,故又称脉道。心主血脉,是指心气具有推动血液在脉管中循行以营养全身的功能。血液循行于脉中,有赖心和脉的共同作用,但需依靠心气的推动才能完成。心气充足,心血沿一定的方向运行不息,将血中的营养物质供应周身组织器官,其功能可从面色、舌象、脉象和胸部的感觉反映出来。如心主血脉的功能正常,则见面色红润有光泽,舌质淡红而润泽,脉搏和缓有力,胸部感觉舒畅。若心主血脉的功能失常,如心气不足,心阳不振,或血液亏虚,或脉道不利,则会导致血流不畅,或血脉空虚,而出现面色㿠白而无光泽,脉搏细弱无力等;甚至发生血流受阻,气血瘀滞而见面色灰暗,唇舌青紫,心前区憋闷疼痛,以及脉搏出现涩、结、代、促等。

2. 心主神志 神有广义和狭义之分。广义的神,是指人体生命活动的外在表现,包括整个人体的形象、面色、眼神、言语、应答、肢体活动姿态等。狭义的神,即心所主的神志,是指人的精神、意识、思维和情志活动。根据现代生理学的认识,人的精神、意识和思维活动,是大脑的功能,即大脑对客观外界事物的外在反映。但中医认为神志与五脏有关,特别是与心有关,因为精血是神志活动的物质基础,血由心所主,所以心主神志。心主神志与心主血脉的功能密切相关,心主血脉是心主神志的物质基础,心主神志也可影响心主血脉。如果心主神志功能正常,则精神振奋、神志清晰、思维敏捷、对外界信息反应灵敏和正常;如果心主神志功能异常,则心烦、心悸、失眠、多梦、健忘、神志不宁,甚至昏迷、不省人事、癫、狂、痫等。对神志失常的患者,临床常从心来治疗。

3. 心在液为汗 汗为津液所化生,津液是血液的重要组成部分,心主血脉,故有"汗血同源"、"汗为心液"之说。汗出过多,易伤心血、心气,出现心悸、怔忡;大汗淋漓则损及心阳,出现"大汗亡阳"的危象。心阳虚者易自汗;心阴虚者易盗汗。

 案例 3-1

花某,女,17岁。平时缺少锻炼,一日未吃早餐,在上体育课时突然心悸、面色苍白、大汗淋漓、舌质淡白、脉细弱。送到校医室,医生诊断为心之气血不足,予以益气养心之参麦液而愈。

思考与讨论

(1)你认为医生的诊断治疗有道理吗?

(2)用心的功能来分析本病例的症状、诊断与治疗。

4. 心与肢体官窍的关系

(1)心在体合脉,其华在面:在体合脉,即心主脉;其华在面,是指心主血脉和主神志的功能正常与否,常从面部色泽反映出来。心的功能正常,则血脉充盈,面色红润光泽;心血不足,则面色苍白、脉细;心血瘀阻,可见面色紫暗、脉涩。

(2)心开窍于舌:心的经络上系于舌,气血上通于舌。心的功能反映于舌。舌的功能主要是味觉和语言。心功能正常,则舌体红活荣润,柔软灵活,味觉灵敏,语言流利。心血充足,舌质淡红。心血不足,舌质淡白。心血瘀阻,舌色紫暗。如心阳不足,舌质淡白胖嫩。心阴血不足,舌质红绛瘦瘪。心火上炎则舌红,甚至生疮。心神失常,则舌卷、舌强、语謇和失语等。

考点:心的生理功能。

附:心包

心包,又称心包络,是心脏外面的包膜,具有保护心脏的作用。邪气犯心,首先心包受病,以免邪气直犯于心。如邪热内陷,出现神昏、谵语,称为"热入心包";痰阻心窍,出现意识模糊,甚至昏迷,叫做"痰迷心窍"。心与心包的病理一致,辨证施治上没有太大差别。

(二)肺

肺位于胸中,左右各一,上通咽喉。肺的主要生理功能是主气,司呼吸,主宣发和肃降,通调水道。肺外合皮毛,开窍于鼻,与大肠相表里。

1. 肺主气 肺主气包括两个方面,即主呼吸之气和一身之气。

(1)主呼吸之气:是指肺有主管呼吸的作用,是体内气体交换的场所。人体通过肺吸入自然界的清气,呼出体内的浊气,使体内的气体不断得到交换,保证人体新陈代谢,从而维持人体生命活动。

(2)主一身之气:是说肺对全身的气有主宰、调节作用。一是参与气的生成,特别是宗气的生成。宗气依赖肺吸入的清气与脾胃运化并转输于肺的水谷精气相合而成,具有维持全身各组织器官生理活动的作用,而主宰全身之气。肺的呼吸功能直接影响宗气的生成,宗气上出喉咙,以促进肺的呼吸运动;贯通心脉,以行血气而布散全身。肺的呼吸功能正常与否,不仅影响宗气的生成,同时也影响全身之气的生成。二是调节全身气机。气的运动称为气机,其基本形式是升降出入,肺有节律地一呼一吸,对全身之气的升降出入运动起着重要的调节作用。因此,肺主气的功能减弱,影响宗气的生成和全身气机的升降出入,表现为气短、声低、体倦、乏力等虚弱症状。

2. 肺主宣发和肃降 宣发是指向上升宣和向外发散的意思,肺气具有升宣和发散卫气与津液到全身,温润肌肤皮毛的作用;肃降是清肃下降的意思,肺气有向下通降及维持呼吸道洁净的作用。

(1)肺的宣发表现在三个方面:一是呼出体内的浊气,通过肺的宣发作用,呼出体内的浊气,排出肺和呼吸道的痰浊,保持呼吸道的清洁,有利于肺的呼吸;二是输布津液、精微,肺将脾所转输的津液和水谷精微升宣布散到全身,外达皮毛,以温润濡养脏腑四肢、肌腠皮毛;三是宣发卫气,肺宣发卫气于肌表,开阖腠理,调节汗液排泄,维持体温恒定。如果肺失宣发,则呼气不畅、胸闷、咳嗽、鼻塞、无汗等。

(2)肺的肃降表现在三个方面:一是吸入清气,与肺之宣发作用配合,共同完成吸清呼浊的呼吸过程;二是输布津液和精微,向下、向内布散脾转输于肺的水谷精微和津液,灌溉周身;三是清肃洁净,肺气肃降,则能肃清肺和呼吸道内的异物,以保持呼吸道的洁净。若肺失肃降,则出现呼吸表浅、咳嗽、喘息等肺气上逆证。

宣发和肃降是肺气运动的两个方面,相辅相成,二者必须协调。若上升过度,则肺失肃降;若下降过度,则肺失宣发。

3. 通调水道 通调水道是指肺气的宣发和肃降可以疏通、调节水液运行的道路。人体多余水液的排泄主要有四条途径:尿、汗(皮肤蒸发在内)、呼吸、大便。其中,以尿与汗为主。肺气宣发,使水液布散全身,其中一部分变成汗液,经皮肤排出;另一部分经肺气肃降,使水液下归于肾,再经肾气化,将人体需要的水液吸收,多余的水液转化为尿液下输膀胱。肺通调水道的功能促进了水液的输布与排泄,故又称"肺为水之上源"。如果肺失通调,可出现水液的输布和排泄障碍,产生痰饮、水肿。

4. 外合皮毛 皮毛是指皮肤、汗腺、毫毛等组织,是一身之表,是保卫机体和防御外邪的屏障,并有调节体温的功能。肺合皮毛是指肺宣发的卫气和津液有温养滋润皮肤、毫毛,使皮肤润泽,肌腠致密,抵御外邪的作用。如果肺气虚弱,不能宣发卫气、输精于皮毛,不但出现皮毛憔悴、枯槁,而且引起卫外功能低下,容易遭受外邪的侵袭,出现恶风、自汗、易感冒等症状。

5. 开窍于鼻 鼻为呼吸和嗅觉器官。肺开窍于鼻是指鼻的通气和嗅觉功能,依靠肺气的作用才能正常发挥。肺气通利,则呼吸通畅,嗅觉灵敏;外邪犯肺,肺气不利,则见鼻塞、流涕、嗅觉不灵;邪热壅肺,则常出现鼻流浊涕,甚至鼻翼煽动。鼻为肺窍,肺脏通过鼻与外界直接相通,所以鼻又常成为邪气侵犯肺脏的通道,外邪犯肺,由口鼻而入。

 案例 3-2

罗某,男,16 岁。天气突然变冷,未及时加衣,出现恶寒发热、鼻塞流清涕、喷嚏、咽痒咳嗽、舌质淡红、舌苔薄白、脉浮紧。

思考与讨论

你能分析该患者病位在哪里?要从哪个脏腑来治疗吗?平时要如何防护呢?

考点:肺的生理功能。

（三）脾

脾位于腹部中焦。脾的主要功能是主运化,主统血,主升清。脾主肌肉、四肢,开窍于口,其华在唇,与胃相表里。

1. 脾主运化　脾主运化包括运化水谷和运化水液两个方面。

（1）运化水谷：是指脾具有消化、吸收饮食物，并把营养物质输送到心和肺，在心的化赤和肺的宣发肃降下布散到全身，以营养五脏六腑、四肢百骸、皮毛筋肉的作用。水谷精微（即营养物质）是五脏六腑维持正常生理活动所必需的物质，依赖脾的运化才能完成。同时，饮食也是人体出生后所必需的营养物质，是气血生成的物质基础，所以称脾为"后天之本"、"气血生化之源"。若脾的运化功能失常，生化之源不足，可以出现食欲减弱、腹胀、便溏、乏力、消瘦和气血不足的表现。

（2）运化水液：也称为"运化水湿"，是指脾有吸收、转输、调节水液代谢的作用。脾在运输水谷精微的同时，消化、吸收津液并把津液转输到心肺而运送到周身各组织器官，以发挥其滋润濡养的作用，同时还将各组织器官利用后的水液，及时转输给肾，在肾的气化作用下变成尿液送到膀胱，排出体外。这种水液输布及其代谢过程是由脾气的运化水湿、肺气的宣发肃降和肾的主水功能共同完成的。如果脾失健运，水液不能进行正常的输布，就会潴留在体内，产生痰、湿、饮，甚至水肿。《素问·至真要大论》说："诸湿肿满，皆属于脾。"

2. 脾主统血　脾主统血是指脾气具有统摄、控制血液循行于脉道之中而不溢出脉外的功能。如果脾气虚衰，固摄血液的功能减弱，血液就会溢出脉外而出血，如便血、衄血、崩漏等。临床称为"脾不统血"。

3. 脾主升清　升，是指脾气运动的特点以上升为主，故有"脾气主升"之说；清，是指水谷精微等营养物质。升清，是指脾气将水谷精微等营养物质吸收和上输于心、肺、头目，通过心肺的作用化生气血，以营养全身，同时维持人体内脏位置相对恒定的作用。故说"脾以升为健"。若脾不升清，水谷运化失常，气血生化无源，就会出现神疲乏力、头晕目眩，甚至可致脾气（又叫中气）下陷，可见久泻、脱肛、子宫下垂及其他内脏下垂等。

4. 脾主肌肉、四肢　脾主肌肉、四肢是指肌肉、四肢的营养来源于脾运化的水谷精微。如果脾能健运，营养供给充足，则肌肉丰满，四肢轻捷、灵活有力；反之，则营养缺乏，肌肉消瘦，四肢软弱无力。

5. 脾开窍于口，其华在唇　开窍于口，是指人的食欲、口味与脾的运化功能密切相关。其华在唇，是指口唇的色泽变化能反映出脾气的功能状况。脾的运化功能正常则食欲旺盛，口味正常，口唇红润有光泽；反之，则食欲减弱，口淡无味，口唇萎黄不泽。

考点：脾的生理功能。

 案例 3-3

谢某，男，40 岁。近半年，大便溏薄如糊状，一日 2 次，脐周阵痛，便后则缓，肠鸣，不思饮食，多食后脘腹胀满，进油腻食物后，泄泻更甚，消瘦乏力，四肢疲倦，舌淡胖，苔白滑，脉缓弱。医生诊断为脾胃虚弱，予以参苓白术散月余而愈。

思考与讨论

（1）你认为医生的诊断、治疗正确吗？

（2）请用脾的生理功能分析其症状。

（四）肝

肝位于右胁部。肝的主要功能是主藏血，主疏泄。肝主筋，开窍于目，与胆相表里。

1. 肝主藏血　肝主藏血是指肝有储藏血液和调节血量的生理功能。血液来源于水谷精微，生化于脾而藏于肝。肝内储存一定的血量，既可濡养自身，以制约肝的阳气，维持肝的阴阳气血平衡,又可防止出血,调节血量而维持人体各部在不同生理情况下血量的相对平衡,如机体活动剧烈或情绪激动时,外周需血量增多,肝脏便向其输布血液,满足其需要;安静时,外周需血量减少,血液便储藏于肝。当肝藏血功能失常时,可出现两种情况:一是肝藏血不足,见头晕、两目昏花、筋肉拘挛、屈伸不利,妇女可出现月经量少,甚至闭经等症状;二是肝不藏血,出现出血现象,如咯血、呕血,妇女可出现月经过多、崩漏等症状。

2. 肝主疏泄 肝主疏泄是指肝有疏通、发泄,使全身气机疏通畅达的作用。具体表现在调畅气机、调畅情志、促进运化三个主要方面。

(1)调畅气机:是指肝的特点主升、主动,可以促进气的升降出入,疏通、畅达、升发。肝的疏泄功能正常,则气机调畅,经脉通利,脏腑组织协调。若疏泄功能失调,则可出现两方面的病理现象:一是疏泄减弱,升发、疏通、畅达不足,形成气机不畅,产生郁结现象,出现胸胁、两乳或少腹等局部胀痛。气是血液运行的动力,气行则血行,气滞则血液运行不畅,而为瘀血。血液瘀滞可见胸胁刺痛,甚至癥瘕肿块,女性痛经、闭经的病理现象。二是表现为肝的升发太过,从而形成肝气上逆,血随气逆而出现头目胀痛、面红目赤、头晕耳鸣、易怒的病理变化,甚至出现吐血、咯血、突然昏倒、不省人事等。

(2)调畅情志:肝可疏泄、调节人的精神情志活动。情志归属于狭义之神中,包括喜、怒、忧、思、悲、恐、惊,又称七情。肝疏理气机,调畅气血,从而调节情志。肝疏泄功能正常,表现为精神愉快,心情舒畅,气血调和。若肝的疏泄功能失常,表现为疏泄过度和不足两个方面:疏泄不足则情志不舒、压抑、闷闷不乐;疏泄太过,肝气过度升发,常见急躁易怒、面目发红、头胀头痛。

(3)促进运化:胃主受纳,脾主运化,完成饮食物的消化、吸收作用。而肝主疏泄是保持脾胃正常消化、吸收的重要条件。肝通过协调脾胃的气机升降,保障脾升清、胃降浊;另外,促进胆汁分泌,有助于脾胃对水谷的消化。如果肝的疏泄不足,则脾不能正常升清,清气不达上表现为眩晕,清气在下表现为泄泻、腹胀。肝气上逆则胃不降浊,出现呕逆、嗳气。

另外,肝的疏泄功能还参与男子的排精和女子的月经调节。

3. 肝主筋,其华在爪 筋乃筋膜。筋膜是连接肌肉和关节,主司运动的组织。肝主筋是说筋膜必须依赖肝血的滋养,才能有力而灵活地运动。若肝血不足,筋膜失去正常濡养,则肌肉和关节的运动失常,可出现肢体麻木、屈伸不利、筋脉痉挛、手足震颤等症状。若热邪劫津,津伤血耗,阴血不养筋而产生风象,可见四肢抽搐、角弓反张、牙关紧闭等动摇症状。这些症状统称为"肝风内动"。

爪甲的营养来源与筋相同,爪甲是筋膜的延续。同样需要肝血的滋润和濡养。如果肝血充足,则爪甲红润;肝血不足,则爪甲枯槁,软薄,或凹陷变形。

4. 肝开窍于目 肝主藏血,肝血上注于目,营养于目;肝的经络上连目系。《素问》曰:"肝受血而能视。"如果肝的阴血充足,则两目有神,视觉良好;肝的阴血不足,可出现两目干涩,视物不清或夜盲。肝经有风热,则见目赤痒痛;肝火上炎,则见两目红赤;肝阳上亢,则见头晕目眩;肝风内动,则见两目上视。

考点:肝的生理功能。

案例 3-4

李某,女,43 岁。中年丧偶,悲痛万分。情志抑郁,胸胁及乳房胀痛,喜叹气,嗳气则舒,口苦不思饮食,食后恶心欲吐,大便时溏时结,失眠多梦,舌淡红,脉弦。

思考与讨论

该病的原因是什么? 导致何脏病变? 应该从哪方面调治?

(五) 肾(附命门)

肾位于腰部,左右各一。肾的生理功能是藏精,主生长发育与生殖,主水液,主纳气。肾主骨生髓,其华在发,开窍于耳和二阴,与膀胱相表里。

1. 肾主藏精,主生长发育与生殖 藏是闭藏的意思,是指肾对精具有闭藏的作用,不使精气无故流失。精是人体生命活动的基本物质,包括先天之精和后天之精。先天之精禀受于父母,与生俱来,是人体生育繁殖,构成人体的原始物质,并依靠后天之精的滋养而充实、壮大。

后天之精,主要来源于脾胃化生的水谷精微。由脾胃化生后,转输到五脏六腑,成为五脏六腑之精气。脏腑之精充盛,除供应本身生理活动需要外,将其剩余部分储藏在肾。当五脏六腑需要时,肾再把所藏的精气重新供给五脏六腑。肾中精气是五脏六腑之根本,肾精的盛衰,对各脏腑的功能都有相应的影响。如果肾中精气不足,可致其他脏腑虚损。

肾精是胚胎发育的原始物质,是生命的基础,又能促使生殖功能的成熟。人出生以后由于先天之精和后天之精的相互滋养,从幼年开始,肾的精气逐渐充盛,发育到青春期便产生了一种促进生殖功能成熟的物质,称作天癸,于是男子产生精液,女子月经来潮,性功能成熟,具备了生殖能力。人从中年进入老年,肾精也由充盛而逐渐趋向亏虚,天癸的生成亦随之而减少,逐渐耗竭,生殖能力随之下降以至消失。肾中精气的盛衰变化,也体现出人体生、长、壮、老、已的不同生理状态。所以说肾精对人体的生长、发育和生殖功能起着决定性的作用,为人体生长发育之根。因此,临床上对于生长发育迟缓、生殖功能异常、未老先衰及预防衰老等多从肾中精气着手。

链 接

人体生殖功能盛衰规律

《素问·上古天真论》曰:"女子七岁,肾气盛,齿更发长;二七而天癸至,任脉通,太冲脉盛,月事以时下,故有子;三七,肾气平均,故真牙生而长极;四七,筋骨坚,发长极,身体盛壮;五七,阳明脉衰,面始焦,发始堕;六七,三阳脉衰于上,面皆焦,发始白;七七,任脉虚,太冲脉衰少,天癸竭,地道不通,故形坏而无子也。丈夫八岁,肾气实,发长齿更;二八,肾气盛,天癸至,精气溢写,阴阳和,故能有子;三八,肾气平均,筋骨劲强,故真牙生而长极;四八,筋骨隆盛,肌肉满壮;五八,肾气衰,发堕齿槁;六八,阳气衰竭于上,面焦,发鬓颁白;七八,肝气衰,筋不能动,天癸竭,精少,肾脏衰,形体皆极;则齿发去。肾者主水,受五藏六府之精而藏之,故五藏盛,乃能泻。今五藏皆衰,筋骨解堕,天癸尽矣,故发鬓白,身体重,行步不正,而无子耳。"

肾为五脏六腑之本,为水火之宅,寓真阴涵真阳。肾中精气分为肾阴与肾阳。肾阴是指肾精中具有濡润、滋养脏腑组织作用的部分,是五脏阴液的根本,是人体阴液的根本;肾阳是指对机体各脏腑组织起推动和温煦作用的部分,是五脏阳气的根本,是人体阳气的根本,具有推动人体生长、发育、生殖的作用。肾中阴阳,在正常的情况下,保持动态平衡。当这种动态平衡被破坏时,会出现肾阴或肾阳不足。肾阴不足,滋润、濡养功能不足,出现阴虚阳亢的虚热表现,如眩晕、耳鸣、腰膝酸软、遗精、五心烦热、潮热盗汗、舌红少津等症状;肾阳不足,温煦和推动、激发功能减弱,出现疲惫乏力、形寒肢冷、腰膝冷痛、水肿、男子阳痿早泄、女子宫寒不孕、舌淡;肾气虚时,出现小便清长、遗尿,甚至小便失禁。

2. 肾主水液　肾主水液指肾具有主持和调节人体水液代谢的作用,故称肾为“水脏”。水液通过胃的受纳、脾的转输、肺的宣降、三焦的决渎、膀胱的气化等共同作用,清者运行到脏腑,发挥滋润和濡养的作用;浊者化为汗液和尿液,排出体外。在这一系列的生化代谢过程中,肾的蒸腾气化使肺、脾、三焦等脏腑在水液代谢中发挥各自的生理作用。如果肾主水的功能失调,气化功能减弱,开阖失度,则会出现尿少、水肿,或尿量增多,甚至遗尿。

链接

肾的现代研究

近年,学者用现代科学研究方法对 201 例不同类型的肾病患者进行了观察,结合中西医药文献的论述,探讨了中医学“肾主水”的本质,并认为与现代医学所论及的肾,其解剖部位、生理功能和病理变化是相同的。研究结果表明,肾虚时肾关不利、水道不通等同于肾小球滤过率降低;无容质水清除功能障碍是肾阳虚的重要表现;低蛋白血症是脾虚的重要特征;水肿时出现的梗阻性肾病是“脾不制水反克肾”的客观证据;肾血浆流量的降低是气滞血瘀的有力佐证;水肿指数是水肿分度的一个有用概念和客观指标。

3. 肾主纳气　肾主纳气是指肾具有摄纳肺吸入之气,使之保持一定的深度从而调节呼吸的作用。“肺为气之主”、“肾为气之根”。人体正常的呼吸运动是肺、肾相互协调的结果。具体来说,呼吸运动由肺所主,但吸入之气,必须保持一定的深度,并下达于肾,由肾气为之摄纳,才能为一身之用。肾气充足,摄纳正常,则呼吸调匀。肾气不足,摄纳无权,呼吸深度不够,可出现呼吸表浅、动则气喘、呼多吸少等症状,称为“肾不纳气”。

4. 肾主骨生髓,通于脑,其华在发　肾藏精,精生髓,髓包括骨髓、脊髓和脑髓。髓藏于骨腔以养骨,称骨髓;位于脊髓管内称脊髓;脊髓上通于脑,汇聚成脑髓,故称脑为“髓海”。髓为肾精变化而成,故脑的发育健全、骨的生长修复均与肾精密切相关。如果肾精充足,则能化生足够的髓,骨得髓的滋养而坚强有力、发育旺盛、骨质致密;脑得髓的滋养而思维敏捷、耳聪目明、记忆力强。如果肾精不足,髓海空虚,骨髓失充,小儿囟门迟闭,骨软无力,甚至发育不良、生长迟缓;成人常出现腰腿酸软、步履蹒跚,甚至脚痿不能行动;老人骨质疏松,易骨折且愈合不良。肾精不足,脑髓空虚,小儿大脑发育不全、智力低下,甚至痴呆;成人记忆力减退、精神委靡、反应迟钝、头晕耳鸣、失眠健忘。

“齿为骨之余”,所以牙齿也依赖肾精的充养。肾精充足,牙齿坚固、完整;肾精不足,小儿牙齿生长迟缓,成人牙齿易松动脱落。

其华在发,是说肾精的充盈与否反映在发。头发的营养虽源于血,但其生机却根于肾。因为肾藏精,精能化血,精血旺盛,则毛发壮而润泽。所以说头发的生长和脱落、润泽和枯槁,都与肾中精气和血有关。若久病肾虚,头发稀疏、枯槁、脱落,甚至未老先衰、早脱、早白。

5. 肾开窍于耳及二阴　耳的听觉功能,前阴的排尿和生殖功能,以及后阴的排便功能与肾密切相关。肾的精气上通于耳,肾的经脉上行于耳,耳的听觉依赖于肾气的充养。肾中精气充足,听觉灵敏;肾精不足,则出现耳鸣、听力减退。如老年人肾精虚弱,耳朵滋养减弱,常出现听力减弱、重听等。

二阴,指前阴与后阴。前阴有排尿和生殖作用,后阴有排泄粪便的功能。尿液的排泄虽在膀胱,但依赖肾的气化,而人体的生殖功能为肾所主。因此,尿频、遗尿、尿失禁及尿少或尿闭,均与肾的气化失调有关。大便的排泄,虽然通过后阴,但也受到肾气的温煦。临床上肾阳不足,可致大便秘结,或泄泻,甚至久泻滑脱;如肾阴不足,亦可便秘。故肾"主司二便"。

附:命门

关于命门的位置有以下几种观点:①左肾右命门说;②两肾总号命门说;③两肾之间为命门;④命门为肾间动气说。

关于命门的功能,有以下几种认识:①命门为元气所系,是人体生命活动的原动力;②命门藏精舍神,与生殖功能密切相关;③命门为水火之宅,包括肾阴、肾阳的功能;④命门寓真火,为人体阳气之根本。

一般认为,肾阳亦即命门之火,肾阴亦即命门之水。肾阴亦即真阴、元阴;肾阳亦即真阳、元阳。古人言命门,是强调肾中阴阳的重要性。

二、六　　腑

(一) 胆

胆与肝相连,附在肝的短叶间。胆是中空的囊状器官,内藏胆汁。

胆的主要生理功能是:储藏和排泄胆汁。胆汁是由肝脏形成和分泌的,储藏在胆,并通过胆管排泄到小肠,参与食物的消化。肝脏的疏泄功能正常,胆汁排泄通畅,脾的运化功能正常;反之,则脾的运化功能减弱,消化不良。如果胆汁上逆,还会出现口苦、呕吐水;若胆汁不循常道,出现黄疸。

从形态上看,胆为中空器官,类似于腑,故归属于六腑;但本身又储藏胆汁,与脏的储藏精气功能相似,与六腑有别,又归于"奇恒之府"。

另外,中医认为,人的勇、怯与胆有关,胆主决断。故胆怯、易惊、善恐、失眠等神志病变从胆治疗。

(二) 胃

胃位于横膈之下,上接食管,下通小肠。其主要生理功能是受纳、腐熟饮食物,主通降,以通为顺,以降为和。

1. 胃主受纳、腐熟饮食物　受纳是指饮食物入口,经过食管,容纳于胃,所以称胃为"水谷之海"。腐熟是指胃把受纳的饮食物腐熟消磨,变成食糜,并下传小肠。如果胃受纳减弱,则厌食;如果胃腐熟不能,则胃脘胀痛、嗳腐酸馊。当然,胃受纳、腐熟水谷的功能,必须以脾健运为前提。脾胃的这种功能称为"胃气",在脉象上亦可反映,即脉搏和缓有力,不快不慢,称有"胃气"。"人以胃气为本",有胃气则生,无胃气则死。

2. 胃主通降,以通为顺,以降为和　这是胃的特性。饮食物入胃,经胃腐熟消化后,下行受盛于小肠,再经过小肠分清泌浊,分为营养物质和食物残渣两部分。食物残渣下传到大肠,变为粪便排出体外。胃肠虚实更替的状态是由胃气通畅下行作用来完成的,保持胃的通降,才能继续胃的受纳。所以胃气以通为顺,以降为和。若胃气失于通降,胃不受纳,还会导致胃气上逆,出现纳呆、恶心、呕吐等症状。

考点:胃的生理功能。

(三) 小肠

小肠位于腹中,上端接幽门与胃相通,下端接阑门与大肠相连。小肠是机体对饮食物进行消化、吸收并输布其精微,下传糟粕的重要脏器。其主要的生理功能是受盛化物,泌别清浊。

1. 受盛化物 受盛,以器皿盛装物品的意思;化物,具有变化、消化、化生的意思。小肠受盛化物的功能体现在两个方面:一是小肠接受盛装经过胃初步消化的食糜;二是这些饮食物,必须在小肠内有相当长的时间停留,以便进一步将饮食物转化为精微物质,并吸收。若受盛化物功能失调,可出现腹泻、便溏等症状。

2. 泌别清浊 泌是分泌;别是分别;清为水谷精微和津液;浊为食物残渣和代谢后的剩余水分。小肠泌别清浊的功能表现在两个方面:一是胃腐熟的食物进入小肠后,小肠经过充分的消化,分别清浊;二是对属于清的水谷精微和津液进行吸收,而把属于浊的糟粕传送到大肠,同时,将多余的水分,在肾的气化作用下,形成尿液经膀胱排出体外。若其泌别清浊功能失调,清浊不分,可出现肠鸣、腹泻、尿少、小便不利等症状。对此腹泻,临床常采用"利小便以实大便"的方法。

考点:小肠的生理功能。

(四) 大肠

大肠上端接小肠,下通肛门。其主要功能是传化糟粕。大肠接受小肠泌别清浊后的食物残渣,再吸收其中的水液,形成粪便,经肛门排出体外。大肠的传导作用,是胃降浊作用的延伸,同时也与肺的肃降和肾的气化有关。若大肠的传化功能失调,不能吸收水分,则出现大便溏泄、肠鸣等症状;若大肠津亏,可见大便秘结。

(五) 膀胱

膀胱位于小腹中央,上有输尿管与肾相通,下连尿道,开口于前阴。其主要功能是储尿和排尿。人体的水液代谢通过肺、脾、肾、三焦等脏腑的作用,布散到全身,多余的水液下归于肾,经过肾的气化作用,变成尿液,下输膀胱,尿液在膀胱内潴留至一定量时,便及时排出体外。若肾的气化作用不利,就会出现小便不利,甚至尿闭;肾的固摄功能减弱,不能约束和控制小便时,就会出现尿频、尿多、小便失禁、遗尿。

(六) 三焦

三焦是上焦、中焦、下焦的合称,为六腑之一。对三焦的认识,历来有许多不同的看法。但一般认为三焦不是一个独立的内脏器官,而是包含了胸、腹腔上、中、下三部有关的脏腑及其部分功能。从三焦的部位和有关的脏腑及其功能来说,上焦指横膈以上胸腔部位,包括心、肺两脏,概括了主气和输布血液的功能;中焦指横膈以下至脐的上腹部位,包括脾、胃等脏腑,概括了主腐熟、运化水谷、化生血液的功能(即指脾的消化、吸收和转输营养物质的功能);下焦指脐以下的下腹部位,包括肝、肾和膀胱等脏器,概括了泌别清浊、排泄小便,同时也包括肠道的排泄功能。

三、奇恒之府

奇恒之府,包括脑、髓、骨、脉、胆、女子胞六个器官。所谓"奇恒",是不同于一般之意。这些器官既不同于脏,也不同于一般的腑。它们在形态上多属中空而与腑相似,在功能上,储藏精气,与脏相似。胆的功能与脏储藏精气的功能相似,与六腑有别,所以又把它归属于"奇恒之府"。奇恒之府中,除胆为六腑有表里配合外,其余都没有,也没有五行的配属,这是不同于五脏六腑的又一个特点。髓、骨、脉、胆的生理功能,前面已论述,本节只介绍脑与女子胞。

(一)脑

脑与脊髓相通,脑居颅内,由髓汇聚而成。由于肾主藏精,精能生髓,髓充养大脑,所以脑的功能与肾密切相关。脑与精神活动,以及听觉、视觉和语言等功能有关。若肾精不足,髓海空虚,则头晕、目眩、耳鸣、健忘。但值得注意的是,中医脏象学说把精神、意识、思维活动归于心而分属于五脏,认为心为君主之官,五脏六腑之大主,神明之所出,精神之所舍,称为"心藏神";又把神、魂、魄、意、志五种不同的表现分别归属于心、肝、肺、脾、肾五脏。神虽分属于五脏,但与心、肝、肾的关系更为密切。脑的生理病理与五脏休戚相关,故脑之为病亦可从脏腑论治。

(二)女子胞

女子胞,又称"子宫",位于小腹正中,是女性的内生殖器官,有主持月经和孕育胎儿的作用。肾藏精,主生殖。肾精充盈到一定程度时,即产生一种促进人体生长发育和生殖的物质,即"天癸"。在"天癸"的促发下,女子发育成熟,月经来潮。冲、任二脉,同起于小腹,冲为"血海",任主胞胎。十二经气血充盈,才能溢入冲、任二脉,经冲、任二脉的调节,注入子宫,发生月经,具备生殖和养育胞胎的作用。冲、任二脉的盛衰,又受"天癸"调节,若肾气虚弱,冲任亏虚,就会出现月经不调、闭经或不孕,或孕而胎漏、滑胎、小产。由于月经离不开气血的充盈与血液的调节,故子宫与心、肝、脾的关系也较密切。若此三脏功能失调,亦会影响胞宫的功能。

四、脏腑之间的关系

(一)脏与脏之间的关系

1. 心与肺　心主血,肺主气;心主行血,肺主呼吸。心与肺的关系是气与血的关系。心主血脉,上朝于肺,肺主宗气,贯通心脉,心与肺相互配合,保证了气血的正常运行,维持了人体各脏腑、组织、器官的功能活动。心血与肺气相互依赖,互相促进,气为血之帅,气行则血行;血为气之母,血至气亦至。病理上,若肺气虚弱,宗气生成不足,则心推动血液无力,血液运行不畅,日久便形成心血瘀阻,就会出现胸痛、唇青舌紫等症状;反之,心主血脉的功能减退,血液运行不畅,也会影响肺的宣发和肃降,从而出现咳嗽、喘息等症状。

2. 心与脾　心主血而行血,脾生血又统血,所以心与脾的关系主要是主血与生血、行血与统血的关系。如果脾气虚弱,运化失职,血的化源不足,就会导致心血虚。如临床上常见的长期食欲不振的患者,可见心悸、健忘、面色不华、脉搏无力等心血不足的症状。也有思虑过度,直接伤脾,暗耗心血,导致脾气虚和心血虚同见的心脾两虚证候。

3. 心与肝 心主血,肝藏血,心主神志,肝主疏泄,调节精神情志。所以,心与肝的关系,主要是主血和藏血,主神明和调节精神情志之间的关系。人体的血液生于脾,藏于肝,通过心的推动而运行全身。血脉充盈,则心有所主,肝有所藏,以维持正常的生理功能。若心血不足,则肝血亏虚;肝血不足,心血也会因之受损。故临床上心慌、心悸、面色不华等心血不足的病证与头晕目眩、爪甲不荣、手足震颤等肝血亏损的病证常同时并见。

肝疏泄情志,心主神志,肝和心都有赖于血的濡养,因此心肝同病,在精神方面互相影响。如肝血不足,除见头晕目眩、爪甲不荣等症状外,常兼失眠、多梦、惊悸不安等心的病症;心阴不足,虚火内生,在出现心烦、心悸、失眠、多梦的同时,亦兼急躁易怒、头晕目赤等肝病症状。

4. 心与肾 心位于上,属火;肾位于下,属水。心肾之间相互依存、相互制约的关系,称为心肾相交,又称水火相济。生理情况下,心火下降于肾,温养肾阳,使肾水不寒;而肾水上济于心,滋养心阴,使心火不亢。心肾阴阳失调,可使这种关系遭到破坏。如肾水不足,不能上滋心阴,会使心火独亢,出现心烦、失眠、多梦、遗精等症状,称为"心肾不交"。

5. 肺与脾 脾主运化,为气血生化之源;肺司呼吸,主一身之气。脾运化水湿;肺通调水道。所以脾和肺的关系是气和水的关系。肺吸入的清气和脾运化的水谷精气是组成气的物质基础。因此,脾、肺的功能是否健旺,与气的盛衰密切相关。同时,肺和脾都对水液的正常代谢起重要作用,肺通过宣发和肃降主司通调水道,有利于脾的运化水液;脾的转输水液,不仅是肺通调水道的前提,也为肺的功能活动提供了必要的物质基础。二者在病理上也相互影响。如脾失健运,水湿不化,聚而成痰,可影响肺的宣降,出现咳喘症状;而脾气亏虚,又致肺气不足,见体倦乏力、少气懒言。

6. 肝与肺 肝与肺的关系主要表现在气机的升降协调方面。肺在上,主肃降;肝居下,主升发。肝升肺降,维持和调节气机的升降运动。病理情况下,若肝气上升太过,气火上逆可灼伤肺阴,使肺降不及,出现胸胁胀满、咳嗽上气,甚则咯血。

7. 肾与肺 肾主纳气,主水;肺主气,司呼吸,通调水道。肾与肺的关系主要表现在水液代谢和呼吸运动两方面。肾是主水之脏,肺宣发肃降和通调水道的作用,必须依赖于肾的蒸腾气化。反之,肾的主水功能,也必须依赖于肺的宣发肃降和通调水道作用。两脏相互协调,对完成人体正常的水液代谢起着重要作用。若肺的宣降、通调功能失职,或肾的气化不利,不仅影响水液的正常代谢,而且二者之间又常相互影响,导致严重的水液代谢障碍,出现咳逆、喘息不得卧、水肿等。

肺主气,肾主纳气。肺的呼吸功能需要肾的纳气功能来保持一定的深度,才能呼吸正常。肾气充盛,吸入之气才能经肺的肃降而下纳于肾。若肾的纳气功能减弱,可出现呼多吸少、动则喘甚的表现。故有"肺为气之主"、"肾为气之根"之说。

8. 肝与脾 肝主疏泄,脾主运化;肝主藏血,脾主统血。肝和脾的关系主要表现为疏泄以助运化、藏血配合统血的关系。脾的运化和肝的疏泄相互依赖,肝气疏泄正常,不但能促进胆汁的分泌和排泄,更能调畅气机,协助消化,使脾的运化正常。而脾气强盛,统血有权,又可以使肝血充盈,从而保证肝气舒畅条达。若肝失疏泄,则可影响脾胃的升降,形成肝脾或肝胃不和的症状,如大怒之后,胸胁痞满、食欲不振、食后腹胀、嗳气不舒等症状。反之,脾病也可影响肝,如脾失健运,气血生化不足,肝失所养,形成肝血不足;脾不化湿,郁而化热,影响肝的疏泄,胆汁外溢肌肤,可出现黄疸。

9. 脾与肾　脾与肾之间是先天与后天的重要关系。脾为"后天之本",脾的运化需要肾阳维系。肾为"先天之本",肾主藏精,肾中精气也赖水谷精微的不断充养。这样,脾肾之间相互资助、相互促进,以维持人体生命活动。如肾阳不足,不能温煦脾阳,或脾阳久虚,损及肾阳,最终导致脾肾阳虚证。

10. 肝与肾　肝藏血,肾藏精,精血之间能相互资生、相互转化。肝阴、肝血的化生,有赖于肾精的气化;肾精的充盈,也有赖于肝血的滋养。精能生血,血能化精,这就是"精血同源"或"肝肾同源"。在病理上,肾精亏损可致肝血(肝阴)不足,肝血(肝阴)久虚,也可导致肾精亏损。因此,在治疗肝阴虚或肾阴虚时,常用肝肾同补法。

此外,肝主疏泄,可以调节男子排精和女子月经。肾主藏精,主生长发育、生殖。二者也必须保持协调,才能保证男子排精和女子月经的正常。

(二) 脏与腑

脏与腑,主要是阴阳表里配合的关系。脏属阴,腑属阳;阳主表,阴主里。脏腑之间通过经脉的相互络属,构成表里关系。表里之间在生理上密切配合,在病理上相互影响。

1. 心与小肠　心与小肠相表里。心与小肠的关系表现在病理方面较为明显,如心经实火常常循经移热于小肠,则见尿少、尿赤等小肠症状;反之,小肠有热,也可以循经脉上传于心,出现心烦、口舌生疮、舌赤糜烂等。

2. 肺与大肠　肺与大肠相表里。肺气的肃降有利于大肠的传导正常;大肠的传导通畅,又有助于肺气肃降。若肺失肃降,可影响大肠的传导,出现大便困难;若大肠壅滞不通,可引起肺气不利,出现咳嗽。

3. 脾与胃　脾与胃相表里。脾主运化,胃主受纳。脾气以升为顺,胃气以降为和。脾气上升,水谷精气才能上输;胃气下降,饮食水谷才能下行。脾为湿土,属阴,喜燥恶湿;胃为燥土,属阳,喜润恶燥。燥湿之间互相协调,共同完成饮食物的消化、吸收及水谷精气的输布。故脾胃之间的关系主要体现在纳运协调、升降相因、燥湿相济。病理上相互影响,如脾运化失职,可影响胃的受纳与和降,出现受纳减弱、恶心呕吐;反之,胃的和降失常,又会影响脾的升清和运化,出现腹胀、腹泻等症状。

4. 肝与胆　肝与胆相表里。肝的疏泄功能正常,保证了胆汁的分泌和排泄通畅;胆汁的排泄正常,又有助于肝的疏泄。因此,二者在生理上密切相关,在病理上也相互影响,常出现肝胆同病。

5. 肾与膀胱　肾与膀胱相表里。肾主气化而司开阖,膀胱储藏津液和排泄尿液,二者合作共同完成体内水液的代谢。若肾气不足,气不化水,则膀胱无液可存,出现尿少、无尿;若肾固摄功能减弱,出现尿多、遗尿等。

(三) 腑与腑

六腑总体的功能是"传化物",即受纳和腐熟水谷,传化和排泄糟粕;共同的生理功能特点是"泻而不藏"、"实而不能满"。六腑的代谢过程是:饮食物进入胃,经过胃的腐熟、消化,下降于小肠;胆排泄胆汁进入小肠以助消化,将腐熟的水谷进一步消化,并分清泌浊,清者供养全身,浊者进入大肠,经过大肠再吸收,将食物残渣排出体外;在整个食物消化、吸收和排泄中,又赖三焦气化、疏通水道的作用。由此可见,六腑在食物的消化、吸收和排泄中,既分工又协作,体现了功能连续性的密切关系。

第2节 精、气、血、津液

精、气、血、津液是构成和维持人体生命活动的基本物质。津液、血、精同属于液态物质,其性属阴,有形,是脏腑功能活动的物质基础;气,一方面是指脾胃运化水谷后有营养作用的精微物质,但更主要的是指脏腑的功能活动,其性属阳,无形,是脏腑功能活动的外在表现。

一、精

精,又称为精气,是构成和维持人体生命活动的最基本物质。精的概念有广义和狭义之分。广义的精是指一切精微物质,包括人体内的水谷精微,生殖之精及储藏于脏腑的精、气、血、津液等。狭义的精,指藏于肾中的一种具有生殖能力的物质,它来源于父母,是构成胚胎的原始物质,是生命的基础,出生以后,又得到了脏腑之精的不断培育、充实,成为人体生育繁殖的基本物质,叫做"生殖之精"。

精的生理功能:一是生殖繁衍,生殖之精与生俱来,为生命起源的原始物质,具有生殖以繁衍后代的作用;二是生长发育,人出生之后依赖阴精的充养,才能维持正常的生长发育,随着精气由弱而强,由盛而衰的变化,人则从幼年而青年而壮年而步入老年,呈现生、长、壮、老、已的生命运动规律;三是生髓化血,肾藏精,精生髓,髓化血,肾精充盛,则脑髓充足,骨髓充满,而肢体强壮灵活,耳聪目明;四是濡润脏腑,水谷之精不断地输布到五脏六腑等全身各组织器官中,起着滋养和濡润作用,维持人体的正常生命活动。

二、气

气是构成世界的最基本物质。宇宙间的一切事物,都是由气的运动变化而产生的。气亦是构成人体和维持人体生命活动的最基本物质。气具有活力很强的不断运动着的特性,对人体生命活动有推动和温煦作用。

(一)气的生成与运动

人体的气,有来源于父母而藏于肾中的先天之精气、脾胃运化饮食后化生的水谷精气和肺吸入的自然界之清气,即通过肺、脾胃和肾等脏腑生理功能的综合作用而生成。因脾胃为"气血生化之源",是"后天之本",所以,在气的生成过程中,尤以脾胃的功能最为重要。

气在人体内是不断运动着的。气的运动,称作"气机"。气的运动形式归纳为升、降、出、入四种基本形式。气的升降出入不仅推动和激发人体的生理活动,而且只有在脏腑、经络等组织器官的生理活动中才能具体体现。如肺的呼吸功能,呼气是出,吸气是入,宣发是升,肃降是降。气的升和降、出和入是对立统一的矛盾运动。从局部来看,并不是每一种生理活动,都必须具备升降出入,而是各有侧重,如肝、脾主升,肺、胃主降。但从总体来看却有一定的规律,而且升和降、出和入是协调平衡的,如肝升肺降、脾升胃降等。气的升降出入之间协调平衡,称"气机调畅";反之,即是"气机失调"。气机失调有多种表现形式,如"气滞"、"气逆"、"气陷"、"气闭"、"气脱"等。

案例 3-5

杜某,女,53岁。半个月前因争吵后情绪怫郁,以致嗳气频频,呃逆不断,胸闷如有物阻,胁痛口苦,舌质淡红,苔白而腻,脉弦。

思考与讨论

请分析该病的机制?与哪些脏腑有关?

(二)气的功能

气的生理功能概括起来主要有五个方面。

1. 推动作用 气是活力很强的精微物质,它对于人体的生长发育,各脏腑、经络等组织器官的生理活动,血的生成和运行,津液的生成、输布和排泄等,均起着推动作用和激发其运动的作用。若气的推动作用减弱,可影响机体的生长、发育,或出现早衰,或使脏腑、经络等组织器官的生理活动减退,或使血和津液的生成不足和运行迟缓,从而引起血虚、血液运行不畅和水液停滞等病理变化。

2. 温煦作用 气有温煦、熏蒸的作用,是人体热量的来源。人体正常体温的恒定,各脏腑、经络等组织器官的生理活动,血和津液等液态物质的运行,都需要依赖气的温煦作用。若气的温煦作用失常,可出现体温偏低、畏寒喜热、四肢不温、脏腑功能减退、血和津液运行迟缓等。

3. 防御作用 气有卫护肌表,防御外邪入侵的作用。气的防御功能正常,可抵御外邪入侵,又可驱邪外出。气的防御功能减弱,则易患疾病,或病后不易痊愈。

4. 固摄作用 气对血、津液、精等液态物质具有防止其无故流失的作用。固摄血液,使血液循脉而行,防止出血;固摄汗液、尿液、唾液、胃液、肠液和精液等,防止其无故流失,并控制其分泌、排泄量。若气的固摄功能减弱,则导致体内液态物质大量丢失,如各种出血、多汗、遗尿、遗精、早泄、流产、滑胎等。

考点:气的生理功能。

5. 气化作用 气化,是指通过气的正常运动而产生的各种变化,也就是指精、气、血、津液各自的新陈代谢及其相互转化。例如,气、血、津液的生成,都需要将饮食物转化成水谷精气,然后再化生成气、血、津液;津液经过代谢,转化成汗液和尿液;饮食物经过消化和吸收后,其残渣化成糟粕等,都是气化作用的具体表现。可见,气化过程,实际上是体内物质代谢的过程,是物质转化为能量和能量转化为物质的过程。气化失常,影响精、气、血、津液、等各种代谢过程,从而形成各种代谢异常的病变。

(三)气的分布与分类

人体的气,由于来源、分布部位和功能特点的不同,而有不同的名称。主要有元气、宗气、营气、卫气。

1. 元气 元气,又名"原气"、"真气"。元气是人体最根本、最原始、源于先天而根于肾的气,是构成人体和维持人体生命活动的最基本物质,是人体生命活动的原动力。

(1)组成:元气根于肾,由肾精所化生,又依赖于后天水谷精气的不断滋养与补充。肾中精气在人体胚胎时已经存在,出生后,不断气化而生成元气,在气化过程中不断消耗,所以必须依赖后天水谷精气的培养,元气才能不断化生。若脾胃失健,化生水谷精气无源,则元气亦会不足。

(2)分布:元气发于肾,并藏于肾,通过三焦而流行全身,内至五脏六腑,外达肌肤腠理、五官九窍,无处不到。

(3)主要功能:元气具有推动人体生长和发育,温煦和激发各个脏腑、经络等组织器官生理活动的功能,是人体生命活动的原动力,是维持生命活动的最基本物质。人体生、长、壮、老、已的自然规律与元气的盛衰密切相关。元气充沛,则生长、发育良好,脏腑、经络等组织器官的功能健旺;元气不足,则生长、发育迟缓,各脏腑、经络等组织器官的功能低下。

2. 宗气 宗气,又名"大气",是由肺吸入的清气与脾胃化生的水谷精气结合,聚积于胸中而成的。

(1)生成:宗气是肺吸入的自然界清气和脾上输于肺的水谷精气结合而成的。饮食物经脾胃受纳、腐熟,化生为水谷精气,经脾升清上输于肺,与肺吸入的自然界清气相结合,聚于胸中,形成宗气。因此,宗气的盛衰,与肺的呼吸功能和脾胃的运化功能密切相关。

(2)分布:宗气形成于肺,聚积于胸中,贯注于心肺。其向上出喉咙,走息道而行呼吸;向下贯心脉而行气血,并布散于全身。

(3)主要功能:一是走息道而司呼吸。上出咽喉(息道)的宗气有促进肺的呼吸运动,并与语言、声音的强弱、嗅觉有关。二是贯心脉以行气血。凡血液运行、肢体寒温和活动能力、心脏搏动的强弱及节律等均与宗气的盛衰有关。三是主人体的视、听、言、动。宗气为运动之气,到达目、耳、口、肢体等,以保证视、听、言、动的功能正常。宗气不足主要责于肺和脾胃等脏腑,其病理改变多反映心、肺两脏的功能失调,可出现呼吸微弱、语声低微、心动异常、血行迟缓,以及伴随发生的肢体厥冷、倦怠、运动不灵等。

3. 营气 营气是行于脉中,具有营养作用的气。因营气运行于脉中,能化生血液,故称"营血"。营气与卫气相对而言,营属于阴,故又称"营阴"。

(1)生成:营气源于脾胃化生的水谷精气中的精华部分。

(2)分布:营气出于中焦,注入手太阴肺经,循十二经脉和任、督二脉营运全身,周而复始,营周不休。

(3)主要功能:化生血液和营养全身。营气注于血脉,为血液的组成成分之一。《灵枢·邪客》曰:"营气者,泌其津液,注之于脉,化以为血。"营气随血由血脉运行于全身,营养五脏六腑、四肢百骸。

4. 卫气 卫气是运行于脉外之气。卫气与营气相对而言,运行在脉外,属于阳,故又称"卫阳"。卫气具有保护机体不受外邪侵犯的作用。

(1)生成:卫气来源于脾胃化生的水谷精微中性剽疾滑利的部分。其活力很强,流动迅速。

(2)分布:卫气的特性是"剽疾滑利",即活动力特别强,流动迅速,它不受脉道的约束,运行于脉外,内而脏腑,外而皮肤腠理及分肉,无处不到。

(3)主要功能:一是护卫肌表,防御外邪入侵。肌肤腠理是外邪侵入的主要途径,也是机体抗御外邪的主要屏障。卫气充足,肌肤腠理固密,犹如一道抵御外邪的防线,防止邪气侵入机体。如果卫气不足,防御功能减弱,易致邪气入侵。二是温养脏腑、肌肉、皮毛,维持体温的恒定。体温的相对恒定,决定于产热和散热过程的平衡。阳气是产生热量的主要来源,肌肉是产热的主要器官之一。而卫气为阳,具有温煦之功。如果卫气不足,则畏寒肢冷、体温偏低。三是调节、控制腠理的开阖、汗液的排泄。卫气通过调节汗孔的开阖,控制汗液的排泄,使多余的热量由体表向外界散发,以维持体温的恒定。若寒邪侵袭肌表,卫阳被遏而发热,汗孔关闭而无汗。若卫气虚弱,卫表不固,汗孔开泄,则出现自汗。

考点:气的分类与各自的主要功能。

营气与卫气的区别如下(表3-1)。

表 3-1　营气与卫气的区别

名称	相同点	不同点			
		性质	分布	功能	属性
营气	生于水谷,源于脾胃	精纯柔和	行于脉中	化生血液,营养周身	阴
卫气		剽疾滑利	行于脉外	温养脏腑,卫护肌表	阳

三、血

血是运行于脉中,流注于全身,富有营养和滋润作用的红色液态物质,是构成人体和维持人体生命活动的基本物质之一。脉管是血液循行的通道,又称血府。血必须在脉中运行,才能发挥它的生理功能。在某些因素的作用下,血液不在脉管中运行而溢出脉外,是为出血,又名"离经之血",丧失了血液的生理功能。

(一) 血的生成

人体的血液生成有两条途径,即水谷精微化血和精化血。《灵枢·决气》曰:"中焦受气取汁,变化而赤,是谓血。"血以营气和津液为主要物质基础,营气和津液都来源于脾胃运化的水谷精气,故脾胃为"气血生化之源"。所以饮食营养的优劣和脾胃运化功能的强弱,直接影响着血液的化生。肾精化生血,主要是通过骨髓和肝脏的作用实现的。因此,血液的生成以脾胃为主,配合心、肝、肾等脏的综合作用来完成。

(二) 血的功能

血具有营养和滋养全身脏腑组织的生理功能,又是神志活动的物质基础。一方面,血液循行于脉管中,内至脏腑,外达筋骨皮毛,不断地将营养物质输送到全身各脏腑组织器官,发挥营养和滋润作用。具体体现在面色红润、肌肉丰满和壮实、皮肤和毛发润泽有华、感觉和运动灵活等方面。当血的濡养作用减弱,机体除脏腑功能低下外,可见面色不华、肌肤干燥、毛发干枯、肢体麻木、运动不灵等。另一方面,血为神志活动的物质基础。血液充盛,才能精神充沛、神志清晰、思维敏捷;若血液不足,可见惊悸、失眠、多梦、健忘等病理表现。另外,血能载气,如果出血过多,气随血泄,可致气血两虚。

(三) 血的循行

血在脉管中运行不息,流注全身,环周不休。随着血液的运行,为全身各脏腑组织器官提供丰富的营养。

血液的正常运行,必须具备两个条件:一是脉管系统的完整性和保持通畅,二是全身各脏腑发挥正常的生理功能,尤其是心、肺、肝、脾四脏。心主血,心气是推动血行的动力,由心脏、脉管、血液构成一个相对独立的血液循环系统。心气推动血液在脉管内沿一定的方向循行,使之通过经脉送达全身。肺朝百脉,全身血液汇聚于肺,由肺进行气体交换后,将富含清气的血液再输布到全身;肺生成的宗气贯心脉,助心行血。肝主疏泄,气行则血行,气滞则血凝;肝藏血,调节人体外周血量,使血液供应符合生理需要,维持血液的相对恒定。脾主统血,脾为气血生化之源,脾气健旺则血行脉中,而不溢脉外。血液的正常运行需要两种力量:推动力和固摄力。推动力由心、肺和肝来完成;固摄力由脾、肝来完成。当推动力不足时,则血行减慢或血滞、血瘀;当固摄力不足时,则出血。

四、津　液

津液，是机体一切正常水液的总称，是构成人体和维持人体生命活动的基本物质之一。包括各脏腑组织器官的内在体液及其正常的分泌物，如胃液、肠液和涕、泪、汗、尿等。

津与液在性状、功能及分布等方面有一定的区别。一般而言，性质清稀，流动性较大，布散于体表、皮肤、肌肉和孔窍，并能渗注于血脉，起滋润作用的为津；性质稠厚，流动性较小，灌注于骨节、脏腑、脑、髓等组织，起濡养作用的为液。津液同为水液，二者可以相互转化，伤津可致脱液，脱液也能伤津，所以津液并称。

（一）津液的生成、输布和排泄

津液的生成、输布和排泄是多脏腑协调配合的过程。其中以肺、脾、肾三脏为主。《素问·经脉别论》云："饮入于胃，游溢精气，上输于脾。脾气散精，上归于肺，通调水道，下输膀胱，水精四布，五经并行"，概括了津液的代谢过程。

津液的生成依靠脾胃、小肠、大肠吸收饮食水谷中的水分和营养。具体是饮食入于胃，胃受纳、腐熟、游溢精气，吸收水谷中的部分精微，经胃初步消化的饮食水谷向下传导到小肠，小肠泌别清浊，将水谷中的营养和水分大部分吸收，大肠接受由小肠下移的饮食残渣和剩余水分，并吸收其中的残余水分，使饮食残渣形成粪便排出体外。经胃、小肠、大肠吸收的水谷精微，上输于脾，经脾运化，生成津液。同时肾的蒸腾气化作用将全身水液中的清者，重新上升经肺反流全身。

津液的输布和排泄，主要依靠脾气散精、肺主通调水道、肾主水、肝主疏泄等生理功能的协调作用。脾气散精，一是将津液上输于肺，通过肺的宣发肃降、通调水道将津液输布到全身各脏腑、形体、官窍。二是灌溉四旁，将津液直接向四周输布到全身。肺主通调水道，是通过肺的宣发、肃降来完成的。肺的宣发将津液输布到人体上部和体表；肺的肃降将津液输布到人体的下部和肾、膀胱。同时，通过肺的呼气及皮肤排汗而排出大量水分。肾主水在津液的代谢中起主宰作用。肾阳蒸腾气化，推动津液生成、输布和排泄。肾气化后的津液，清者蒸腾经三焦上输于肺布散全身，浊者化为尿液，从膀胱排出体外。肾的气化主宰膀胱的储尿与排尿。三焦是津液运行的通道。肝主疏泄，气行则水行，促进津液的输布。此外大肠排泄的粪便中亦排泄出部分水分。可见，津液代谢依赖于许多脏腑一系列生理功能的协调平衡，其中尤以肺、脾、肾为重要。若肺、脾、肾三脏功能失调，津液代谢紊乱，从而形成伤津、脱液等津液不足，或水湿、痰饮等津液环流障碍，水液停滞积聚的病理变化。

（二）津液的功能

津液的功能：一是滋润和濡养。津液以水为主体，含有丰富的营养物质，布散体表的津液，能润泽皮毛、肌肤；注入孔窍的津液，能滋润和保护眼、鼻、口等孔窍；流入关节的津液，能滑利关节；渗入骨的津液，能滋润和充养骨髓、脊髓、脑髓；进入体腔的津液，能濡养内脏等。二是化生血液。渗入血脉中的津液，是构成血液的基本成分，具有滋养和滑利血脉的作用。三是排泄代谢产物。津液在其自身的代谢过程中，通过汗液、浊气、尿液和大便，将机体各处的代谢产物不断排出体外，对调节机体阴阳的相对平衡起重要作用。四是运载全身之气。人体之气依附于津液而存在，运动变化于津液之中，如果津液丢失，会导致气随津泄，出现气津两虚的证候。

第3节 脏象学说在中医药学中的应用

一、说明人体是以五脏为中心的整体

人体是以五脏为中心的整体。心与小肠、肝与胆、脾与胃、肺与大肠、肾与膀胱、心包络与三焦相互对应,互为表里,脏在里,属阴,腑在表,属阳;脏与腑之间的表里关系,是由经脉来联系的,脏的经脉络于腑,腑的经脉络于脏,彼此经气相通,相互作用。二者在生理上既对立又统一,在病理上也相互影响,相互传变。虽然脏腑各有功能,但并非互不相干,而是相互联系,共同构成一个有机整体。

二、说明人体的生理病理变化

在正常的生理情况下,脏腑功能正常,气血调和,身体健康,可从体表的相关组织反映出来。如心主血脉功能正常,则脸色红润等。脏腑功能失调,同样也会出现相应的病理变化,反映于在外的相应组织器官。如心火上炎,出现口舌生疮等。

三、指导临床诊断、用药

中医辨证的核心理论为脏象学说,它是脏腑辨证的理论基础,明白脏腑的生理功能,便能推出相应的病理变化,根据外在的表现综合、分析、归纳、得出反映疾病本质的证型,这就是诊断过程;根据诊断过程选择合适的药物进行治疗。

小结

脏象学说以脏腑为基础,脏腑的功能是本章的重点。脏腑分为五脏、六腑、奇恒之府。五脏化生和储藏精气;六腑受纳、腐熟水谷,传化、排泄糟粕;奇恒之府形多中空像六腑,内藏精气似五脏。脏象学说包括各个脏腑的生理功能、病理变化及其相互关系;还包括精、气、血、津液,以及脏腑、形体组织、五官九窍之间的关系。必须注意的是,中医学的脏腑与西医学的脏腑,虽解剖名称相同,但具体意义却不完全相同。中医学的脏腑不单纯是一个解剖学概念,更重要的是一个生理、病理学方面的概念。气、血、津液、精学说的重点内容是各自的生成、生理功能。它们的生成、运行、代谢等均离不开相应脏腑的功能。

 目标检测

选择题

A 型题

1. 下列脏腑中既属六腑又属奇恒之府的是
   A. 三焦　　B. 膀胱　　C. 胆
   D. 女子胞　E. 脑

2. 下列属于肾的生理功能的是
   A. 主气　　B. 纳气　　C. 生气
   D. 调气　　E. 养气

3. 精、气、血、津液之间相互转化依靠气的
   A. 推动作用　B. 温煦作用　C. 防御作用
   D. 固摄作用　E. 气化作用

4. 称为全身阴阳之根本的脏是
   A. 心　　B. 肝　　C. 脾
   D. 肺　　E. 肾

5. 脾的所有功能之中最基本的是
   A. 主运化　B. 主升清　C. 主统血
   D. 主四肢　E. 主肌肉

6. 内脏下垂与哪脏功能失调有关
   A. 心　　B. 肝　　C. 脾
   D. 肺　　E. 肾

7. 脾为气血生化之源的生理学基础是
   A. 气能生血　　　B. 人以饮食为本
   C. 脾主升清　　　D. 脾主运化水谷精微

E. 脾为后天之本

8. 肺的最主要生理功能是
   A. 主气　　　　　B. 司呼吸
   C. 通调水道　　　D. 主宣发和肃降
   E. 主皮毛

9. 在肝主疏泄的各种生理作用中最根本的是
   A. 调畅气机　　　　B. 调畅情志
   C. 调节脾胃的升降　D. 调节胆汁的分泌和排泄
   E. 调节女子的月经和男子的排精

10. 被称为髓海的是
    A. 脑　　B. 女子胞　　C. 肾
    D. 骨　　E. 胃

11. 脏与脏之间的关系表现为气血关系的是
    A. 心肺　B. 肺肝　　C. 脾肾
    D. 肝肾　E. 肺肾

12. 具有调节女子月经和男子排精功能的两脏是
    A. 脾肾　B. 心肾　　C. 肝肾
    D. 肺肾　E. 肝脾

13. 肺主一身之气,主要取决于
    A. 气机的调节　　B. 宣发布散
    C. 呼吸功能　　　D. 宗气的生成
    E. 以上都不是

14. 心主血脉的生理功能主要依赖于
    A. 心神的作用　　B. 心气的作用
    C. 脉气的作用　　D. 血的作用
    E. 以上都不是

15. 主"受盛化物"的脏腑是
    A. 胃　　B. 脾　　C. 大肠
    D. 小肠　E. 以上都不是

16. 关于肺的生理功能正确的是
    A. 主行血　B. 主统血　C. 主通调水道
    D. 主纳气　E. 主水

17. 被称为"后天之本"的脏腑是
    A. 脾　　B. 胃　　C. 肺
    D. 肝　　E. 心

18. 被称为"先天之本"的脏腑是
    A. 心　　B. 肝　　C. 肺
    D. 肾　　E. 脾

19. 与气的生成密切相关的脏腑是
    A. 心肺肝脾　　B. 肾肝脾　　C. 肺肾脾
    D. 心肝脾　　　E. 脾肾

20. 胆汁的分泌和排泄正常与否与以下哪项的关系最密切
    A. 脾主运化　　B. 胃的受纳

C. 肝的疏泄　　D. 小肠的受盛化物
E. 大肠的传导

21. 联系心和肺的纽带是
    A. 元气　　　B. 真气　　　C. 清气
    D. 宗气　　　E. 营气

22. "夺血者无汗,夺汗者无血"的理论依据是
    A. 气能生血　B. 气能化津　C. 气能摄血
    D. 津能载气　E. 津血同源

23. 易于感冒是气的哪一种功能减退的表现
    A. 推动作用　B. 温煦作用　C. 防御作用
    D. 固摄作用　E. 气化作用

24. 气随汗脱的理论依据是
    A. 气能生津　B. 气能化津　C. 气能摄津
    D. 津能载气　E. 以上均非

25. 主管脏腑功能活动是气的
    A. 推动作用　B. 温煦作用　C. 防御作用
    D. 固摄作用　E. 气化作用

26. 人体最根本、最重要的气是
    A. 元气　　　B. 宗气　　　C. 营气
    D. 卫气　　　E. 以上均非

27. 推动人体生长发育,激发各脏腑经络等组织生理功能是气的
    A. 推动作用　B. 温煦作用　　C. 防御作用
    D. 固摄作用　E. 气化作用

28. 与语言、声音、呼吸强弱有关的气是
    A. 元气　　　B. 宗气　　　C. 营气
    D. 卫气　　　E. 以上均非

29. 具有营养全身和化生血液作用的气是
    A. 元气　　　B. 宗气　　　C. 营气
    D. 卫气　　　E. 以上均非

30. 具有调节汗孔开阖作用的气是
    A. 元气　　　B. 宗气　　　C. 营气
    D. 卫气　　　E. 以上均非

B 型题

31~35 题共用备选答案
    A. 主血脉　　B. 主藏血　　C. 主运化
    D. 主纳气　　E. 主通调水道

31. 肺的功能是

32. 脾的功能是

33. 肝的功能是

34. 肾的功能是

35. 心的功能是

(武君颖)

第 4 章 经 络 学 说

经络学说是研究人体经络的组成、循行分布、生理功能、病理变化及其与脏腑相互关系的学说,是中医药学理论体系的重要组成部分。

经络理论贯穿于中医的生理病理、诊断治疗、养生保健等各个方面,对临床各科,特别是针灸、推拿、气功、中药功效等具有非常重要的指导意义。

链 接

针灸医学

针灸医学是中医药学中最富特色的组成部分之一,是联合国教科文组织 2006 年 5 月公布的首批国家级人类非物质文化遗产保护名录中九个传统医药项目之一。

针灸是中国特有的治疗疾病的手段。针灸以中医理论为指导,通过经络、腧穴的传导作用,以及应用一定的操作手法,来治疗全身疾病。针灸主要采用针刺和艾灸两种方法来治疗疾病,具有适应证广、疗效明显、操作简便、经济安全等特点,其治疗范围涵盖了内、外、妇、儿、皮肤、五官等科的 200 余种病证。

第 1 节　经络的概念和经络系统

一、 经络的概念

经络是经脉与络脉的总称,是人体运行气血,联络脏腑组织,沟通上下内外的通路。经,又称经脉,有路径之意,为人体纵而直行的主干线,多循行于人体的深部;络,又称络脉,有网络之意,为经脉别出的分支,比经脉细小,走于表。经脉与络脉相贯,遍布全身,形成一个纵横交错的联络网,通过有规律的循行和复杂的联络交会,把人体五脏六腑、肢体官窍及皮肉筋骨等组织紧密地联结在一起,形成统一的有机整体,从而保证人体生命活动的正常运行。

二、 经络系统的组成

经络系统是由经脉、络脉及其连属部分组成的。其中经脉和络脉是主体(图 4-1)。

(一) 经脉

1. 正经　正经有十二条,即手足三阴经和手足三阳经,合称"十二经脉"。十二经脉有一定的起止、循行部位和交接顺序,在肢体的分布和走向有一定的规律,直接络属脏腑,是人体气血运行的主要通道。

2. 奇经　奇经有八条,即督脉、任脉、冲脉、带脉、阴跷脉、阳跷脉、阴维脉、阳维脉,合称"奇经八脉"。奇经八脉具有统率、联络、调节十二经脉气血盛衰的作用。

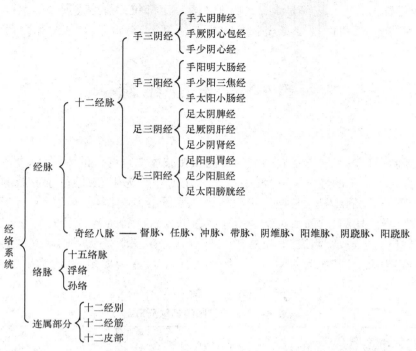

图 4-1 经络系统的组成

人体腧穴的分类及作用

　　腧穴,即穴位,是人体脏腑经络气血输注于体表的部位。既是疾病的反应点,又是治疗疾病的刺激点。人体腧穴分为经穴、经外奇穴和阿是穴三类。腧穴与经络、脏腑有着密切的关系,不仅可治疗腧穴所在局部组织器官的病证,还可循经治疗所属经脉远端脏腑、器官、组织的病证。部分腧穴对机体还具有双向调整作用和特异性的治疗作用。

(二) 络脉

　　络脉是由经脉分出行于浅表的支脉,包括十五络脉、孙络和浮络。

　　1. 十五络脉 由十二经脉、任脉、督脉各别出一络,加上脾经另有一条大络,共同组成十五络脉,合称"十五别络",较为粗大,是络脉的主要部分。其主要功能是加强阴阳表里两经之间的联系,并有渗灌气血的作用。

　　2. 浮络 浮络是循行于人体浅表部位的络脉。

　　3. 孙络 孙络是络脉中最细小的分支。

(三) 连属部分

　　1. 十二经别 十二经别是十二经脉别出的分支,它们分别起于四肢,循行于体内,联系脏腑,出于颈项浅部,上达头面部,又称为"别行之正经"。其主要生理功能是沟通表里经脉,加强脏腑之间的联系,并补充十二正经循行的不足。

　　2. 十二经筋 十二经筋是十二经脉之气"结、聚、散、络"于筋肉、关节的体系,为十二经脉的连属部分,是十二经脉循行部位上分布于筋肉系统的统称。它有连缀四肢百骸,主司关节运动的作用。

3. 十二皮部 十二皮部是十二经脉在体表一定部位的反应区是十二经脉功能活动反映于体表的部位，所以把全身皮肤分为十二个部分，分属于十二经脉，合称"十二皮部"。

第2节 十二经脉

一、命名与分类

十二经脉是以各经脉所络属的脏腑属性和在肢体循行部位的不同，结合阴阳理论而命名的。隶属于五脏的经脉为阴经，隶属于六腑的经脉为阳经；循行于上肢的经脉为手经，循行于下肢的经脉为足经；循行于肢体内侧面的经脉为阴经，属脏，循行于肢体外侧面的经脉为阳经，属腑。同时，再结合所连属的脏腑名称而命名。因此，十二经脉中每一经脉的名称包括手或足、阴或阳、脏或腑三部分。三阴三阳是从阴阳之气的盛衰来划分的：阴气最盛为太阴，其次为厥阴，再次为少阴；阳气最盛为太阳，其次为少阳，再次为阳明（表4-1）。

表 4-1 十二经脉的名称及分布

	阳经(属表属腑络脏)	阴经(属里属脏络腑)		循行部位(阳经行于外侧，阴经行于内侧)
	手阳明大肠经	手太阴肺经		前缘
手	手少阳三焦经	手厥阴心包经	上肢	中线
	手太阳小肠经	手少阴心经		后缘
	足阳明胃经	足太阴脾经△		前缘
足	足少阳胆经	足厥阴肝经△	下肢	中线
	足太阳膀胱经	足少阴肾经		后缘

注：△在小腿下半部，脾经在中线，肝经在前缘。至内踝上8寸处交叉之后，脾经在前缘，肝经在中线。

二、走向、交接与分布规律

（一）十二经脉的循行走向和交接规律

手三阴经，从胸走手，交手三阳经；手三阳经，从手走头，交足三阳经；足三阳经，从头走足，交足三阴经；足三阴经，从足走腹（胸），交手三阴经，构成一个"阴阳相贯，如环无端"的循行路径，这就是十二经脉的走向和交接规律。

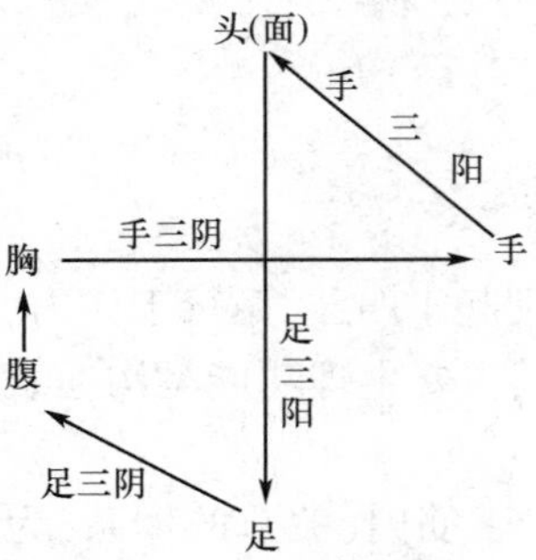

从十二经脉的走向可以看出，阳经与阳经交接于头面部，阴经与阴经交接于胸腹部，阴经与阳经交接于四肢末端（图4-2）。

（二）十二经脉的分布规律

十二经脉在体表左右对称地分布于头面、躯干和四肢，纵贯全身。十二经脉在体表的分布规律如下。

图 4-2 十二经脉的循行走向

1. 头面部 手三阳经止于头面,足三阳经起于头面,手三阳经与足三阳经在头面部交接,故有"头为诸阳之会"之说。其中,手足阳明经行于面部、额部;少阳经行于头部两侧;手太阳经行于面颊,足太阳经行于头顶及项枕部;另外,足厥阴经也循行至顶部。十二经脉在头面部的分布规律是:阳明在前,少阳在侧,太阳在后。

2. 躯干部 手三阳经行于肩胛部;足三阳经则阳明经行于前(胸腹面),少阳经行于侧(胁部),太阳经行于后(背面);手三阴经均从腋下走出;足三阴经皆循行于腹部。十二经脉在腹部的分布自内向外的顺序为足少阴、足阳明、足太阴、足厥阴。

3. 四肢部 阴经分布在四肢的内侧面,其排列次序是:太阴在前,厥阴居中,少阴在后(足三阴经分布于下肢内侧面,在内踝关节上8寸以下的分布是厥阴在前,太阴居中,少阴在后,至内踝关节上8寸以上,则变为太阴在前,厥阴居中,少阴在后)。阳经分布在四肢的外侧面,阳明在前,少阳居中,太阳在后。

三、 十二经脉的流注次序

十二经脉中的气血运行循环相贯,首尾相连,如环无端。其流注次序是:从手太阴肺经开始,依次传至手阳明大肠经、足阳明胃经、足太阴脾经、手少阴心经、手太阳小肠经、足太阳膀胱经、足少阴肾经、手厥阴心包经、手少阳三焦经、足少阳胆经、足厥阴肝经,再传至手太阴肺经(图4-3)。

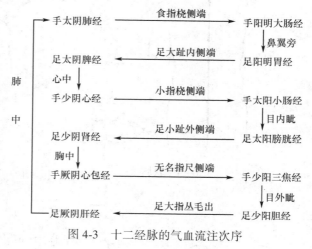

图4-3 十二经脉的气血流注次序

第3节 奇经八脉

奇经八脉是督脉、任脉、冲脉、带脉、阴跷脉、阳跷脉、阴维脉、阳维脉的总称。其特点是:既不直接络属脏腑,又无表里配属关系;它们的分布不像十二经脉那样规则,与十二经脉不同,相互无循环流注关系,除任督二脉外无专属腧穴,故称"奇经八脉"。奇经八脉纵横交叉于十二经脉之间,其功能主要是加强十二经脉之间的联系,并对十二经脉气血有蓄积和渗灌的调节作用。

一、 督 脉

督脉起于胞中,下出会阴,向后至尾骶部,沿脊柱里面正中上行,至项后风府穴进入脑内,络脑,再回出至头顶,沿头部正中线,过头顶、额部、鼻部、上唇,至上唇系带龈交穴处(图4-4)。

督有统率、督领之意。督脉行于人体背部正中,能调节一身之阳经气血,故称为"阳脉之海"。其次,督脉行于脊里,上行入脑,并从脊里分出属肾,它与脑、脊髓和肾的功能有密切的关系。

二、任　脉

任脉起于胞中,下出会阴,经阴阜,向上沿腹部、胸部正中线上行,至咽喉天突穴,上行至下颌部,环绕口唇,沿面颊,分行至目眶下(图4-5)。

任有受任、担任之意。任脉行于人体腹部正中线,能总任一身之阴经,故称"阴脉之海";任,又与"妊"相通,且其脉起自于胞中,与女子妊娠有关,称任"主胞胎"。

奇经八脉中任脉与督脉各有其专属的腧穴,与十二经脉合称为"十四正经"。

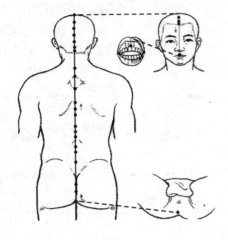

图 4-4　督脉

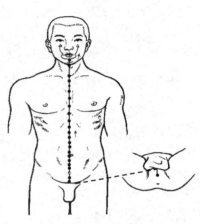

图 4-5　任脉

三、冲　脉

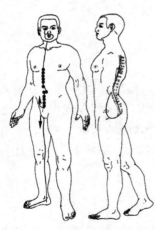

图 4-6　冲脉

冲脉起于胞中,下出会阴后分三支,一支从气街部起与足少阴肾经相并,挟脐上行,散布于胸中,再上行,经喉,环绕口唇,至目眶下;一支入脊柱;一支行下肢(图4-6)。

冲有要冲的意思。冲脉上至头,下至足,贯穿全身,成为总领诸经气血的要冲,能调节十二经气血。当经络脏腑气血有余时,冲脉能加以涵蓄和储存;当经络脏腑气血不足时,冲脉能给予灌注和补充,以维持人体各组织器官正常生理活动的需要,故有"十二经脉之海"、"五脏六腑之海"之称。另外,冲脉对妇女的月经有调节作用,故又有"血海"之称。

任脉、督脉和冲脉,三者均起自于胞中,同出会阴,故三脉合称为"一源三歧"。

四、带　脉

带脉起于季肋,斜向下行,环身一周,状如束带。在腹面的带脉,下垂至少腹(图4-7)。其主要功能是约束纵行诸经之脉,主司固护胎儿和妇女带下。

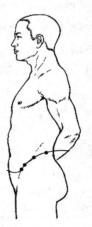

图 4-7　带脉

第4节　经络的生理功能及应用

一、经络的生理功能

经络纵横交贯,遍布全身,将人体内外、脏腑、肢节、官窍联结成为一个有机的整体,在人体的生命活动中,具有十分重要的生理功能。《灵枢·经脉》曾经指出"经脉者,所以决死生,处百病,调虚实,不可不通",充分说明了经络系统在生理、病理和防治疾病方面的重要性。其生理功能主要表现在以下几个方面。

（一）沟通表里上下、联系脏腑组织

人体是由五脏六腑、四肢百骸、五官九窍、筋骨皮肉等构成的,虽有不同的生理功能,但又共同进行着有机统一的整体活动,使机体上下、内外保持协调的统一,使人体构成一个有机的整体。这种有机的整体主要是依靠经络系统的沟通、联络作用实现的。十二经脉及其分支入里出表,通上达下,相互络属脏腑;奇经八脉沟通联系十二经脉气血;十二经别别行于十二经脉,补充十二经脉循行之不足;络脉从各经别出,由大而小,由粗而细,从线状分布进而形成庞大的网络结构;十二经筋、十二皮部联络筋肉皮肤,从而将人体各个脏腑组织器官构成一个联系紧密,共济协调的有机统一体。

（二）通行气血、濡养脏腑组织

《灵枢·本藏》说:"经脉者,所以行血气而营阴阳,濡筋骨,利关节也。"人体的各组织器官,依赖于气血的濡养,才能维持其正常的生理活动。而气血之所以能运行到全身,发挥其营养脏腑组织器官的作用,则依赖于经络系统的沟通与传注。

（三）感应传导作用

经络不仅有运行气血营养物质的功能,而且还有传导信息的作用。当人体的外部受到某种刺激后,人体就会对这种刺激做出反应,并将相关信息通过经络传递至体内的有关脏腑,使该脏腑的功能发生变化。如针刺治疗中的"得气"现象,就是感应传导功能的一种表现。反之,若脏腑受到某种刺激而功能发生变化时,也可以通过经络将信息进行传递而反映在体表。如肝火上炎引起目赤肿痛、胃肠火盛引起牙龈肿痛等。

（四）调节机体平衡

经络在沟通联系、运行气血、感应传导的基础上,对人体各脏腑形体官窍的功能活动具有调节作用,从而使复杂的生理活动相互协调,保持其相对平衡状态。当人体发生疾病时,出现气血不和及阴阳偏盛偏衰的证候,可运用针灸等治法以激发经络的调节作用,以"泻其有余,补其不足,阴阳平复"（《灵枢·刺节真邪》）。实验证明,针刺有关经络的腧穴,对各脏腑有调节作用,可使机体重新恢复到协调平衡的状态,进而达到治愈疾病的目的。

二、经络在中医药中的应用

经络学说的临床运用主要通过三个方面阐述。

（一）阐释病理变化

在生理情况下,经络有运行气血,感应传导的作用。所以,一方面,经络反映脏腑病变的部位。当机体内的脏腑组织或经脉出现病理变化时,往往可在与相应脏腑关联的经脉循行路线和所隶属的有关部位上，找到各种症状和体征。如肝气郁结常见两胁、少腹胀痛，这就是因为足厥阴肝经抵小腹、布胁肋；真心痛，不仅表现为心前区疼痛，且常引及上肢内侧尺侧缘，这是因为手少阴心经行于上肢内侧后缘。另一方面，经络又是传递疾病的途径。外感病中，病邪可通过经络由表及里，由浅入深。一般由络脉至经脉，由经脉再传至脏腑，又通过经脉的联系在脏腑之间相互影响。如心与肺有经脉相通，故"温邪上受，首先犯肺"，亦可以"逆传心包"。

（二）有助于临床诊断与辨证

1. 用于疾病的诊断　临床上，常根据疾病的症状所出现的部位，结合经络循行特点及所联系的脏腑，做出疾病诊断。例如，两胁疼痛，多为肝胆疾病，缺盆中痛，常提示肺的病变。又如头痛一证，痛在前额及眉棱骨者，多与阳明经有关；痛在两侧者，多与少阳经有关；痛在后头连项部者，多与太阳经有关；痛在巅顶者，多与厥阴经有关。《难经·一难》指出"寸口者，脉之大会，手太阴之动脉也"。脏腑气血通过百脉朝会于肺，又通过肺朝向百脉，所以寸口脉象可以反映脏腑的变化，作为诊断疾病的依据。在临床实践中，还发现在经络循行的通路上，或在经气聚集的某些穴位处，有明显的压痛或有结节状、条索状的反应物，或局部皮肤的形态变化，也常有助于疾病的诊断。如长期消化不良的患者可在脾俞穴见到异常变化；肺脏有病时可在肺俞穴出现结节或中府穴有压痛；肠痈可在阑尾穴有压痛。

2. 用于疾病辨证　经络学说在辨证中的运用主要体现于经络辨证。经络辨证又分为分经辨证和辨证归经。

根据疾病的症状出现的部位，结合经络循行部位及所属脏腑，来分析病证所属的经脉和脏腑，称为"分经辨证"。如胸胁与少腹为足厥阴肝经所过，故两胁疼痛或少腹疼痛多与肝经有关，牙龈是足阳明胃经所过之处，故牙龈肿痛或牙龈出血多与胃经有关。

"辨证归经"以临床证候表现为依据，将各种不同的病候按十二经脉系统加以分类归经。如咳嗽、胸闷、鼻流清涕，或胸外上方、上肢内侧前缘疼痛等，多与手太阴肺经有关；脘腹胀满、食欲不振、胁肋疼痛、嗳气吞酸等，与足阳明胃经和足厥阴肝经有关。在《黄帝内经》、《难经》中分别论述了十二经脉及其附属的络脉、经筋病候，奇经八脉病候，以此为主要辨证依据，将疾病证候进行归经。汉代张仲景就是在此基础上，创立了六经辨证学说，其六经辨证方法是现代临床最为重要的辨证方法之一。

（三）指导临床治疗

1. 非药物治疗　经络学说是针灸治疗的理论依据。针灸治疗的原理是，采用针刺或艾灸等刺激直接作用于相关腧穴，疏通经气，通过经络的传导和反应，恢复、调整人体脏腑气血的功能，从而达到防治疾病的目的。针灸选取腧穴，一般是在明确辨证的基础上，通常以循经取穴为主，即当某一经络或脏腑有病时，便选用该经或该脏腑的所属经络或相应经脉的远端腧穴来治疗。正如"四总穴歌"所说"肚腹三里留，腰背委中求，头项寻列缺，面口合谷收"，就是循经取穴的很好说明，在临床上的应用非常广泛。

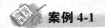 **案例 4-1**

神奇的中国针灸

1971 年 7 月，美国《纽约时报》著名的专栏作家詹姆斯·赖斯顿（James　Reston）来中国友好访问，7 月 17 日突发急性化脓性阑尾炎于北京协和医院做了阑尾切除手术，术后腹胀严重，采用针灸治疗后，取得了十分满意的效果。后来，詹姆斯本人专门写文章报道了本次经历，对中国针灸术大加赞誉，针灸疗法也因此在美国得到流传和承认，1998 年 1 月开始，针灸被纳入美国医疗保险体系。

思考与讨论

（1）你知道腹部有哪些经络经过吗？

（2）针灸能治哪些疾病呢？

2. 药物治疗 在经络学说的指导下，中医学把人体的脏腑器官组织都归于"经"，每一"经"都有它所属的脏腑或组织器官，所以，根据药物对脏腑组织器官的治疗作用，可以确定药物的归经。

归经是指药物对脏腑组织器官的治疗作用的归纳和总结，然后，按照脏腑组织器官的归"经"确定药物的归"经"，从而根据药物作用的特性，有选择性地应用药物治疗疾病。清代徐灵胎《医学源流》中说："如柴胡能治寒热往来，能愈少阳之病；桂枝治畏寒，发热，能愈太阳之病；葛根治肢体大热，能愈阳明之病。盖其止大热，已畏寒，除大热，此乃柴胡、桂枝、葛根专长之事。用其能治何经之病，后人即指为何经之药。"

药物归经的产生还促使引经药的实际应用。引经，即某些药物具有引领其他药物选择性地治疗某脏腑经络病证的作用。如羌活、白芷、柴胡，不仅分别归于手足太阳、阳明、少阳，且能作为其他药物的向导，引导其他药物归入上述各经，治疗相关脏腑经络病证（图4-8）。

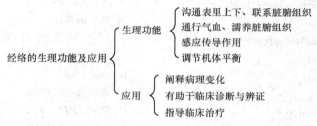

经络的生理功能及应用 {
  生理功能 {
    沟通表里上下、联系脏腑组织
    通行气血、濡养脏腑组织
    感应传导作用
    调节机体平衡
  }
  应用 {
    阐释病理变化
    有助于临床诊断与辨证
    指导临床治疗
  }
}

图 4-8　经络的生理功能及应用

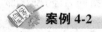

案例 4-2

杨继洲治湿痰流注经络案

明代针灸学家杨继洲在《针灸大成》中记录了这样一个医学案例：壬申夏，户部尚书王疏翁，患痰火炽盛，手臂难伸。予见形体强壮，多是湿痰流注经络之中，针肩髃，疏通手太阴经与手阳明经之湿痰；复灸肺俞穴以理其本，则痰气可清，而手臂能举矣。

在此医学案例中，辨其病性属实，有形湿痰流注于手太阴肺经与手阳明大肠经，病候反映于经脉循行的手臂部位，针刺手阳明大肠经肩髃穴，祛除病邪，灸肺俞穴调理肺经与肺脏，杜绝湿痰停聚，标本兼顾，疗效卓越。

思考与讨论

（1）你知道手太阴肺经与手阳明大肠经在哪里吗？

（2）人的手上还有哪些经？它们之间有什么联系？

小结

经络学说是中医基础理论的重要内容之一。经络是人体运行气血、联络脏腑肢节、沟通上下内外的通路，主要由经脉和络脉组成。十二经脉是经络系统的主体，又名"十二正经"，分为手足三阴三阳经，均与相关脏或腑直接属络，阴阳经之间互为表里配伍的关系，并且有特定的循行路线和走向，按一定的规律交接，依次流注，有固定的腧穴和主治病证。

> **小结**
>
> 奇经八脉共任、督、冲、带、阴跷、阳跷、阴维、阳维八条,别道奇行,无脏腑属络和表里关系,除任脉、督脉外无专门腧穴。其主要生理作用是统率、联络和调节十二经脉。
>
> 经络在生理上能沟通联络脏腑组织;运行全身气血;感应传导脏腑经络之气;调节机体阴阳平衡;在病理上能阐释疾病的病理变化,可用于疾病的诊断和辨证,指导临床治疗。

目标检测

选择题

A 型题

1. 经络的生理功能是
   A. 感应传导　　B. 调节平衡　　C. 濡养周身
   D. 运行气血　　E. 以上都是

2. 下面经脉表里络属关系错误的是
   A. 手阳明—手太阴　　B. 手少阳—手少阴
   C. 足少阳—足厥阴　　D. 足太阳—足少阴
   E. 手太阳—手少阴

3. 十二经脉中,肝经与肺经的交接部位是
   A. 肺中　　B. 肝中　　C. 心中
   D. 腹部　　E. 胸中

4. 上肢外侧面,由前向后,经脉的正确分布顺序是
   A. 三焦经、大肠经、小肠经
   B. 大肠经、三焦经、小肠经
   C. 小肠经、大肠经、三焦经
   D. 大肠经、小肠经、三焦经
   E. 小肠经、三焦经、大肠经

5. 奇经八脉与十二正经不同,下面错误的是
   A. 无表里配属关系
   B. 相互无循环流注关系
   C. 不直属脏腑
   D. 除任、督二脉外,无专属腧穴
   E. 均由上而下走行

6. 称为"别行之正经"的经脉是
   A. 十二经筋　　B. 十二经别　　C. 奇经八脉
   D. 十二经脉　　E. 十二皮部

7. 足三阴经的循行走向是
   A. 从头走足　　B. 从足走腹　　C. 从胸走手
   D. 从手走头　　E. 从手走足

8. 手阳明经所属的脏腑是
   A. 心包　　B. 胆　　C. 大肠
   D. 膀胱　　E. 小肠

9. 按流注次序,大肠经流注至
   A. 胃经　　B. 脾经　　C. 小肠经
   D. 三焦经　　E. 肺经

10. 下列经脉中,名称不正确的是
    A. 足少阳胆经
    B. 足阳明大肠经
    C. 足太阳膀胱经
    D. 足厥阴肝经
    E. 足太阴脾经

11. 手、足三阴经在四肢由前到后的排列是
    A. 厥阴、少阴、太阴
    B. 少阴、太阴、厥阴
    C. 太阴、厥阴、少阴
    D. 厥阴、太阴、少阴
    E. 太阴、少阴、厥阴

12. 十二经脉中,阳经与阳经(指同名经)交接部位在
    A. 头部　　B. 头面部　　C. 胸腹部
    D. 四肢末端　　E. 以上都不是

B 型题

13~15 题共用备选答案
    A. 肺经　　B. 肝经　　C. 脾经
    D. 膀胱经　　E. 肾经

13. 与胆经相表里的经脉是

14. 分布于腹部自内向外第一侧线的经脉是

15. 循行分布于背部的阳经是

16~18 题共用备选答案
    A. 带脉　　B. 冲脉　　C. 督脉
    D. 任脉　　E. 阳维脉

16. 与女性生殖功能关系密切的经脉是

17. 具有调节全身诸阳经经气的经脉是

18. 被称为"血海"的经脉是

(牛继红)

第 5 章 病因病机学说

中医学认为,人体是一个有机整体,在正常生理情况下,体内各脏腑组织之间及人体与外界环境之间,经常处于一个相互依存、相互制约的动态平衡状态。如果这种相对平衡状态遭到破坏,又不能自行调节而恢复,人体就会发生疾病。

疾病的发生、发展和变化,与患病机体的正气强弱、致病邪气的性质密切相关。病邪作用于人体,正气奋起抗邪,正邪相争,当人体的正气强盛,或病邪的致病力较弱时,正能胜邪,就不会发病;一旦人体的正气虚弱,或病邪的致病力强,正不胜邪,阴阳平衡失调,人体就会发生疾病。

第 1 节 病　　因

病因是导致人体发生疾病的原因,主要分以下几个方面:外感病因,包括六淫、疫疠;内伤病因,包括七情、饮食、劳逸;病理产物性病因,包括痰饮、瘀血、结石;其他病因,包括外伤、寄生虫、医源因素、先天因素等(图 5-1)。

中医认识病因,除了解可能作为致病因素的客观条件外,主要以疾病的临床表现为依据,通过观察分析疾病的各种临床症状、体征来推求病因,从而为"审因论治"提供依据,这种以证候为依据来探求病因的方法,称为"辨证求因"。所以学习病因的性质和致病特点,同时探讨各种致病因素所致病证的临床表现,以便更好地指导临床诊断和治疗。

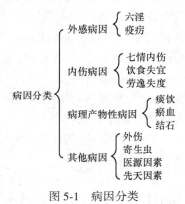

图 5-1　病因分类

 案例 5-1

患者,男,15 岁。昨日沐浴后受凉,今日出现恶寒、流清鼻涕、喷嚏、头痛、周身酸楚不适、舌苔薄白、脉浮紧。查:体温 38.1℃。

思考与讨论

你能说出本病的主因吗?

一、外感病因

(一)六淫

六淫,即风、寒、暑、湿、燥、火六种外感病邪的统称。风、寒、暑、湿、燥、火在正常情况下是自然界六种不同的气候变化,称为"六气",是人类乃至万物生存的必要条件,所以正常的六气不会致病。若气候出现异常变化,或机体正气不足,抗病能力下降,不能适应气候的变化,六气就能成为致病因素,侵犯人体而致病。这种情况下的六气,便称为"六淫"。淫,有太过和浸淫之意。由于六淫是不正之气,所以又称为"六邪"。

1. 六淫致病的共同特点

(1)外感性:六淫致病多从人体的肌表或口鼻而入,或二者同时受邪,故又有"外感六淫"之称。其所致之病,统称为外感疾病。

(2)季节性:六淫致病多与季节气候有关,如春季多风病、夏季多暑病、长夏季多湿病、秋季多燥病、冬季多寒病等。

(3)地域性:六淫致病与生活地域、居住环境有关,如西北高原地区多寒病、燥病;东南沿海地区多湿病、温病;久居潮湿环境多湿病;高温环境作业者又常因燥热或火邪而致热病等。

(4)相兼性:六淫邪气既可单独侵袭人体致病,又可两种以上邪气相兼侵犯人体而致病,如风寒感冒、暑湿泄泻、风寒湿痹等。

(5)转化性:六淫在发病过程中,不仅可以相互影响,而且在一定的条件下可以相互转化,如寒邪入里可以化热;热极可以生风;暑湿日久可以化燥伤阴等。

2. 六淫邪气的性质及致病特点

(1)风:是春天的主气,但四季皆有。因此,风邪为病,春季多见,其他季节也可发生。风邪的性质和致病特点如下。

1)风为阳邪,其性开泄,易袭阳位:风邪具有升发、向上、向外的特性,故属于阳邪。其性开泄,是指风邪侵犯人易使腠理疏泄而开张。因此,风邪易犯人体的头面(上部)和肌表(外部)等属于阳的部位,出现头痛、鼻塞、流涕、汗出、恶风等症状。正如《素问·太阴阳明论》说:"伤于风者,上先受之。"

2)风性善行数变:"善行"是指风邪致病具有病位游移,行无定处的特性。如风邪偏盛的行痹,常见游走性的关节疼痛,痛无定处。"数变"是指风邪致病具有发病急、变化快的特性。如中风之突然昏仆、不省人事;风疹块的此起彼伏、时隐时现、皮肤瘙痒等。

3)风性主动:指风邪致病其临床表现具有动摇不定的特点,如眩晕、上视、口喋、项强、震颤、四肢抽搐等。

4)风为百病之长:风为六淫之首,常为外邪致病的先导,寒、湿、燥、热诸邪多依附于风而侵犯人体,如风寒、风热、风湿等。

(2)寒:是冬季的主气,其他季节亦可有之。寒邪致病,根据其侵犯的部位而有伤寒、中寒之分。寒邪伤于肌表,阻遏卫阳,称为"伤寒";寒邪直中于里,伤及脏腑阳气,称为"中寒"。

1)寒为阴邪,易伤阳气:寒为阴气盛的表现,故其性属阴。寒邪最易损伤阳气,使阳气温煦气化作用减弱,全身或局部出现功能减退的寒象。如寒邪袭表,卫阳被遏,则见恶寒;寒邪直中脾胃,中阳受损,可见呕吐清水、脘腹冷痛等症状。

2)寒性凝滞,主痛:"凝滞"即凝结阻滞。寒邪侵袭人体,损伤阳气,使气血循行迟缓,甚至凝结阻滞,运行不畅,不通则痛,故疼痛是寒邪致病的重要特征。如寒邪外束肌表,经脉凝滞,则头身肢体疼痛;若寒邪直中,气机阻滞,则脘腹冷痛,甚或绞痛等。

3)寒性收引:"收引"即收缩牵引。寒邪侵袭人体,易使气机收敛,腠理闭塞,而出现无汗、脉紧;寒邪侵袭经络关节,则经脉收缩拘急,以致拘挛疼痛、屈伸不利等。

(3)暑:是夏季的主气,为火热之气所化生。暑邪独见于夏季,有明显的季节性,主要发生在夏至以后,立秋之前。暑纯为外感,无内暑之说。

1）暑为阳邪,其性炎热:暑为夏季的火热之气所化生,火热属阳,故为阳邪。暑邪致病可出现高热、烦渴、肌肤灼热、汗出、脉洪大等症状。

2）暑性升散,耗气伤津:暑为阳热之邪,易于上升、发散。外感暑邪,腠理开泄,可见身热、多汗。汗出过多必致津液耗伤而致口渴喜冷饮、心烦尿赤。汗出过多,气随津泄而致气虚,症见气短乏力、脉虚大无力,甚至出现津气暴脱、突然昏倒、不省人事的"中暑"重证。

3）暑多夹湿:暑季气候炎热,多雨而潮湿,因而暑邪为患,往往兼有湿邪。其临床特征除有发热、烦渴等暑热症状之外,常兼有四肢困重、胸闷呕恶、大便溏泻不爽等湿阻症状。

(4)湿:为长夏的主气,长夏时当夏秋之交,雨量较多,湿气最盛,故长夏多湿病。但亦可因涉水淋雨、居处潮湿、水中作业等湿邪侵袭所致,因此,湿邪为患,四季均可发病。

1）湿为阴邪,易阻遏气机,损伤阳气:湿性类水,归属于阴。湿邪侵入人体,留滞脏腑经络,最易阻遏气机,使气机升降失常,出现胸脘痞闷、小便不利、大便不爽等症状。湿为阴邪,最易困阻脾阳,使脾失健运、水湿内停,临床可见尿少、泄泻、水肿等症状。

2）湿性重浊:"重"即沉重、重着。如湿邪外袭肌表,可见头身困重、四肢酸楚沉重;湿邪留滞经络关节,则见肌肤麻木不仁、关节酸痛重着等。"浊"即秽浊不洁。湿邪致病常见分泌物、排泄物秽浊不清等特点,如面垢眵多、小便浑浊、妇女白带增多、便痢脓血、湿疹湿疮流水不止等。

3）湿性黏滞:"黏滞"即黏腻、停滞之意。主要表现在两个方面:一是指湿病的症状多黏滞不爽,如舌苔垢腻,大便黏滞不爽,里急后重,小便滞涩淋漓,目眵黏腻,湿温病的身热不扬、汗出不畅等;二是指病程较长,缠绵难愈,或易于反复发作,如湿痹、湿疹、湿温病等。

4）湿性趋下:湿与水性同类,具有下趋下注的特点。故湿邪伤人,多始于下部。如湿邪下注多见下肢水肿、淋浊、泻痢等病证。故《素问·太阴阳明论》曰:"伤于湿者,下先受之。"

(5)燥:是秋季的主气。秋季气候干燥,水分滋润减少,故秋季多燥病。燥邪为病,有温燥、凉燥之分。初秋尚有夏热之余气,燥与之相合则病为温燥;深秋近冬气候渐凉,凉与燥相合则病为凉燥。

1）燥性干涩,易伤津液:燥邪为干涩之病邪,致病最易耗伤人体的津液造成阴津亏虚的病变,常见口鼻干燥、咽干唇焦、皮肤干燥皲裂、毛发不荣、小便短少、大便干结等。

2）燥易伤肺:肺为娇脏,性喜润而恶燥,主气司呼吸,与外界大气相通,开窍于鼻。燥邪多从口鼻而入,最易损伤肺脏阴液,影响肺的宣发肃降功能,出现干咳少痰,或痰黏稠难咳、痰中带血、咳呛胸痛等症状。

 案例 5-2

患者,男,25岁。秋深久晴,天气温燥,遂感其气而发病,初起头痛身热,干咳无痰,痰少而黏,气逆而喘,咽喉干痛,鼻干唇燥,胸满胁痛,心烦口渴,苔白薄而干,边尖俱红,脉浮数。

思考与讨论

说出本病的主因,主要与哪脏有关?

（6）火：为阳盛之气，包含温、热之邪。温、热、火三者性质相同而程度有异，温为热之渐，火为热之极。因其性属同类，所以时常并称为火热、温热之邪。火旺于夏季，但并不像暑邪那样有明显的季节性，也不受季节气候的限制。风、寒、暑、湿、燥诸邪，均能在病理变化过程中化热成火，故又有"五气化火"之说。

1）火为阳邪，其性炎上：火性属阳，有升腾上炎的特性。火邪致病多表现为全身和局部有显著的热象，如高热、烦渴、汗出、舌红绛、脉洪数等症状。火性炎上，故其致病多表现在人体上部的头面部位。如心火上炎可致口舌生疮；肝火上炎可致头痛、目赤肿痛；胃火炽盛可致齿龈肿痛、出血等；火易扰神明，常见心烦失眠、狂躁妄动、神昏谵语等症状。

2）火易伤津耗气：火热之邪，既可消灼津液，又能迫津外泄，使机体的津液耗伤。故火邪致病，除有明显的热象外，还伴有口渴喜饮、咽干舌燥、小便短赤、大便秘结等津液耗伤的症状。同时，因汗出气伤，或阴伤日久损阳，可使人体的正气损伤，使全身功能衰退，症见神疲乏力、少气懒言、脉虚大无力等。

（侧栏）考点：风、寒、暑、湿、燥、火的性质和致病特点。

3）火易生风动血：火热之邪侵袭人体，灼伤阴津，使筋脉失其滋养和濡润，而致肝风内动，称为"热极生风"。表现为高热、神昏谵语、四肢抽搐、颈项强直、角弓反张、目睛上视等症状。同时，火热之邪可以加速血行，灼伤脉络，甚则迫血妄行，而致各种出血，如吐血、衄血、便血、尿血、皮肤发斑及妇女月经过多、崩漏等病证。

4）火易致肿疡：火热之邪入于血分，可壅迫聚集于局部，腐蚀血肉发为痈肿疮疡，故有"痈疽原是火毒生"之说。

附：内生五邪

在疾病的发生发展过程中，由于脏腑气血津液功能失调而产生不同的病理反应，出现类似于风、寒、湿、燥、火（除暑外）邪发病特点的病证表现。因病起于内，与六淫无关，故称为"内风"、"内寒"、"内湿"、"内燥"、"内火"，即"内生五邪"。"内生五邪"与外感六淫有一定的区别，它并不是致病因素，而是由于脏腑气血津液等生理功能失调所引起的综合性病理变化，是内伤病的病机。内风，是机体阳气升动太过的病理反应，尤其与肝的关系最为密切。如肝阳、肝火可以化风，称"肝风内动"，表现以眩晕、肢麻、震颤等为主要特征。内寒，是机体阳气不足，温煦气化功能减退，脏腑功能低下的病理反应。主要指心、脾、肾的阳气衰微，表现以面色㿠白、形寒肢冷、小便清长、大便溏薄、舌淡苔白等为主要特征。内湿，指湿从内生，是脾失健运，水湿不化，停聚成湿的病理反应，表现以胸闷脘痞、呕恶、口腻纳呆、苔腻等为主要特征。内燥，是体内津液、阴血亏耗，形成干燥枯涩的病理反应，表现以潮热、心烦、唇燥、皮肤干涩、大便干结、舌干无津等为主要特征。内火，是由于阳盛有余，或阴虚火旺，或由于气血瘀滞，或病邪郁结，导致火热内生，功能亢奋的病理反应，表现为心烦、口渴、尿赤、便秘、舌红、脉数。

（二）疠气

1. 疠气的概念　疠气是一类具有强烈传染性的外感病邪，又有"瘟疫"、"疫毒"、"戾气"、"异气"、"毒气"、"乖戾之气"等名称。疠气引起的一类疾病，总称为"疫疠"、"疫病"、"瘟病"或"瘟（温）疫病"。疠气不同于六淫之气，而是六淫邪气之外的一种特异的致病因素。

2. 疠气的致病特点

（1）传染性强，易于流行：疠气具有强烈的传染性和流行性，这是疠气有别于其他病邪的最显著特征。疠气可通过空气、食物、接触等途径在人群中传播,具有强烈的传染性,易于流行。如疫毒痢、霍乱、麻疹、严重急性呼吸综合征(SARS,又称传染性非典型性肺炎)、甲型 H1N1 流感等。

(2)发病急骤,病情危重:疠气发病比六淫致病更为急重。其致病具有发病急骤、来势凶猛、变化多端、病情险恶的特点。如小儿疫毒痢,发病急骤,来势凶猛,病情危笃。严重者若不及时抢救,可致死亡。

(3)特异性强,症状相似:疠气致病极为专一,一种疠气只导致一种疫病。当某一种疠气流行时,其临床症状基本一致,故《素问·刺法论》曰:"五疫之至,皆相染易,无问大小,病状相似。"

(4)疠气传播途径各异:疠气的传染,有从呼吸道经空气传染者;有从饮食、排泄物经消化道传染者;有从肌表接触而传染者。

考点:疠气的致病特点。

(5)病后多有免疫性:有的可获终身免疫不再复发,如天花、麻疹、痄腮、水痘等。

3. 疠气的种类 古医籍中记载的疫疠有疫痢、白喉、烂喉痧、天花、霍乱、大头瘟等,现代医学中许多传染病或烈性传染病,如中毒性菌痢、SARS、禽流感、甲型 H1N1 流感等均属疫疠的范畴。

📚 **链 接**

严重急性呼吸综合征

严重急性呼吸综合征,简称SARS,又称传染性非典型性肺炎(severe acute respiratory syndromes),是一种因感染SARS相关冠状病毒而导致的以发热、干咳、胸闷为主要症状,严重者出现快速进展的呼吸系统衰竭,是一种新的呼吸道传染病,极强的传染性与病情的快速进展是此病的主要特点。

4. 疠气发生与流行的因素 疫疠的发生与流行,除与人体正气强弱有关之外,还与下列因素密切相关。

(1)气候因素:自然气候严重或持久的反常变化,如久旱、酷热、水涝、湿雾、瘴气等。

(2)环境污染:环境卫生不良,如空气、水源、饮食物等受到污染。

(3)预防失时:没有及时做好预防隔离及治疗工作。

(4)社会因素:对疠气的发生与疫疠的流行也有一定的影响。若战乱不断,社会动荡不安,国家贫穷落后,工作生活环境恶劣,生活极度贫困,抗御自然灾害能力低下,均可致疠气肆虐而疫病不断发生和流行(图5-2)。

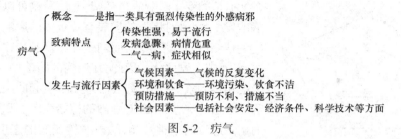

图 5-2　疠气

二、内伤病因

(一)七情

1. 七情的概念 七情即喜、怒、忧、思、悲、恐、惊七种情志变化。七情是人体对外界客观事物的不同反映,也是人的精神活动的外在表现,一般不会使人致病。然而突然强烈或持久的情志刺激,超过了人体本身的正常生理活动所能调节的范围,使人体气机紊乱,脏腑阴阳气血失调,就会导致疾病的发生。由于它是造成内伤病的主要致病因素之一,直接影响脏腑的功能而发病,有别于六淫从口鼻肌肤而入,故又称"内伤七情"。

2. 七情与脏腑气血的关系　人体的情志活动以五脏精气作为物质基础。《素问·阴阳应象大论》曰:"人有五脏化五气,以生喜、怒、悲、忧、恐",意即心在志为喜,肝在志为怒,脾在志为思,肺在志为忧,肾在志为恐。情志活动虽然分属于五脏,但统归于心,正如《灵枢·邪客》所说"心者五藏六府之大主,精神之所舍也"。而脏腑气血的变化也会影响情志的变化。如《素问·调经论》曰:"血有余则怒,不足则恐。"《灵枢·本神》曰:"肝气虚则恐,实则怒。心气虚则悲,实则笑不休。"由此可见,七情与脏腑气血的关系密切。

3. 七情致病的特点

（1）七情致病,损伤五脏:《素问·阴阳应象大论》曰:"怒伤肝"、"喜伤心"、"思伤脾"、"忧伤肺"、"恐伤肾"。临床上主要以影响心、肝、脾为多见。如情志伤及心时,可见心悸不安、失眠多梦,甚至精神失常、哭笑无常、狂躁妄动等症状。影响肝时,可见精神抑郁,或烦躁易怒、胸胁胀痛、嗳气叹息;或咽中似有物梗阻,吐之不出,咽之不下;或妇女月经不调,乳房胀痛结块;或暴怒伤肝,肝气上逆,引起出血或晕厥等症状。伤及脾时,可见不思饮食、脘腹胀满、肠鸣腹泻,或妇女出现闭经、崩漏等症状。

（2）七情致病影响脏腑气机:《素问·举痛论》曰:"怒则气上"、"喜则气缓"、"悲则气消"、"恐则气下"、"惊则气乱"、"思则气结"。

链　接

张子和脱敏认知法验案

《十形三疗·内伤形》载:"卫德新之妻,旅中宿于楼上,夜值盗劫人烧舍,惊坠床下。自后每闻声有响则惊倒不知人。家人蹑足而行,莫敢冒触有声,岁余不瘥……乃命二侍女持其两手,按高椅之上,当面前下置一小几,戴人曰:娘子当视此,一木猛击之,其妇人大惊,戴人曰:我以木击几,何以惊乎?伺少定击之,惊也缓,又斯须连击三五次,又以杖击门,又暗遣人击背后之窗,徐徐惊定而笑。"

按:此案系因暴受惊吓产生响声必定和强盗相关的错误认知。张子和以击木之法,让患者消除引起惊恐的错误认知,最终达到脱敏的治疗效果。

考点:七情致病的特点。

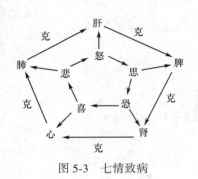

图 5-3　七情致病

（3）七情的变化影响病情转归:七情不仅可以引起多种疾病的发生,而且对疾病的发展有着重要的影响。良好和稳定的情绪可使病情好转,而剧烈的不良刺激往往可使病情加重,甚或急剧恶化。因此,在疾病的防治中,要充分重视人的精神因素,特别是社会心理刺激引起的心理活动的变异和矛盾冲突,从而激起强烈的情绪变动。积极防止和及时解除患者的精神负担,端正对待疾病的态度,同样也是防治疾病的一个重要方面(图5-3、表5-1)。

表 5-1 七情致病

情志	病机	临床表现
喜为心志	喜伤心,喜则气缓	心悸不安、精神涣散、哭笑不休等
怒为肝志	怒伤肝,怒则气上	飧泄腹胀、胸胁胀满、嗳气叹息等
忧为肺志	忧伤肺,忧则气郁	少气、声低、息微、咳嗽、胸满等
思为脾志	思伤脾,思则气结	食少倦怠、肌肉消瘦、腹胀便溏等
悲为肺志	悲伤肺,悲则气消	抽吸饮泣、意志消沉、精神错乱等
恐为肾志	恐伤肾,恐则气下	肢厥精遗、二便失禁、心烦失眠等
惊为心志	惊伤心,惊则气乱	心悸而乱、表情惊慌、精神错乱等

(二)饮食失宜

"民以食为天",饮食是人类赖以生存和保持健康的必要条件,人体的生长发育及一切生命活动均离不开饮食所提供的营养物质。但饮食要有一定的节制,否则就会影响人体的生理功能,甚至形成疾病。饮食失宜致病,主要包括以下三个方面。

1. 饮食不节 饮食应以适量为宜,过饥过饱,均可发生疾病。长期摄食过少,气血生化不足,则会造成脏腑亏虚、正气不足而容易生病;饮食过量,超过脾胃的运化功能,则会出现脘腹胀痛、呕恶厌食、嗳腐酸臭、舌苔垢腻等食伤脾胃病证。这在小儿更为多见,因其脾胃较成人为弱。婴幼儿食滞日久还可以酿成疳积,出现手足心热、心烦易哭、脘腹胀满、面黄肌瘦等症状。

链 接

世界卫生组织(WHO)健康"十六字"方针
合理膳食,适量运动,戒烟限酒,心理平衡。

2. 饮食不洁 饮食不洁指食用了不清洁、不卫生、被污染或陈腐变质或有毒的食物。饮食不洁可引起多种胃肠道疾病,出现腹痛、吐泻、下痢脓血等症状。若误食毒物(食物、药物)可导致人体中毒,出现剧烈腹痛、吐泻、惊厥、昏迷,甚至死亡(表5-2)。

3. 饮食偏嗜 饮食应品种多样,五味齐全,寒热适中,营养物质才能摄入全面。若饮食偏嗜,则可导致阴阳失调,或某些营养物质缺乏而发生疾病。

表 5-2 饮食失宜的致病特点

病因		致病特点	主要病症
饮食不节	过饥	伤胃	胃脘嘈杂疼痛、呕吐泛酸
		气血亏虚	气虚、血虚、脏腑功能衰退,小儿发育不良
		正气不足	易感外邪而生病
	过饱	损伤脾胃	脘腹胀满疼痛、嗳腐吞酸、呕吐、腹泻、厌食
		痰湿内阻	痰饮、肥胖、胸痹、咳嗽、气喘、小儿疳积
饮食不洁	食物污染生冷 不洁腐败变质 有毒食物	损伤肠胃	脘腹疼痛、呕吐、腹泻、下痢脓血
		食物中毒	轻则呕吐、脘腹疼痛、腹泻重则昏迷,甚至死亡
		肠寄生虫	腹痛、面黄肌瘦、嗜食异物

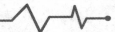

（三）劳逸失度

正常的劳动和体育锻炼，有助于气血流通，增强体质。必要的休息，可以消除疲劳，恢复体力和脑力，不会致病。而过度劳累和过度安逸，又可成为致病因素。

1. 过度劳累　过度劳累，包括劳力过度、劳神过度和房劳过度三个方面。劳力过度是指过度的体力劳动及运动，或超时间劳作不息，积劳成疾，损伤人体脏腑功能，症见气短乏力、懒言神疲、自汗、容易感冒等症状。劳神过度指思虑太过，耗伤心血，损伤脾气，出现心悸、健忘、失眠、多梦、纳呆、腹胀、便溏等心脾两虚证。房劳过度指性生活不加节制、房事过度耗伤肾精，出现眩晕耳鸣、腰膝酸软、精神委靡，或遗精、早泄、阳痿等症状。

2. 过度安逸　过度安逸是指过度安闲，长期缺乏体力活动。若长期不从事劳动或体育锻炼，易使人体气血运行不畅，脾胃功能减弱，出现食欲不振、精神疲乏、肢体软弱，或发胖臃肿，动则气喘、心悸、汗出或继发他病（表5-3）。

表5-3　劳逸失度的致病特点

病因		致病特点	主要病症
过劳	劳力过度	耗气	少气懒言、气喘汗出、精神疲惫、四肢困倦
		损伤形体	软组织损伤
	劳神过度	耗伤心神、心血	心悸、健忘、失眠、多梦
		耗伤脾气	纳少、腹胀、便溏
	房劳过度	耗损肾精、肾气	腰膝酸软、精神委靡、头昏耳鸣、性功能减退、早泄、阳痿、月经不调、带下增多等
过逸		气血运行不畅 脏腑功能衰退	食少、胸闷、腹胀、体倦乏力、肌肉软弱或虚胖臃肿、心慌、气喘、汗出、精神委靡、健忘、眩晕、中风等

三、　病理产物性病因

人体在疾病过程中所形成的痰饮、瘀血、结石等病理性产物，又可直接或间接作用于人体某些脏腑组织，继续发生病理变化，形成多种证候，我们把这些致病因素称为病理产物性病因，也称"继发性病因"。

 案例 5-3

王某，女，42岁。今日上午突然眩晕发作，站立不稳，自觉身体及房屋等旋转，伴有头重耳鸣、胸闷、恶心，未见呕吐，即使卧床休息也不见好转，苔薄白而腻，脉滑。追问病史，以前曾有类似发作，诊断为"耳源性眩晕"。

思考与讨论

请分析本病的主因，主要与哪脏有关？

（一）痰饮

1. 痰饮的概念　痰和饮都是水液代谢障碍所形成的病理产物。一般以较稠厚的为痰，清稀的为饮。

痰分有形之痰和无形之痰两类。有形之痰指视之可见，触之可及，闻之有声的痰而言，如咳嗽之痰液、呕恶之痰涎、触之有形之痰核。无形之痰指视之不见，触之不及，闻之无声,临床通过表现的苔腻、脉滑、眩晕等症状而推知,不见其形的痰而言。

饮指大量积留于人体脏腑组织间隙或疏松部位的清稀水液。因其所停留的部位不同,而表现出不同的病证,《金匮要略》把饮证分为"痰饮"、"悬饮"、"溢饮"、"支饮"四饮。

2. 痰饮的形成 痰饮多由外感六淫,或内伤七情,或饮食劳逸等原因,使肺、脾、肾及三焦等脏腑的气化功能失常,水液代谢障碍,以致水液停蓄凝聚而成。

3. 痰饮的病证特点 痰饮致病,阻滞气机升降,影响气血运行,多有苔滑腻、脉滑或弦等共有的体征。由于痰饮阻滞的部位不同,临床表现多种多样。如痰壅于肺,可见咳喘痰多;痰浊犯胃,可见呕恶脘闷;痰迷心窍,可见昏迷、痴呆;痰火扰心,发为癫狂;痰浊上犯于头,可见眩晕颠仆;痰气凝结于咽,可见咽中梗阻有异物感;痰滞经络、筋骨,可见瘰疬、痰核、肢体麻木,或半身不遂,或阴疽流注等。饮留肠间,则肠鸣沥沥有声;饮在胸胁,则胸胁胀满,咳唾引痛;饮停胸膈,则胸闷、咳喘,不能平卧;饮溢四肢,则肌肤水肿,身体困重等(图5-4)。

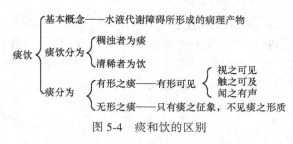

图5-4 痰和饮的区别

(二)瘀血

1. 瘀血的概念 瘀血,是指体内血行障碍,血液凝聚而形成的病理产物,包括体内瘀积的离经之血,以及阻滞于血脉及脏腑内运行不畅的血液,又有"恶血"、"败血"之称。

2. 瘀血的形成 瘀血的形成主要包括两个方面:①由于气虚、气滞、血寒、血热等原因,使血液运行不畅,甚至停滞,形成瘀血;②由于外伤、气虚失血或血热妄行等原因造成血离经脉,停留体内,不能及时消散或排出体外,从而形成瘀血。

3. 瘀血的病证特点 瘀血形成之后,主要是阻塞经脉,影响气机运行,导致脏腑功能失调而引起新的病证。瘀血所致病证常因血瘀的部位不同而异,病证虽然繁多,但其临床表现有以下共同特点。

(1)疼痛:多呈刺痛,痛处固定不移、拒按。部分患者有昼轻夜重、得温则舒、遇冷增剧的特点。

(2)肿块:固定不移。在体表,则局部青紫肿胀;在体内,则常可在患处触及癥块,推之不移,按之痛甚。

(3)出血:血色多呈紫暗,或兼夹血块。

此外,瘀血还有一些全身症状,如面色黧黑、肌肤甲错、舌色紫暗有瘀点、脉细涩或结、代等(图5-5)。

考点:瘀血的致病特点。

瘀血的致病特点
疼痛 —— 刺痛,固定不移,疼痛拒按,夜间痛甚
肿块 —— 固定不移,在体内多为癥块,在体表局部青紫肿胀
出血 —— 血色紫暗,夹有血块
望诊 —— 青紫瘀斑
脉诊 —— 脉涩不畅

图5-5 瘀血的致病特点

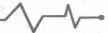

 案例 5-4

王某,男,45 岁。2001 年 6 月 17 日就诊。头痛偏右,时发时止,发时痛如针刺,情绪易急躁烦闷,延至 2002 年 3 月,不能坚持工作,曾服平肝潜阳养血之剂未愈,赴上海检查排除了颅内占位性病变。诊其脉弦,舌有瘀斑。

思考与讨论

该病前医为何治疗无效? 本病的病因是什么? 该从哪方面治疗?

(三) 结石

1. 结石的概念 结石指在身体的某一脏腑中,由多种因素作用所形成的坚硬如砂石样的物质。可发生于身体的多个脏腑,常见的有肝胆结石、胃结石、膀胱结石和肾结石等。以空腔性脏器多发。结石小者,临床症状不明显,且易排出;结石大者,则难以排出,阻碍气机,损伤脉络而致病,成为继发性病因。

2. 结石的形成 长期饮食偏嗜肥甘厚味,湿热蕴积为石;情志不遂,肝失疏泄,胆汁排泄不畅,日久煎熬成胆结石;长期服用含钙、镁、铋等的药物,与浊物、水湿、热邪相合,致使脏腑功能失调,或药物沉积于体内而形成结石;体质差异而使某些物质代谢异常,形成易患结石病变的体质;虫体常侵入胆道,而促进胆道结石的形成。此外,某些地域的水质中,可能含有某些过量的矿物质或杂质,也是促进结石形成的原因之一。

3. 结石的病证特点

(1) 疼痛:结石性疼痛具有阵发性、间歇性发作的特点,发作时剧痛难忍,甚则绞痛,而缓解时一如常人。亦可呈持续性疼痛,或为隐痛、胀痛、钝痛等。疼痛部位常固定不移,亦可随结石的移动而发生部位的改变。

(2) 病程较长:结石多为湿热蕴结,日渐煎熬而成,故大多数结石的形成过程缓慢而漫长。结石一旦形成之后,常一时难以消除,故易反复发作。

(3) 病情轻重不一:由于结石的大小不等,所停留的部位不同,故临床表现差异也很大。若结石小,或呈泥沙样,易于排出,则病情轻,有的甚或无任何症状;若结石大,甚或嵌顿于某个部位,则病情重,症状明显,发作频繁。

四、 其他致病因素

(一) 外伤

外伤包括枪弹、金刃伤、跌打损伤、持重努伤、烧烫伤、冻伤等。

1. 外力损伤 枪弹、金刃、跌打损伤、持重努伤等外伤,可引起皮肤肌肉瘀血肿痛、出血,或筋伤骨折、脱臼等。重则损伤内脏或出血过多,可导致昏迷、抽搐、亡阳虚脱等严重病变。

2. 烧烫伤 轻者损伤肌肤,受伤部位红、肿、热、痛、皮肤干燥,或起泡,剧痛;重度烧烫伤,除有局部症状外,常因剧烈疼痛,火毒内攻,体液渗出,出现烦躁不安、发热、口渴、尿少、尿闭等,甚至亡阴、亡阳而死亡。

3. 冻伤 冻伤指低温所造成的全身或局部的损伤。局部性冻伤多发生于手、足、耳、鼻、面颊等裸露及末端部位,俗称"冻疮"。初起时局部可见皮肤苍白、冷麻、作痛;继而肿胀青紫,痒痛或起水泡,甚至溃烂。全身性冻伤,又称"冻僵",是因外界阴寒太盛致使阳气严重受损,失其温煦和推动血行的作用,而出现寒战、体温骤降、面色苍白、唇甲青紫、肢体麻木、反应迟钝,甚则呼吸微弱,脉微欲绝,如救治不及时,则可能阳绝而亡。

(二)虫兽伤

虫兽伤,包括毒蛇、猛兽、疯狗咬伤,或蝎、蜂螫伤等。轻则局部损伤,出现肿痛、出血等;重则损伤内脏,或出血过多而死亡。毒蛇咬伤则出现全身中毒症状,如不及时救治,常导致中毒死亡。疯狗咬伤,初起仅见局部疼痛、出血,伤口愈合后,经一段潜伏期,然后可出现烦躁、惶恐不安、牙关紧闭、抽搐、恐水、恐风等症状,病死率极高。

(三)寄生虫

常见的寄生虫有蛔虫、蛲虫、绦虫、钩虫、血吸虫等。寄生虫病的发生,一是由于摄食不洁,或食未熟、生冷、肥甘油腻食物,或接触"粪毒"、"疫土"、"疫水"等而致;二是由于脏腑功能失调,尤其脾胃功能减退,造成了寄生虫繁殖与致病的内环境。

1. 蛔虫　蛔虫为病多由饮食不洁,虫卵随饮食入口所致。蛔虫病多见脐周腹痛,时作时止,常伴有面色萎黄、夜间磨牙,或大便排出蛔虫,或腹部触及索状虫块等症状。有时蛔虫入胆道,可见脘腹剧痛、吐蛔、四肢厥冷等症状,中医称为"蛔厥"。

2. 蛲虫　蛲虫为病,以肛门奇痒,夜间尤甚,睡眠不安为临床特征。在夜间肛门痒时,其肛门周围可见细小色白的小虫蠕动。若病久则可伤及气血,导致脾胃虚弱、形体消瘦等。

3. 绦虫　绦虫又称"白虫"、"寸白虫"。多为食用生肉或未熟猪、牛肉所致。本病临床多见腹部隐痛、腹胀、腹泻、食欲亢进、面黄体瘦等,且粪便中可见白色带状成虫节片。

4. 钩虫　钩虫为病由接触被钩虫蚴污染的泥土或水而感染,初起见趾间等处灼痛、红肿、奇痒、起泡等。这种皮肤钩虫病,俗称"粪毒"。成虫寄生于小肠,严重者影响脾胃功能和耗损气血,症见腹痛、便溏、纳差,以及嗜食生米、泥土、木炭等。日久则致气血亏损、面色萎黄、神疲乏力、气短懒言,甚或周身浮肿而成黄肿病。

5. 血吸虫　血吸虫为病因接触有血吸虫幼虫的疫水而得。中医文献中称"蛊"或"水蛊"。感染后,初起邪在肺卫,可见发热恶寒、咳嗽、胸痛等症状,继则可见腹泻下痢脓血;日久则因肝失疏泄,脾失健运,气血瘀滞,可见脘腹痞满、胁下癥块,甚或膨胀腹水、腹大如鼓、面黄体瘦、神倦乏力等,严重者则可见吐血、便血等,预后较差。

(四)医源因素

医源因素全称为"医源性致病因素",指因治疗措施失宜或用药不当等因素致使患者病情加重或变生他疾。医源因素包括药邪和医过两个方面。

1. 药邪　所谓"药邪"是指药物加工不当或用药不当,而引起疾病的一类致病因素。

(1)用药过量:药性峻猛或有毒药物,若用量过大,则易产生毒副反应,如生川乌、马钱子、细辛、巴豆等。

(2)炮制不当:乌头、半夏、马钱子等有毒药物,经过适当的炮制加工可减轻其毒性。此类药物若不加工炮制或加工炮制不规范,则易致中毒。

(3)配伍不当:药物配伍不仅可以降低其毒副作用,且可增强其疗效。反之,若配伍不当,则易致中毒。

(4)用法不当:有些药物在使用时有着特殊的要求和禁忌,如有的药物先煎可以减低毒性,妇女妊娠期有用药禁忌等。若用法不当,或违反禁忌,均可致中毒或变生他疾。

(5)滥用补药:药物都有偏胜,盲目服用补药,如人参、鹿茸之类,反而会引起机体阴阳失调,导致疾病的发生。

2. 医过 医过指因医生的过失而导致病情加重或变生他疾的行为。医过的主要表现有以下几个方面。

（1）诊治失误：医生诊察、辨证失误，以致用药失误，或施治时手法操作不当，或不能专心致志，粗心大意，是重要的医源因素。

（2）处方草率：医生在诊治时，漫不经心，马虎草率，会使患者产生不信任或疑惑感，将对治疗和服药效果带来不利的影响。医生处方字迹潦草难辨，或故意用别名、僻名，亦可引起错发药物，甚至贻误治疗而致不测。

（3）言行不当：医生态度生硬粗暴，说话不注意场合和分寸，或泄露了该对患者保密的资料，均可给患者造成不良刺激，导致病情加重，甚至产生新的病证或发生意外。

（五）先天因素

先天因素是指人出生前，已经潜伏着的可以致病的因素。它包括源于父母的遗传性病因和在胎儿孕育期及分娩时所形成的病因。先天因素一般分为胎弱和胎毒两个方面。

1. 胎弱 胎弱又名胎怯，指胎儿禀受父母的精血不足，先天禀赋薄弱，以致日后发育障碍、畸形或不良。其形成的原因有二：一是父母之精本异常，发生遗传性疾病；二是父母身体虚弱或疾病缠身，导致先天禀赋不足。

2. 胎毒 胎毒有广义和狭义之分。狭义胎毒指某些疾病在胎儿期由亲代传给子代，如梅毒、乙型病毒性肝炎、艾滋病（AIDS）等。广义胎毒指受孕妊娠早期，其母感受邪气而患有某些疾病（包括隐性之疾），或误用药物等，导致遗毒于胎儿，出生后渐见某些疾病或异常。

此外，近亲婚配或怀孕期遭受重大精神刺激，以及分娩时的种种意外创伤，也可成为先天性致病因素，使胎儿出生后表现出多种异常，如先天性心脏病、唇腭裂、多指（趾）、色盲、癫痫、痴呆等。

第2节 病 机

病机，是疾病发生、发展、变化与转归的机制。病邪入侵，邪正斗争，破坏了人体阴阳的相对平衡，而致阴阳失调，形成各种疾病。尽管疾病种类繁多，临床表现错综复杂，但从总体而言，都离不开正邪相争、阴阳失调的基本规律。

一、邪正斗争

"正"即"正气"，指人体正常的功能活动和抗病、康复能力；"邪"即"邪气"，泛指一切致病因素。疾病的发生和变化是复杂的，但总不外乎邪正双方斗争的结果。

（一）邪正相争与发病

疾病的发生，主要关系到正邪两个方面。

1. 正气不足是发病的内在根据 中医学认为正气决定疾病的发生、发展和转归，特别重视正气在发病中的作用。人体正气强盛，病邪难以侵入，或虽有邪气也不一定发病，正如《素问·刺法论》所说"正气存内，邪不可干"；与之相反，若正气虚弱，卫外不固，或邪气致病力特强，正气不足以抗邪则易发病，即《素问·评热病论》所说"邪之所凑，其气必虚"。

2. 邪气侵袭是发病的重要条件 中医学虽然强调正气在发病中的主导地位，但也不忽视邪气对疾病发生的重要作用。邪气是发病的条件,在某些特殊情况下甚至起主导作用。如高压电流、化学毒剂、枪弹伤、毒蛇咬伤、疠气等,即使正气强盛,也难以抵御。

(二)邪正盛衰与疾病的虚实变化

一般而言,正气旺盛,则邪气必然消退;反之,邪气亢盛,则会耗伤正气。而这种邪正消长盛衰的变化就形成了病证的虚实变化,如《素问·通评虚实论》曰:"邪气盛则实,精气夺则虚。"

实,主要指邪气亢盛而正气未衰,以邪气亢盛为矛盾主要方面的一种病理反映。常见于外感六淫的初、中期,以及痰、食、血、水等滞留所引起的病证。

虚,主要指正气虚损而邪气不盛,以正气虚损为矛盾主要方面的一种病理反映。多见于素体虚弱或疾病后期,以及多种慢性疾病。

(三)邪正盛衰与疾病的转归

在疾病的发生、发展过程中,正气与邪气不断地进行斗争,其力量对比变化对疾病的转归起着决定性的作用。若正胜邪退则疾病好转或痊愈,若邪盛正衰则疾病加重或恶化,甚至导致死亡(图 5-6)。

$$
\text{病因(邪气)} \updownarrow \text{机体(正气)} \Big\} \text{邪正相搏} \begin{cases} \text{正胜邪负} \begin{cases} \text{抗御外邪} \\ \text{消除邪气} \end{cases} \Big\} \text{不发病} \\ \text{邪胜正负} \begin{cases} \text{正气无力抗邪} \\ \text{邪气损伤正气} \end{cases} \Big\} \text{发病} \end{cases}
$$

图 5-6　邪正相争

二、阴阳失调

机体在疾病的发生发展过程中,由于各种致病因素的影响,使机体的阴阳消长失去动态平衡而出现阴不制阳、阳不制阴的病理变化,称为阴阳失调。阴阳失调是疾病发生发展的内在依据。

(一)阴阳偏盛

阴阳偏盛,是指"邪气盛则实"的实证。即阳邪可致阳偏盛,阴邪可致阴偏盛。

1. 阳胜则热　阳胜则热指机体在疾病过程中所出现的一种阳气偏盛,功能亢奋,热量过剩的病理状态,其病机特点是阳胜而阴未衰的实热证(图 5-7)。

2. 阴胜则寒　阴胜则寒指机体在疾病过程中所出现的一种阴气偏盛、功能障碍或减退,以及病理性代谢产物积聚的病理状态,其病机特点是阴胜而阳未衰的实寒证(图 5-8)。

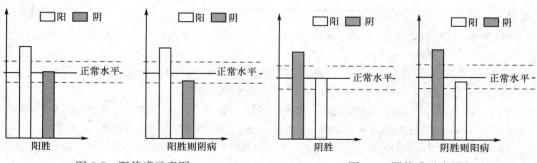

图 5-7　阳偏盛示意图　　　　　　　图 5-8　阴偏盛示意图

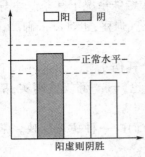

图 5-9　阳偏衰示意图

（二）阴阳偏衰

阴阳偏衰，是指"精气夺则虚"的虚证。这里所说的"精气夺"，实质上包括了机体的精、气、津液等基本物质的不足及其生理功能的减退，同时也包括了脏腑、经络等生理功能的减退和失调。

1. 阳偏衰　阳偏衰指机体阳气虚损，功能减退或衰弱，热量不足的病理状态，其病机特点为机体阳气不足，阳不制阴，阴的一方相对亢盛，表现为"阳虚则寒"的虚寒证（图5-9）。

2. 阴偏衰　阴偏衰指机体精、血、津液等物质亏耗，以致阴不制阳，导致阳相对亢盛，功能虚性亢奋的病理状态，其病机特点为阴精虚损，阴不制阳，阳气相对偏盛，表现为"阴虚则热"的虚热证（图5-10）。

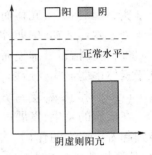

图 5-10　阴偏衰示意图

（三）阴阳互损

阴阳互损是指在阴或阳任何一方虚损的前提下，病变发展影响到相对的另一方，最后形成阴阳两虚的病机。在阴虚的基础上继而导致阳虚，称为"阴损及阳"；在阳虚的基础上继而导致阴虚，称为"阳损及阴"。

（四）阴阳格拒

阴阳格拒，是阴阳失调中比较特殊的一类病机，包括阴胜格阳和阳胜格阴两个方面。形成阴阳格拒的机制，主要是由于某些原因引起机体阴或阳某一方面偏盛至极而壅遏于内，将另一方排斥格拒于外，迫使阴阳之间暂时不相维系，从而出现真寒假热或真热假寒等复杂的病理表现。

（五）阴阳亡失

阴阳亡失，指机体的阴液或阳气突然大量地亡失，从而导致生命垂危的一种病理状态。

1. 亡阴　亡阴指由于高热大汗或发汗太过、剧烈吐泻、失血过多等造成机体的阴液突然大量消耗或丢失，而导致全身功能突然严重衰竭的病理变化，临床表现为亡阴的危重征象。

2. 亡阳　亡阳指由于机体邪盛正衰，阳气暴脱或素体阳虚，正气衰竭，或阴损及阳，导致全身功能严重衰竭的病理表现，临床表现为亡阳的危重征象。

由于阴阳是对立互根的，阴竭则阳无所依附而浮越；阳亡则阴无以化生而枯竭。故亡阴可以迅速导致亡阳，亡阳继而也可出现亡阴，最终导致阴阳离决，生命活动终止而死亡。

小结

1. 病因　病因就是导致疾病发生的各种原因，包括外感病因、内伤病因、病理产物性病因等。其中以六淫、七情为重点内容。

（1）外感病因：包括六淫、疠气。六淫，即风、寒、暑、湿、燥、火六种外感病邪的总称。而疠气是一类具有强烈传染性的病邪，是六淫邪气之外的一种特异的致病因素。

（2）内伤病因：包括七情、饮食、劳逸。七情，即喜、怒、忧、思、悲、恐、惊七种情志活动，是内伤病的主要致病因素。而饮食失宜包括饮食不节、饮食不洁及饮食偏嗜。劳逸失常包括过度劳累和过度安逸。

（3）病理产物性病因：主要有痰饮、瘀血。它们既是脏腑气血功能失调的病理产物，又可成为致病因素，给机体带来新的损害。

小结

（4）其他致病因素：包括外伤、虫兽伤等。

2. 病机 病机是疾病发生、发展、变化与转归的机制。但总体而言，邪正相争、阴阳失调是诸病机中的最基本规律。邪正相争，直接影响着疾病的发生、发展、变化及转归。阴阳失调是疾病发生、发展的内在依据，表现为阴阳偏盛、阴阳偏衰、阴阳互损、阴阳格拒、阴阳亡失。

 目标检测

选择题

A 型题

1. "六淫"以下列哪种说法最准确
   A. 六气　　　　B. 风、寒、暑、湿、燥、火
   C. 六元　　　　D. 六种不同的气候变化
   E. 不正常之六气

2. 风邪伤人，病变部位不固定是由于
   A. 风为百病之长　　B. 风性主动，动摇不定
   C. 风与肝相应，肝病易动　D. 风性善行
   E. 风性数变

3. 寒邪的致病特点
   A. 其性重浊　B. 易于动血　C. 易伤津血
   D. 其性凝滞　E. 其性开泄

4. 燥邪最易伤
   A. 肾　　B. 肝　　C. 心
   D. 肺　　E. 脾

5. 下列哪一项是湿邪的性质
   A. 其性黏腻　B. 其性开泄　C. 其性凝滞
   D. 其性收引　E. 其性升散

6. 六淫中最易导致疼痛的邪气是
   A. 湿邪　　B. 风邪　　C. 燥邪
   D. 火邪　　E. 寒邪

7. 既是病理产物，又是致病因素的邪气是
   A. 饮食　　B. 七情　　C. 瘀血
   D. 疫疠　　E. 六淫

8. 疠气指
   A. 异常气候　B. 气机阻滞　C. 乖戾之气
   D. 六淫邪气　E. 气机失常

9. 瘀血导致疼痛的特点是
   A. 刺痛　　B. 隐痛　　C. 胀痛
   D. 掣痛　　E. 冷痛

10. 下述哪一点不属火邪的致病特点

A. 其性开泄　B. 易于动血　C. 易于生风
D. 其性上炎　E. 易伤阴津

11. 暑邪的致病特点是
   A. 其性升散　B. 其性主动　C. 其性黏滞
   D. 其性凝滞　E. 其性善行

12. 七情影响脏腑的气机，下列哪项是错误的
   A. 怒则气上　B. 喜则气缓　C. 悲则气消
   D. 恐则气乱　E. 思则气结

13. 饮在胸胁，咳唾引痛者为
   A. 痰饮　　B. 悬饮　　C. 溢饮
   D. 支饮　　E. 以上均非

14. 下列不属于结石的致病特点的是
   A. 多发于实质性脏器
   B. 病程较长，症状不定
   C. 局部多是胀痛、酸痛
   D. 结石梗阻时可发生绞痛
   E. 易阻滞气机，损伤脉络

B 型题

15～17 题共用备选答案
   A. 风邪　　B. 寒邪　　C. 暑邪
   D. 湿邪　　E. 燥邪

15. 最易损伤阳气，阻遏气机，可见周身困重，四肢倦怠的是

16. 具有重浊，黏滞，趋下特性的是

17. 只有外感，没有内生的邪气是

18～20 题共用备选答案
   A. 风邪　　B. 疫气　　C. 痰饮
   D. 瘀血　　E. 结石

18. 发病急骤，病情危重的病邪是

19. 症状相似，传染性强的病邪是

20. 发病与气候因素、社会因素最密切相关的病邪是

（何绪良）

第2篇 中医诊法

第6章 四　诊

四诊是中医诊察疾病和收集病情资料的基本方法,包括望、闻、问、切四个方面。

人体是一个有机的整体,局部的病变可以影响到全身,内脏的病变也可以从五官、四肢、体表等各方面反映出来,即所谓"有诸内者,必形诸外"。因此,中医诊病通过望、闻、问、切可以了解疾病的原因、性质、部位及内部联系,从而为辨证论治提供依据。

望、闻、问、切各有其独特作用,在临床运用时必须做到"四诊合参",才能全面、系统地了解病情,做出正确的诊断。

第1节 望　　诊

望诊是医生用自己的眼睛对患者全身、局部的神、色、形、态变化,以及分泌物、排泄物的形、色、质、量等进行观察,以测知内脏病变,了解疾病情况的一种诊察方法。望诊包括全身望诊(望神、色、形、态)、局部望诊(望头颈、五官、躯体、皮肤)、望舌、望排出物和望小儿指纹五个部分。

链　接

神奇的望诊

同学们知道"扁鹊见蔡桓公"的故事吧。名医扁鹊见蔡桓公说:"您有病在皮肤纹理,不治会加重。"桓公说:"我没病。医生就是喜欢治没病的人,以此作为自己的功劳!"过10天,扁鹊又见桓公说:"您的病在肌肉皮肤,不治会加重。"桓公不理睬。过10天,扁鹊又见桓公说:"您的病在肠胃,不治会加重。"桓公很不高兴。又过10天,扁鹊远远看见桓公转身就跑。桓公派人问扁鹊,扁鹊说:"小病在皮肤纹理,烫熨能治好;病在肌肉皮肤,针灸能治好;病在肠胃,汤药能治好;病在骨髓,医药没用,只有神仙管得了。桓公病在骨髓,我不能治。"又过5天,桓公遍身疼痛,派人寻找扁鹊,扁鹊已逃到秦国。不久,桓公病死。这个故事中扁鹊对蔡桓公病情的判断,就是依靠自己对齐桓公的望诊获得的,也说明了中医望诊的神奇。

一、全身望诊

全身望诊主要通过观察患者的神、色、形、态等整体表现,对疾病的性质和病情的轻重缓急进行总体的认识。

(一)望神

神,指整个人体生命活动的外在表现。望神就是观察患者的精神好坏、意识是否清楚、动作是否矫健协调、反应是否灵敏等方面的情况,来判断脏腑阴阳气血的盛衰和疾病的轻重预后。"得神者昌,失神者亡"。望神分得神、少神、失神和假神。

1. 得神 得神又称有神。表现为:神志清楚,面色红润,目有精彩,语言清晰,思维有序,体态自如,反应灵敏。提示正气充足,脏腑功能未衰,虽病而病情较轻,预后良好。

2. 少神 少神又称神气不足。表现为:精神不振,面色少华,两目乏神,声低懒言,倦怠乏力,动作迟缓。提示正气不足,脏腑功能较弱,多见于轻病,或素体虚弱者。

3. 失神 失神又称无神。表现为:精神委靡,表情淡漠,面色晦暗,目光无神,身体沉重,反应迟钝,甚至神识不清。提示正气大伤,脏腑功能衰败,大多病情危重,预后较差。

4. 假神 垂危患者,突然出现"好转"的假象。如原来精神委靡,突然精神振奋,言语不休,想见亲人;原来毫无食欲,突然食欲大增;原来面色晦暗,苍白无华,突然面赤如妆。这些局部症状的"好转"与病情的恶化不相符合,喻为"回光返照"、"残灯复明"。提示脏腑精气衰竭,阴阳即将离决,多见于疾病的危重阶段,是临死的征兆(表6-1)。

> 考点:望神的分类、诊断要点及临床意义。

表6-1 望神简表

分类	诊断要点	临床意义	预后
得神	神志清楚,面色红润,目有精彩,语言清晰,思维有序,体态自如,反应灵敏	提示正气充足,脏腑功能未衰,虽病而病情较轻	良好
少神	精神不振,面色少华,两目乏神,声低懒言,倦怠乏力,动作迟缓	提示正气不足,脏腑功能较弱,多见于轻病,或素体虚弱者	不良
失神	精神委靡,表情淡漠,面色晦暗,目光无神,身体沉重,反应迟钝,甚至神识不清	提示正气大伤,脏腑功能衰败,大多病情危重	差
假神	原来精神委靡,突然精神振奋,言语不休,想见亲人;原来毫无食欲,突然食欲大增;原来面色晦暗,苍白无华,突然面赤如妆	提示脏腑精气衰竭,阴阳即将离决,多见于疾病的危重阶段	临死征兆

(二) 望面色

望色主要是望面色,是通过观察患者的面部颜色和光泽来诊断疾病的方法。色有青、赤、黄、白、黑五色;光泽是指明亮度。望色应分清常色与病色。

1. 常色 常色指正常人健康无病时的面部色泽,为人体气血充盛、脏腑功能正常的表现。我国正常人的面色应是:红黄隐隐、明润含蓄。由于遗传、季节、昼夜及地域等因素的影响,常色可有偏青、偏红、偏黑、偏白的不同,为生理变异,不作病论。

2. 病色 病色是指疾病过程中出现的异常色泽。特点是:色泽枯槁而晦暗,或虽鲜明但暴露,或独呈一色而无血色相间。常见五色,即青、赤、黄、白、黑。五色代表不同的脏腑病变,亦可推断疾病的寒热虚实。察面部五色以诊断疾病的方法,称为五色诊,或称"五色主病"。

(1)青色:主寒证、痛证、血瘀证和惊风证。青色主要为气血运行不畅所致。寒则气血凝滞,经脉受阻,不通则痛,故青色多见于寒证、痛证、血瘀证。肝主筋,青为肝色,故风证亦见面色青。

(2)赤色:主热证。赤色为血液充盈皮肤脉络所致。血得热则行,脉络充盈,故热证多见赤色。但有虚实之分,实证满面通红;虚证午后两颧潮红。

（3）黄色：主脾虚、湿盛。黄色为脾虚、湿蕴之候。脾胃气虚，生化不足，肌肤失养，面色萎黄；或脾气亏虚，运化失司，水湿内停，面色黄胖。一身面目俱黄为黄疸，其中黄而鲜明如橘色为阳黄，由湿热蕴结所致；黄而晦暗如烟熏为阴黄，由寒湿困阻所致。

（4）白色：主虚证、寒证、失血证。白色为气血不荣之候。气血虚衰，不能上荣于面；或失血耗气，血脉不充；或寒凝血涩，经脉收缩，皆可使面色发白。若㿠白而虚浮，多属阳气不足；淡白而消瘦，多为营血亏虚。

考点：常见的病色及主病。

（5）黑色：主肾虚、水饮、瘀血、寒证和痛证。黑色为阴寒水盛，或血行不畅之色，亦为足少阴肾经本色。阳虚水泛，或阴寒内盛，或肾精亏耗，或瘀血内停，或痛证都可见黑色（表6-2）。

表6-2　望面色简表

分类	主病
青色	寒证、痛证、血瘀证、惊风证
赤色	热证
黄色	脾虚、湿盛
白色	虚证、寒证、失血证
黑色	肾虚、水饮、瘀血、寒证、痛证

（三）望形体

望形体主要是观察患者外形的强弱、胖瘦等情况，以了解脏腑功能的盛衰及气血的盈亏，从而判断疾病的虚实及预后的好坏等。

一般而言，形体强壮者，内脏坚实，气血旺盛，抗病力强，预后较好；而形体衰弱者，内脏虚弱，气血不足，抗病力弱，预后较差。并有"胖人多阳虚"、"胖人多痰湿"；"瘦人多阴虚"、"瘦人多火"之说。

链　接

"肥人多痰"、"瘦人多火"

若形体肥胖，饮食减少，面白无华，少气乏力，精神不振，为形盛气虚，是阳虚水湿不化，聚湿生痰，故有"肥人多痰"之说。若形体消瘦，饮食减少，皮肤干燥不荣，并伴有两颧发红、潮热盗汗、五心烦热等症状，是脾胃虚弱，阴血不足，内有虚火之证，故有"瘦人多火"之说。而且，胖瘦体质的不同，也决定对某些病因和疾病的易感性，故又有"胖人多痰湿，善病中风暴厥之证；瘦人多火，易病肺痨咳嗽诸疾"的说法。

（四）望姿态

望姿态主要是观察患者的动静姿势和异常动作的诊病方法。由此可判断疾病的寒热虚实及脏腑功能的盛衰。

一般而言，多动喜向外，仰卧伸足者，多属阳证、热证、实证；多静喜向里，侧卧蜷曲者，多属阴证、寒证、虚证。

二、局部望诊

（一）望头面

头为精明之府，诸阳之会，髓之海；肾主骨生髓通于脑，其华在发。故望头可察五脏六腑，尤其是肾脏精气的盛衰。

1. 望头　正常人头颅端正，大小均匀。异常多见于小儿。小儿头型过大或过小，伴有智力发育不全，多属肾精亏损。囟门下陷，称"囟陷"，多属虚证；囟门高突，称"囟填"，多属热证；囟门迟闭，称"解颅"，多属肾精不足，发育不良。

正常头发黑密润泽。发黄干枯,稀疏易落,多属精血不足;突然出现片状脱发,多属血虚受风;头发易落,头皮瘙痒,多脂多屑,多属血热化燥;青少年白发,伴腰膝酸软、失眠健忘,多属肾虚。

2. 望面 重点叙述面容异常。

(1)面肿:面部浮肿为水肿病。其中眼睑、颜面先肿,发病较速者为阳水,由外感风邪,肺失宣降所致;身肿继及头面,发病缓慢者为阴水,由脾肾阳虚,水湿泛溢所致。

(2)痄腮:是一侧或两侧腮部以耳垂为中心漫肿,边缘不清,按之有柔韧感或压痛。为外感温毒所致,多见于小儿,属传染病。

(3)口眼㖞斜:口眼㖞向一侧,患侧不能闭眼或流口水。多见于风邪中络或中风病。

(4)面削颧耸:又称面脱,指面部肌肉消瘦,两颧高耸、眼窝、面颊凹陷,与全身消瘦着骨并见。因气血虚衰,脏腑精气衰竭所致,见于慢性消耗性疾病的晚期。

(二)望五官

五官为五脏之苗窍,五脏精气上聚于五官。审五官而知五脏盛衰。

1. 望目 目为肝之窍,五脏六腑之精气皆上注于目。望目主要是观察眼睛的神、色、形、态的变化。双目明亮光彩,转动灵活是有神,虽病易治;双目呆滞,晦暗无光是无神,病重难治。目赤肿痛,属肝经风热;白睛发黄,为黄疸;目眦淡白,为气血不足;眼睑浮肿,为水肿;眼窝凹陷,为津液亏耗;目睛上视、直视或斜视,为肝风内动;瞳孔散大,为精气衰竭。

2. 望鼻 鼻为肺之窍,是呼吸气体出入之通道。望鼻主要是观察鼻内分泌物、鼻外形和色泽的变化。正常人鼻色红黄隐隐,含蓄明润,通气良好是胃气充足,肺气宣通的表现。鼻流清涕,为外感风寒;鼻流浊涕,为外感风热;鼻流脓涕,气味腥臭,为鼻渊;流鼻血,即鼻衄,为肺胃有热;鼻头色红生粉刺,为酒渣鼻;鼻翼煽动,呼吸喘促,初病为肺热,久病为肺肾虚衰。

3. 望耳 耳为肾之窍,手足少阳经之脉布于耳。望耳主要是观察耳郭的色、形及分泌物的变化。正常人耳郭红润而有光泽,左右对称是肾精充足的表现。耳轮干枯焦黑,为肾精亏虚;耳轮红肿或耳内流脓,为肝胆湿热或热毒上攻。耳背现红络,耳根发凉,多是麻疹先兆。

4. 望唇 唇为脾之外荣。望唇主要是观察口唇色泽、形态及润燥变化。正常人唇色红润,是胃气充足,气血调和的表现。唇色淡白,属血虚或失血;唇色青紫,属寒凝血瘀;唇深红而干,属实热;口唇糜烂,属脾胃蕴热或阴虚火旺。

5. 望咽喉 咽喉为肺、胃门户,是呼吸与进食的要冲。望咽喉主要是观察咽喉色泽和形态的变化(图6-1)。咽喉淡红润泽,不痛不肿,呼吸、发音、吞咽皆畅通为正常。咽喉红肿疼痛,甚则溃烂或有黄白脓点,为肺胃热毒壅盛;色鲜红娇嫩,肿痛不甚,是虚火上炎;咽喉有灰白伪膜,不宜剥脱,重剥可出血,随即复生为白喉,是肺胃热毒伤阴所致。

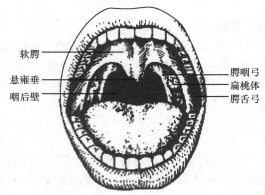

软腭
悬雍垂
咽后壁
腭咽弓
扁桃体
腭舌弓

图6-1 咽喉的结构

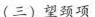

（三）望颈项

1. 瘿瘤 瘿瘤即颈前喉结处肿物突起,或大或小,可随吞咽上下移动。多因肝气郁结,痰浊凝结,或因地方水土因素所致。

2. 瘰疬 瘰疬即颈侧颌下肿块,累累如串珠。由肺肾阴虚,虚火灼津为痰,凝结于颈部而成;亦可因外感风火时毒,导致气血壅滞,结于颈部而成。

（四）望躯体四肢

1. 乳痈 乳痈是指乳房红肿热痛,甚至破溃流脓。多发于妊娠期和哺乳期,以哺乳期居多。多因肝气不舒,胃热壅滞或外感邪毒所致。

2. 扁平胸 扁平胸是指胸廓较正常人扁,前后径小于左右径的一半,颈部细长,锁骨突出,两肩向前,锁骨上下窝凹陷。多见于肺肾阴虚或气阴两虚的患者。亦可见于体弱者。

3. 桶状胸 桶状胸是指胸廓较正常人圆,前后径与左右径约相等,颈短肩高,锁骨上下窝平展,肋间加宽,胸廓呈圆桶状。多为久病咳喘,损伤肺肾,致肺气不宣而壅滞,日久促成胸廓变形。

4. 半身不遂 半身不遂是指一侧肢体痿废,运动不灵,多见于中风。

（五）望皮肤

1. 斑疹 点大成片,平铺于皮肤下,摸之不碍手,压之不退色者为斑;点小如粟,高出皮肤,摸之碍手,压之褪色者为疹。二者皆因热入营血所致,多见于外感热病。

2. 水痘 水痘是一种发疹性疾病,常在幼儿中传染。患儿皮肤出现斑丘疱疹,痘形椭圆,大小不等,浆薄如水,晶莹明亮,皮薄易破,不留痘痕。由外感时邪,内蕴湿热所致。

3. 痈、疽、疔、疖 痈、疽、疔、疖皆为发于皮肤体表部位的外科疮疡疾患。若病变范围较大,根盘紧束,红肿热痛明显,易于化脓,溃后易敛者,称为痈,多因湿热火毒内蕴,气血壅滞而成;若患处漫肿,皮色不红,不热少痛,不易化脓,溃后难敛者,称为疽,多因寒痰凝滞,气血亏虚所致;若疮形如粟,顶白根深坚硬,局部麻木痒痛,称为疔,多因风热火毒蕴结而成;若疮形小而圆,起于浅表,红肿热痛不甚,易溃易愈,好发于头面发际之处,称为疖,多由湿热郁阻肌肤而成。

三、望 舌

 案例 6-1

王某,男,16岁,2008年10月12日就诊。气促、痰鸣2日,高热1日。素有支气管哮喘,遇寒则发。平时神疲肢倦,畏寒便溏,舌淡,苔白腻,脉细弱。2日前淋雨,气促痰鸣加重,未治疗。今天开始发热,体温38℃,仍气粗痰鸣,痰黄黏稠,烦躁不安,面红口干。舌质红,苔黄腻,脉滑数。

思考与讨论

患者平时与病时的舌质和舌苔分别主何证?

望舌又称舌诊,是通过观察舌体与舌苔的变化以诊察疾病的方法。舌通过经络与五脏相连,因此人体脏腑、气血津液的盛衰,疾病的深浅轻重,都可反映于舌象。其中,舌质的变化主要反映脏腑的虚实和气血的盛衰;舌苔的变化可以反应病位的深浅、病邪的性质,以及胃气的有无。

舌面的不同区域分属于不同的脏腑。舌尖属心肺,舌中属脾胃,舌根属肾,舌边属肝胆(图6-2)。临床诊病时,可根据舌面特定区域的病理变化,推测相应脏腑的病变,为确定脏腑病位提供依据。但不能机械地看,需与其他症状和体征综合考虑。

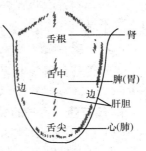

图6-2 舌面脏腑部位分属

正常舌象表现为:舌质荣润,颜色淡红,大小适中,柔软灵活,舌苔薄白,均匀有根。概括为"淡红舌,薄白苔"。

(一) 望舌质

望舌质主要包括望舌色、舌形、舌态等几个方面。

1. 望舌色 舌色主要分为淡白舌、红舌、绛舌、青舌、紫舌等几种。

(1) 淡白舌:舌色较正常浅淡,主气血虚证、阳虚寒证。若舌色淡白而舌体瘦薄,属气血不足;若舌色淡白而舌体胖嫩或边有齿痕,为阳虚寒盛。

(2) 红舌:舌色较正常深,或呈鲜红色,主热证。舌质红,苔黄厚,甚至生芒刺,为里热实证;舌质红,舌苔少,甚至光剥无苔,或有裂纹,为虚热证;舌尖红是心火上炎;舌边红为肝胆有热。

(3) 绛舌:舌色较红色更深或略带暗红,主热盛。多为邪热深入营分、血分或阴虚火旺。红、绛舌颜色越深,表明热邪越重。

(4) 青紫舌:全舌青紫,主热证、寒证、血瘀证。舌质绛紫而干燥者为热极,或温热病邪入营血;舌质淡紫或青紫而滑润者为寒证;舌紫暗或见瘀斑为气滞血瘀。

2. 望舌形 望舌形包括观察舌质的大小、齿痕、芒刺、裂纹等。

(1) 大小:舌体较正常宽大、肥厚,称胖大舌。边有齿痕者,又称齿痕舌。若舌体胖嫩色淡,属脾肾阳虚,水湿内停;若舌质红而肿胀,属湿热内蕴或热毒亢盛。舌体较正常瘦小而薄,称瘦薄舌。舌质淡而瘦薄者,多为气血不足;舌质红绛而瘦薄者,多属阴虚内热。

(2) 芒刺:舌乳头增生、肥大、突起如刺,称芒刺舌,主热邪亢盛。热邪越重,芒刺越大、越多。临床上芒刺多见于舌尖与舌边,舌尖芒刺多属心火亢盛,舌边芒刺多属肝胆热盛。

(3) 裂纹:舌体上有多条纵行或横行的裂沟或皱纹,称裂纹舌,多因阴血亏虚,舌体失于濡养而成。舌质红绛而有裂纹属热盛津伤;舌质淡而有裂纹属血虚不荣。另外,裂纹舌可见于少数正常人,不作病论。

3. 望舌态 舌态指舌体运动时的状态。常见病理状态有震颤、歪斜、痿软、强硬、短缩、吐弄等。

(1) 震颤:舌体不自主地颤抖,称颤动舌。多属风证,由气血两虚、阴液亏耗、热极生风、肝阳化风等引起。

(2) 歪斜:舌体偏歪于一侧,称歪斜舌。多为中风或中风先兆。

(3) 痿软:舌体软弱无力,难以随意屈伸,称痿软舌或舌痿。多因气血两虚或阴液枯涸,筋脉失养所致。

(4) 强硬:舌体失于柔和,屈伸不利,甚或不能转动,称强硬舌或舌强。多属邪热炽盛或中风先兆。

(5) 短缩:舌体紧缩不能伸长,称短缩舌,为危重证候的表现。舌淡或青而湿润短缩,属寒凝筋脉;舌红绛而干燥短缩,属热病津伤;舌胖而短缩,属痰湿内阻。

(6) 吐弄:舌伸长,吐出口外,称吐舌;舌微露口外,立即收回,或舌舔口唇上下左右,称弄舌。二者皆因心脾有热。吐舌见于疫毒攻心或正气已绝;弄舌为动风先兆或小儿智力发育不良。

(二) 望舌苔

正常舌苔是胃气上蒸在舌面上形成的一层苔状物。望舌苔主要观察苔色和苔质两个方面。

1. 望苔色 舌苔的颜色变化主要有白苔、黄苔、灰黑苔等几种。

(1) 白苔:主表证、寒证。若苔白而薄少,为薄白苔,是外感表证;苔白而厚腻,称厚白苔,为寒湿内阻。

(2) 黄苔:主里证、热证。淡黄主热轻;深黄主热重;老黄主热结。

(3) 灰黑苔:主寒证,又主热证。舌苔灰黑而湿润,属寒湿内盛;舌苔灰黑而干燥,属热盛伤津。

2. 望苔质 苔质有厚薄、润燥、腐腻、剥脱等几种。

(1) 厚薄:舌苔较少,透过舌苔能隐约看见舌体者,称薄苔,主病邪表浅,属表证;舌苔较多,透过舌苔不能看见舌体者,称厚苔,主病邪较深,属里证。

(2) 润燥:舌面润泽,称润苔,为津液未伤;舌面干燥少津,称燥苔,属燥热伤津;舌面水分过多,伸舌欲滴,称滑苔,属水湿内停。

考点:常见舌象的特点及主病。

(3) 腐腻:苔质疏松,颗粒较大,附着松散,容易揩去,形如豆腐渣状,称腐苔,为阳热有余,蒸化胃中食浊而致;苔质致密,颗粒细腻,附着牢固,不易揩去,形如油腻黏液附于舌面,称腻苔,由湿浊内蕴,阳气被遏所致。

(4) 剥脱:舌苔部分或全部剥离脱落,为剥脱苔。若舌苔呈不规则片状剥脱,界限清楚,形似地图者,称地图舌,为胃气不足,胃阴损伤所致;若舌苔全部剥脱,舌面光洁如镜,称光剥舌,又称镜面舌,为胃气大伤,胃阴枯竭之象(表6-3)。

表6-3 舌诊简表

内容		舌象	特点	主病
舌质	舌色	淡白舌	舌色较正常浅淡	气血虚证、阳虚寒证
		红舌	舌色较正常深	热证
		绛舌	舌体呈深红色	热盛
		青紫舌	舌体呈青紫色	热证、寒证、血瘀证
	舌形	胖大舌	舌体较正常宽大、肥厚	阳虚水停、热毒亢盛
		瘦薄舌	舌体较正常瘦小而薄	阴血不足
		齿痕舌	舌边有牙齿痕迹	脾虚湿盛
		芒刺舌	舌乳头增生、肥大,突起如刺	热邪亢盛
		裂纹舌	舌体上有裂沟或皱纹	阴血亏虚
		震颤舌	舌体不自主地颤抖	风证
	舌态	歪斜舌	舌体偏歪于一侧	中风或中风先兆
		痿软舌	舌体软弱无力,难以随意屈伸	气血两虚、阴液枯涸
		强硬舌	舌体失于柔和,屈伸不利	邪热炽盛、中风先兆
		短缩舌	舌体紧缩不能伸长	寒凝筋脉、热病津伤
		吐弄舌	吐露口外为吐,时吐时收为弄	心脾有热

续表

内容		舌象	特点	主病
舌苔	苔色	白苔	舌苔呈白色	表证、寒证
		黄苔	舌苔呈淡黄、深黄或焦黄色	里证、热证
		灰黑苔	舌苔呈灰黑色	寒证、热证
	苔质	薄苔	透过舌苔能隐约看见舌体	表证
		厚苔	透过舌苔不能看见舌体	里证
		燥苔	舌面干燥少津	燥热伤津
		滑苔	舌面水分过多,伸舌欲滴	水湿内停
		腐苔	苔质疏松,颗粒较大,容易揩去	食积、痰浊
		腻苔	苔质致密,颗粒细腻,不易揩去	湿浊、痰饮、食积
		花剥苔	舌苔剥脱不全,剥脱处光滑无苔	胃气不足、胃阴损伤
		光剥苔	舌苔全部剥脱,舌面光洁如镜	胃气大伤、胃阴枯竭

 案例 6-1 问题分析

　　患者平时舌淡、苔白主寒证,腻苔主痰湿,综合分析为痰湿证;病时舌红、苔黄主热证,腻苔主痰湿,综合分析为痰热证。

四、望排出物

　　排出物是排泄物和分泌物的总称,如痰、涎、呕吐物、粪、尿、涕、汗、带下等。望排出物时,应注意观察其形、色、质、量等方面的变化,以测知其寒、热、虚、实的不同。一般来讲,排出物色淡白,质清稀,多属虚证、寒证;色深黄,质稠浊,多属实证、热证。

五、望小儿指纹

　　小儿指纹是浮露于两手食指掌侧前缘的络脉,是手太阴肺经的一个分支,故与诊寸口脉意义相似。适用于3岁以内的幼儿。由于小儿寸口脉短小,又常哭闹,影响切脉的准确性,而食指脉络暴露,易于诊察,可弥补小儿脉诊的不足。

　　食指第一节为风关,第二节为气关,第三节为命关(图6-3)。正常指纹为红黄隐隐,隐现于风关之内。望小儿指纹主要观察其纹位、纹色、纹形三方面的变化。其临床意义可概括为:浮沉分表里,红紫辨寒热,淡滞定虚实,三关测轻重。即指纹浮显者多表证;指纹深沉者多里证。色鲜红者多风寒表证;色紫红者多里热证;色青者多惊风或痛证。色浅淡者多虚证;色浓滞者多实证。若指纹突破风关,显至气关,甚至命关,表明病情逐渐加重;若直达指端称为"透关射甲",为病情危重。望指纹对小儿疾病的诊断有一定的帮助,仍需结合其他诊法做出正确的诊断。

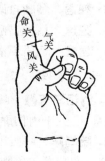

图 6-3 小儿指纹三关

第2节 闻 诊

闻诊是医生通过听声音和嗅气味来诊察疾病的方法,包括听声音和嗅气味两个方面。

一、听 声 音

案例6-2

刘某,男,52岁,2005年11月28日就诊。

主诉:呼吸急促,喉中哮鸣反复发作6年,加重1周。

现病史:哮喘6年,因天冷或受寒发作,夏季缓解。1周前受寒哮喘发作,症见呼吸急促,喉中哮鸣,胸闷如窒,张口抬肩,痰白量多,面色青晦,渴喜热饮,形寒肢冷。舌苔白滑,脉弦紧。

思考与讨论

该患者的哪些病情资料是通过闻诊获取的?诊断为何病?

听声音包括听患者的语言、呼吸、咳嗽、呕吐、呃逆等各种声响的变化。正常的声音发声自然、音调和谐、语言清楚及言与意符。

(一) 发声

一般来讲,声音高亢有力为实证、热证;声音低弱无力为虚证、寒证。若发声异常,声音嘶哑,称为喑哑;若完全不能发声,称为失声。其中新病喑哑或失声,多属实证,是外感风寒或风热,或痰浊壅滞,肺气不宣所致,即所谓"金实不鸣";久病喑哑或失声,多属虚证,是肺肾阴虚,肺失滋润所致,即所谓"金破不鸣"。

(二) 语言

"言为心声",故语言异常,多属心病,为神明之乱。

1. 谵语 神志不清,语无伦次,声音高亢有力。为热扰心神之实证。

2. 郑声 神志不清,语言重复,时断时续,声音低弱。为心气大伤,精神散乱之危象。

3. 独语 喃喃自语,喋喋不休,逢人便止。为心气不足或痰浊蒙蔽心窍。

4. 狂言 精神错乱,语无伦次,不避亲疏。为痰火扰心或热入心包。

5. 言謇 言语不清,舌强謇涩。为风痰阻络之中风。

(三) 呼吸

1. 气粗与气微 呼吸气粗而快,属于实证、热证,见于外感热病;呼吸气微而慢,属于虚证、寒证,见于内伤虚损。

2. 喘与哮 呼吸困难,短促急迫,甚至鼻翼煽动,张口抬肩,难以平卧为喘。喘有虚实之分。实喘发作急剧,声高气粗,呼出为快,为邪气壅塞,气机不利;虚喘来势较缓,气怯声低,吸入为快,动辄加剧,为肺肾虚损,出纳无力。

呼吸急促似喘,喉间有哮鸣者为哮。哮证时发时止,反复难愈,为痰饮内伏,复感外邪所致。喘未必兼哮,哮一定兼喘,故临床上将哮喘并称。

（四）咳嗽

咳嗽是肺系疾病的主要症状之一,因肺失宣降,肺气上逆所致。有声无痰为咳,有痰无声为嗽,有声有痰为咳嗽。咳声重浊为肺实;咳声低弱少气或久咳声嘶为肺虚。若咳声阵作,连续不断,叫声如鹭鸶,为百日咳,又称顿咳,常见于小儿,乃风邪与伏痰搏结,郁而化热,阻遏气道所致;若咳声如犬叫,喉间有白膜不易剥去,见于白喉,为肺肾阴虚,火毒攻喉所致。

（五）呃逆、嗳气、呕吐

1. 呃逆 俗称打嗝,表现为胃气上逆,冲于咽部,声短而频,呃呃连声,不能自制。呃逆频频,呃声高亢而短,连续有力,属邪热客胃;呃声低沉而长,气弱无力,属脾胃虚寒。

2. 嗳气 亦称噫气,是气从胃中向上出于咽喉发出的声音,声长调低,能够自制,属胃气上逆。嗳气无味,为胃虚或寒邪犯胃;嗳气不止,胸腹不舒,属肝气犯胃;嗳气吞酸,是宿食不化。

3. 呕吐 呕吐是胃内容物自口中吐出,亦属胃气上逆。呕吐来势较缓,呕声低微为虚证或寒证;呕吐来势较猛,声响有力为实证或热证。

案例 6-2 问题分析

通过闻诊可获取"呼吸急促,喉中哮鸣",属于喘而兼哮。再结合该患者反复发作、胸闷如窒、张口抬肩等病情资料,诊断为"哮喘"。

二、嗅 气 味

嗅气味包括患者身体及其排泄物、分泌物的异常气味及病室气味。嗅病气可了解病程长短、病邪轻重及寒热属性,对判断疾病的预后有一定的意义。一般而言,各种分泌物与排泄物,气味臭秽或腥臭者,多为实证、热证;气味不重或微有腥臭者,多为虚证、寒证。

第3节 问 诊

问诊是医生询问患者或陪诊者,以了解疾病的发生发展、治疗经过、现在症状及其他与疾病有关的情况,以诊察疾病的方法。包括问一般情况、主诉、现病史、现在症、既往史、个人生活史、家族史等。本节重点介绍问现在症。现在症是患者就诊时所感到的痛苦与不适,以及与病情相关的全身情况,是问诊中的重要内容,是临床诊断的主要依据。

链 接

十 问 歌

一问寒热二问汗,三问头身四问便,五问饮食六问胸,七聋八渴俱当辨,九问旧病十问因,再兼服药参机变,妇女尤必问经期,迟速闭崩皆可见,再添片语告儿科,天花麻疹全占验。

一、问 寒 热

问寒热是指询问患者有无怕冷和发热的感觉,可了解感邪的性质和机体阴阳盛衰。怕冷有恶寒和畏寒之分。恶寒是指患者自觉寒冷,加衣被或近火取暖不能缓解者;畏寒是指患者身寒怕冷,加衣被或近火取暖可以缓解者。发热是指患者体温升高,或体温正常,但患者自觉全身或局部发热者。根据寒热的不同,临床上分为恶寒发热、但寒不热、但热不寒、寒热往来四种。

(一)恶寒发热

恶寒、发热同时出现,见于外感表证。根据恶寒发热的轻重及兼证的不同,又分为以下三类。

(1)恶寒重发热轻:兼无汗、身痛等症状,为表寒证,是外感风寒。

(2)发热重恶寒轻:兼口渴、面红等症状,为表热证,是外感风热。

(3)发热恶风:兼汗出、脉浮缓等症状,为表虚证,是外感风邪。

(二)但寒不热

但寒不热即患者只怕冷而无发热,为里寒证,又分为实寒和虚寒两种。新病恶寒为实寒,因寒邪直中,侵犯脏腑;久病畏寒为虚寒,因阳气虚衰,失于温煦。

(三)但热不寒

但热不寒即患者只发热而无怕冷,为里热证。根据热势的高低、发热的时间及特点,有以下几类。

(1)壮热:指患者高热不退(体温超过39℃)。常伴满面通红、口渴饮冷、大汗出、脉洪大,属里实热证。

(2)潮热:指患者定时发热或按时热甚,如潮汐之有定时。见于阴虚内热之午后或夜间潮热,或热结胃肠之日晡潮热,或湿热蕴结之午后潮热。

(3)低热:指患者轻度发热,热势较低,多为37~38℃,又称微热。见于阴虚内热,或气虚发热,或温热病后期余热未尽,或小儿夏季热。

(四)寒热往来

寒热往来即恶寒与发热交替发生,因正邪交争,互为进退,为半表半里证。见于伤寒少阳病和疟疾。

二、问　汗

汗是人体津液所化,阳气蒸化津液从玄府达于体表而成。问汗是询问患者有无汗出异常的情况,着重了解汗的有无,出汗的时间、多少、部位,以及主要兼症等,以辨别疾病的寒热虚实。

(一)表证辨汗

外感表证询问有汗无汗,可辨别病邪的性质。表证无汗,属外感寒邪之表实证;表证有汗,属外感风邪之表虚证,或外感风热证。

(二)里证辨汗

里证辨汗主要有以下几种特殊的异常出汗。

(1)自汗:指日间汗出,动辄尤甚。兼畏寒、神疲乏力等症状,为气虚或阳虚不固。

(2)盗汗:指睡时汗出,醒则自止。兼潮热、颧红、舌红少苔等症状,为阴虚内热。

(3)绝汗:即亡阴、亡阳时所出之汗。若汗出如油,汗热味咸,四肢温和,脉细数无力为亡阴;若汗出如珠,汗凉味淡,四肢厥冷,脉微欲绝为亡阳。

（4）战汗：指先恶寒战栗，表情痛苦，几经挣扎而后汗出，是热病正邪剧烈交争的表现。如汗出热退，脉静身凉，为邪去正复，疾病好转的征象；若汗出身热，烦躁不安，脉来疾急，为邪盛正衰，疾病恶化的表现。

三、问 疼 痛

 案例 6-3

王某，女，27 岁，2004 年 10 月 3 日就诊。胃脘胀痛 4 日。4 日前与爱人争吵后，胃痛纳呆，连胁走窜，胸闷太息，大便不爽。苔薄白，脉弦。

思考与讨论

患者胃痛属于哪种性质？如何做出的诊断？

疼痛是临床最常见的自觉症状之一，可发生于患病机制的各个部位。疼痛形成的机制不外乎两个方面：一是"不通则痛"，因外邪、气滞、血瘀、痰浊、食滞、虫积等阻滞脏腑、经络，使气血运行不畅所致，为实证；二是"不荣则痛"，因气虚、血弱、精亏等，使经脉空虚，脏腑失养所致，为虚证。重点询问疼痛的性质、部位、程度、时间、喜恶等。

（一）问疼痛的性质

（1）胀痛：指疼痛带有胀闷感觉者，多为气滞。
（2）刺痛：指疼痛如针刺之感者，多为血瘀。
（3）隐痛：指痛势较缓，尚可忍耐，绵绵不休者，多为虚证。
（4）冷痛：指疼痛带有寒冷感觉，痛而喜暖者，多为寒证。
（5）灼痛：指疼痛带有灼热感觉，痛而喜凉者，多为热证。
（6）固定痛：指疼痛之处固定不移者，多为血瘀或湿邪偏盛。
（7）走窜痛：指疼痛游走不定，或走窜攻痛者，多为气滞或风邪偏盛。

（二）问疼痛的部位

（1）头痛：根据头痛部位的不同，可判断病在何经。如前额连眉棱骨痛者，属阳明经；头两侧连太阳穴痛者，属少阳经；后头痛连项者，属太阳经；巅顶头痛者，属厥阴经。
（2）躯体痛：根据躯体不同部位的疼痛，可判断相应脏腑的病变。如胸痛多为心肺病变；脘痛多为胃腑病变；胁肋痛多为肝胆病变；腰痛多为肾脏病变；腹痛则与脾、大肠、小肠、膀胱、胞宫等多个脏腑病变有关。

考点： 问疼痛的内容、种类及临床意义。

（3）四肢痛：是指四肢关节疼痛，多见于痹证，为外感风、寒、湿三气所致。感邪的主次不同，临床表现各异。若关节疼痛，以游走窜痛为特点，称为风痹，亦称行痹，是以感受风邪为主；若关节疼痛剧烈，且喜热恶寒者，称为寒痹，亦称痛痹，是以感受寒邪为主；若关节疼痛，以沉重不移为特点，称为湿痹，又称着痹，是以感受湿邪为主；若关节疼痛，以红肿热痛为特点，称为热痹，是风、寒、湿、邪化热所致。

 案例 6-3 问题分析

患者胃痛性质属于胀痛和走窜痛，多为气滞。再结合争吵后发病、脘痛连胁、胸闷太息、大便不爽等病情资料，辨证为肝气犯胃证。

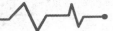

四、问 饮 食

问饮食主要包括问饮水的多少、食欲的好坏等方面。

（一）问饮水

通过询问饮水情况，了解津液的盛衰变化和输布是否正常。患者口渴明显，饮水量多，为津液大伤，可见于燥证、热证；患者口不渴，不欲饮水，为津液未伤，可见于寒证、湿证；患者虽有口干口渴，但又不欲饮水或饮水不多，为津液轻度损伤或津液输布障碍，可见于湿热、痰饮、瘀血等证。

（二）问饮食

询问患者食欲好坏和食量多少，对于判断患者脾胃功能的强弱及疾病的预后转归，具有重要的意义。

考点：问饮食的内容及临床意义。

（1）纳呆：指患者不想进食，食量减少，甚至恶食。是脾胃受纳、运化功能降低的表现，常见于脾胃气虚、湿邪困脾、饮食积滞、肝胆湿热等证。

（2）消谷善饥：指患者食欲过于旺盛，进食量多，且易饥饿，又称"多食易饥"。多为胃火亢进，腐熟太过所致。

（3）饥不欲食：指患者有饥饿感，但又不想进食，或进食不多。多因胃阴不足，虚火内扰所致。

五、问 睡 眠

卫气昼行于阳经，阳气盛则醒；夜行于阴经，阴气盛则眠。问睡眠可以了解人体阴阳的盛衰。睡眠异常有失眠与嗜睡两种情况。

（1）失眠：指患者经常不易入睡，或睡而易醒，甚至彻夜难眠。虚证多为心血不足，心神失养，或阴虚火旺，扰乱心神；实证多为痰火内盛或饮食积滞，扰乱神明。

（2）嗜睡：指患者自觉神疲困倦，睡意很浓，时时欲睡。虚证多为脾虚气弱或阳虚阴盛，清阳不升；实证多为痰湿内盛，困阻清阳。

📚 链 接

重视睡眠

人有1/3的时间是在睡眠中度过的。睡眠有助于大脑和身体的休息、休整。

（1）睡眠时间的长短不是评定睡眠是否充足最重要的指标。只要睡醒后精神饱满，精力充沛，睡眠就算充足了。一般成人每日睡5~9h。年龄增加睡眠时间会少些。

（2）对生活中偶尔失眠不必过分担忧，一两夜失眠不会对身心造成太大的影响。

（3）有规律的生活是避免失眠最有效的方法。

（4）入睡前不宜过饱，避免饮酒、咖啡、茶、可乐等刺激性饮料。睡前适当喝些牛奶有利于睡眠。

（5）睡前半小时内不宜过度运动。试图借剧烈运动使自己疲倦而入睡，效果会适得其反。睡前放松心情，听听轻音乐，有助于睡眠。

六、问 二 便

由于二便的排泄直接反映消化功能和水液代谢，故询问二便正常与否，可了解脏腑的功能,判断疾病的寒热虚实。

(一) 问大便

问大便主要询问大便的次数、质地和排便感等方面。

(1) 泄泻:指大便次数增多,便质稀软不成形,或呈水样,有寒热虚实之别。大便臭秽,腹痛肠鸣,肛门灼热者,为湿热;便下如水,色淡味腥,腹痛喜温者,为寒湿;吐泻交作,泻下酸臭,甚至有未消化的食物者,为伤食;完谷不化,迁延日久者,为脾胃虚弱;黎明前腹痛欲泻,泻后则安者,称"五更泻",为脾肾阳虚。

(2) 便秘:指大便次数减少,便硬难排,甚至多日不解。腹胀便秘,苔黄燥裂者,为实热;腹痛拒按,苔白身冷者,为实寒;努挣乏力,排便困难者,为气虚或血虚。

(3) 便血:指大便带血,先便后血,血色暗紫,甚至黑如柏油,称为远血,多为胃脘出血;先血后便,血色鲜红,称为近血,常见于肠道脉络损伤。

(4) 完谷不化:指大便中含有较多未消化的食物,多属脾肾亏虚。

(5) 里急后重:指腹痛窘迫,时时欲泻,肛门重坠,便出不爽。多因湿热内阻,肠道气滞,见于痢疾。

(6) 肛门气坠:指肛门有下坠感,甚至脱肛,常于劳累或排便后加重。多属脾虚气陷。

(二) 问小便

问小便主要询问尿量、尿次和排尿感等情况。尿量增多,常见于虚寒证或消渴病;尿量减少,常见于热盛伤津或水湿内停;小便频数,多属下焦湿热或肾气不固;小便涩痛,多为湿热蕴结膀胱;小便失禁,多属肾气不固或下焦虚寒。

考点:问二便的内容及临床意义。

七、问 经 带

妇女有月经、带下、妊娠、产育等生理特点,发生疾病时,常能引起上述方面的病理改变。因此,询问月经、带下等情况,可作为诊断妇科或其他疾病的依据。

(一) 问月经

问月经主要询问月经周期、行经天数、经量、经色、经质,以及有无痛经、闭经等,以了解脏腑的功能和气血的盛衰、运行等情况。

(1) 经期:月经先期,多为气虚失摄或血热妄行;月经后期,多为精血亏虚或寒凝血瘀;月经先后不定期,多为肝气郁滞或脾肾虚损。

(2) 经量:月经量多,多属气虚不摄或血热妄行;月经量少,多属精血亏损或寒凝血瘀;闭经,多属肝肾不足、气血虚弱或气滞血瘀。

(3) 经色、经质:经色淡红质稀,多为气虚血少;经色深红质稠,多为血热;经色紫黯夹有血块,多为血瘀。

考点:问经带的内容及临床意义

(4) 痛经:经前或经期小腹胀痛或刺痛,多属气滞或血瘀;小腹冷痛,得温则减,多属寒凝或阳虚;经期或经后小腹隐痛,多属气血两虚。

(二) 问带下

问带下重点询问带下的量、色、质和气味等情况。带下量多,色白质稀如清涕,淋漓不断者,多属脾肾阳虚,寒湿下注;带下色黄质黏,气味臭秽者,多属湿热下注。

八、问 小 儿

问小儿,除了一般的问诊内容外,还要注意询问小儿出生前后的情况,出生后的预防

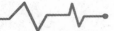

接种、传染病史,以及常易引起小儿疾病的因素如外感、饮食、惊吓等。

第4节 切　诊

切诊是医生用手对患者体表进行触、摸、按、压,从而获得辨证资料的诊察方法。包括脉诊和按诊两部分。

一、脉　诊

脉诊又称"切脉"、"候脉",是医生用手指触按患者脉之搏动,体察脉之形象,以了解病情、辨别病证的诊察方法。脉,指脉道,是气血运行的道路。脉象是心动应脉,脉动应指的形象。人体脏腑的病变,会引起气血运行发生变化,必然促成脉象的改变。因此,切脉对了解脏腑气血盛衰,判断疾病的病位、性质均有重要意义。脉诊有遍身诊法与寸口诊法,本节只介绍寸口诊法。

📚 链　接

起死回生术

《史记》称扁鹊是最早应用脉诊的医生。一次,扁鹊路过虢国,听说虢太子暴亡,举国悲哀。扁鹊诊之,问明情况,仔细诊脉,认为太子只是突然昏倒不省人事,鼻息微弱像死去一样的"尸厥"证。扁鹊精心调治,虢太子果真苏醒并逐渐康复。从此,人们传说扁鹊有起死回生术。

(一) 寸口诊法

1. 定义　寸口又称气口或脉口。寸口诊法是医生用食、中、无名指切按患者掌后高骨(桡骨茎突)内侧一段脉动(桡动脉搏动)的一种诊察方法。寸口又分为寸、关、尺三部,以桡骨茎突为标记,其内侧为关,关前为寸,关后为尺(图6-4)。两手各有寸、关、尺三部。寸关尺分候不同脏腑,左手寸、关、尺分候心、肝、肾;右手寸、关、尺分候肺、脾、命门。

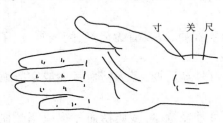

图6-4　寸关尺部位示意图

2. 诊脉方法及注意事项　诊脉以清晨为佳。平时诊脉应让患者在安静的环境中休息片刻,减少运动、情绪和饮食等干扰。患者取坐位或仰卧位,前臂自然伸展,与心脏平齐,手腕舒展,掌心向上,手指自然弯曲,在腕关节下垫松软的脉枕,使寸口显露。

医生用中指定关,食指定寸,无名指定尺,三指呈弓形,指头平齐,以指腹按触脉体。布指的疏密与患者身长成正比。三指平布同时切脉,称为"总按";只用一指候脉,称为"单按"。临床上,总按与单按常配合使用。对3岁以上的小儿,可用一指(拇指)定关法。

指法有举、按、寻三种基本指法。手指轻轻按在皮肤上为浮取,名为"举";用力重按至筋骨为沉取,名为"按";不轻不重,中度用力按至肌肉为中取,名为"寻"。寸、关、尺三部,每部有浮、中、沉三候,合称"三部九候"。

一呼一吸称为"一息"。医生在诊脉时应当调匀呼吸,静心宁神,以自己的呼吸计算患者的脉搏次数。诊脉时间不应少于1min,必要时还可适当延长,不至于遗漏结代脉。

(二) 常脉

正常的脉象称为常脉,又称平脉,具有胃、神、根三个特点。有胃,指脉势和缓,从容流利,表示脾胃功能健旺,营养良好;有神,指脉象柔和有力,节律整齐,表示气血充盈,心神健旺;有根,指尺脉有力,沉取不绝,表示肾气充足。

常脉可受年龄、性别、体质、气候等因素的影响而略有改变。如小儿较成人脉快;女子脉稍细濡;胖人脉较沉;瘦人脉较浮;夏季脉较洪;冬季脉较沉。也有桡动脉位置异常所致的"斜飞脉"和"反关脉",不属病脉。

（三）常见病脉及主病

（1）浮脉:轻按即得,重按反减,举之有余,按之不足,如水上漂木,主表证。浮而有力为表实;浮而无力为表虚。但久病、重病见浮脉,多浮大无力,不可误作外感论治。

（2）沉脉:轻取不应,重按始得,举之不足,按之有余,如石沉水底,主里证。沉而有力为里实证;沉而无力为里虚证。

（3）迟脉:脉来迟缓,一息不足四至(脉搏每分钟60次以下),主寒证。迟而有力为实寒;迟而无力为虚寒。但邪聚热结,阻滞血脉流行,亦见迟脉,如阳明腑实证。故不可概以迟为寒,当四诊合参。

（4）数脉:脉来急促,一息六至以上(脉搏每分钟90次以上),主热证。数而有力为实热;数而无力为虚热。

（5）虚脉:三部脉举按寻皆无力,即举之无力,按之空虚,应指松软,主虚证。

（6）实脉:三部脉举按寻皆有力,即脉来去俱盛,坚实有力,主实证。

（7）洪脉:脉形宽大,应指浮大有力,来盛去衰,如波涛汹涌,主热甚。

（8）细脉:脉细如线,应指明显,主虚证、湿证。

（9）弦脉:端直而长,如按琴弦,主肝胆病、痛证、痰饮。

（10）紧脉:脉来绷急,如牵绳转索,主实寒证、痛证。

（11）滑脉:往来流利,应指圆滑,如珠走盘,主痰饮、食滞、实热。妇女妊娠亦可见。

（12）涩脉:往来艰涩不畅,如轻刀刮竹,主精伤、血少、气滞血瘀。

（13）濡脉:浮而细软,按之无力,如絮浮水,主虚证、湿证。

（14）结脉:脉来缓而时有一止,止无定数,主阴盛气结、寒痰血瘀、癥瘕积聚。

（15）促脉:脉来数而时有一止,止无定数,主阳盛实热,气血、痰饮、宿食停滞。

（16）代脉:脉来缓而时有一止,止有定数,良久方来,主脏气衰微(表6-4)。

表 6-4　脉诊简表

脉象	特点	主病
浮脉	轻按即得,重按反减,如水上漂木	表证
沉脉	轻取不应,重按始得,如石沉水底	里证
迟脉	脉来迟缓,一息不足四至	寒证
数脉	脉来急促,一息六至以上	热证
虚脉	三部脉举按寻皆无力	虚证
实脉	三部脉举按寻皆有力	实证
洪脉	脉形宽大,来盛去衰,如波涛汹涌	热甚
细脉	脉细如线,应指明显	虚证、湿证
弦脉	端直而长,如按琴弦	肝胆病、痛证、痰饮
紧脉	脉来绷急,如牵绳转索	实寒证、痛证
滑脉	往来流利,应指圆滑,如珠走盘	痰饮、食滞、实热
涩脉	往来艰涩不畅,如轻刀刮竹	精伤、血少、气滞血瘀
濡脉	浮而细软,按之无力,如絮浮水	虚证、湿证
结脉	脉来缓而时有一止,止无定数	阴盛气结、寒痰血瘀、癥瘕积聚
促脉	脉来数而时有一止,止无定数	阳盛实热,气血、痰饮、宿食停滞
代脉	脉来缓而时有一止,止有定数	脏气衰微

考点:常见病脉的特点及主病。

二、按　诊

按诊是医生对患者肌肤、脘腹、手足等部位进行触摸、按压,了解其温凉、润燥、软硬、压痛、肿块等异常情况,以推断疾病的部位和性质的一种诊察方法。

(一) 按肌肤

按肌肤主要触按肌肤的温凉、润燥、弹性、肿胀等。肌肤灼热,为热证;肌肤清冷,为寒证。肌肤湿润,多为汗出或津液未伤;肌肤干燥,多为无汗或津液已伤。按之凹陷不起者,为水肿;随手而起者,为气肿。

(二) 按脘腹

按脘腹主要触按脘腹之软硬、温凉、压痛、包块等。脘腹疼痛,按之痛减,局部柔软者,为虚证;按之痛剧,局部坚硬者,为实证。腹部肿块推之不移,痛有定处,按之有形者,为癥积,病属血分;肿块推之可移,痛无定处,聚散不定者,为瘕聚,病属气分。

(三) 按手足

按手足主要了解手足的温凉。手足俱冷者,多为阳虚寒盛;手足俱热者,多为阳热炽盛。手掌心热者,多为内伤虚热;掌背热甚者,多为外感实热。

小结

诊法是在中医基础理论的指导之下,以直观方法探求人体生理病理的方法。诊法包含望、闻、问、切四诊,是中医诊断疾病的基本方法。望诊是对患者的神、色、形态、舌质、舌苔、排泄物、分泌物等进行观察,以了解疾病的变化;闻诊是听患者的语声大小、呼吸粗细、咳嗽轻重等,以及闻某些气味,以了解病情;问诊是询问患者的发病原因、自觉症状、病情变化、诊治经过及既往情况等,以了解疾病的变化;切诊是通过切脉及按肌肤、胸腹、手足、腧穴等,以了解病情。四诊是从不同的侧面、不同的角度诊察、了解病变的反映。四诊之间相互联系、互为补充,各有其独特之处,不能互相代替。其中,舌诊、脉诊等内容充分体现中医诊察疾病的传统特点,但不应把它神秘化,必须将它们有机地结合起来,即所谓"四诊合参",才能全面系统地了解病情,做出正确的诊断,从而为辨证论治提供依据。任何只强调某一种诊法的重要性,而忽视其他诊法的做法,都是片面的。

 目标检测

选择题

A₁ 型题

1. 神在全身皆有表现,但最突出地表现于

   A. 语言　　　B. 动态　　　C. 目光

   D. 表情　　　E. 应答反应

2. 青色可见于下列哪项病证

   A. 血虚证　　B. 气虚证　　C. 痰饮证

   D. 瘀血证　　E. 气脱证

3. 满面通红多属于何证

   A. 实热证　　B. 虚热证　　C. 戴阳证

   D. 肝胆湿热　E. 脾胃湿热

4. 脏腑在舌面上的分布,一般认为舌尖属于

   A. 肾　　　　B. 肝胆　　　C. 心肺

   D. 脾胃　　　E. 大小肠

5. 黄苔一般主

   A. 寒证　　　B. 热证　　　C. 痰饮

   D. 湿证　　　E. 瘀血

6. 下列哪项属于观察苔质的内容

   A. 颤动舌　　B. 红舌　　　C. 歪斜舌

   D. 剥脱苔　　E. 黄苔

7. 得神的表现提示

   A. 精充气足神旺,属无病或病轻

B. 正气不足,神气不旺

C. 正气大伤,精气亏虚

D. 精气衰竭,虚阳外越

E. 阴阳离绝

8. 根据经络在头部的分布,厥阴经痛者多在

   A. 后项部　　　B. 头两侧　　　C. 后头部

   D. 头顶部　　　E. 前额

9. "有根"脉象是指

   A. 不浮不沉　　　B. 节律一致

   C. 从容和缓　　　D. 尺脉沉取有力

   E. 不大不小

10. 候脉时,成人一息脉动几次为正常

   A. 3～4次　　　B. 4～5次　　　C. 5～6次

   D. 6～7次　　　E. 7～8次

11. 右手寸口的关部对应的脏腑是

   A. 肝胆　　　B. 脾胃　　　C. 心

   D. 肾　　　E. 命门

12. 数脉的脉象主病常为

   A. 表证　　　B. 里证　　　C. 寒证

   D. 热证　　　E. 实证

A₂型题

13. 患者腹部痞胀,纳呆呕恶,肢体困重,身热起伏,汗出热不解,尿黄便溏。其舌象应是

   A. 舌红苔黄腻　　　B. 舌红苔黄糙

   C. 舌绛苔少而干　　　D. 舌绛苔少而润

   E. 舌红苔白而干

14. 患者突然昏倒,口吐涎沫,四肢抽搐,醒后如常,可诊断为

   A. 狂证　　　B. 癫证　　　C. 痫证

   D. 中暑　　　E. 心阳暴脱

15. 患者恶寒发热,头身疼痛,无汗,鼻塞流涕,脉浮紧。其舌苔应是

   A. 白厚　　　B. 薄白　　　C. 黄腻

   D. 花剥　　　E. 白腻

16. 一患者经常夜间睡后汗出不止,醒则自止,称为

   A. 盗汗　　　B. 自汗　　　C. 绝汗

   D. 战汗　　　E. 黄汗

17. 一患者,面目一身俱黄,皮色鲜明如橘色,应诊为

A. 湿疹　　　B. 阳黄　　　C. 阴黄

D. 水痘　　　E. 水肿

18. 大便夹有不消化食物,酸腐臭秽者,多因

   A. 大肠湿热　　　B. 寒湿内盛

   C. 伤食积滞　　　D. 脾胃虚弱

   E. 肝胃不和

A₃型题

患者淋雨后、喷嚏、鼻塞、流清涕、怕冷、发热、头痛。3日后就诊,体温39℃,口渴欲饮,尿黄短少,舌红苔黄腻,脉数。

19. 该患者开始患病时的证属于

   A. 表证　　　　　　B. 里证

   C. 半表半里证　　　D. 表里同病

   E. 以上都不是

20. 该患者就诊时的证属于

   A. 表证　　　　　　B. 里证

   C. 半表半里证　　　D. 表里同病

   E. 以上都不是

21. 该患者的病变发展趋势是

   A. 表寒里热　　　B. 表热里寒

   C. 由表及里　　　D. 由里及表

   E. 以上都不是

B型题

22、23题共用备选答案

   A. 阳气不足　　　B. 营血亏虚

   C. 阳气暴脱　　　D. 虚阳上越

   E. 阴虚

22. 面色淡白而瘦弱多是

23. 面色淡白而虚浮多是

24、25题共用备选答案

   A. 颗粒细而致密

   B. 苔面有油腻状黏液

   C. 二者均有

   D. 二者均非

   E. 以上都不是

24. 腐苔的特点是

25. 腻苔的特点是

(刘　辉)

第7章 辨　证

辨证,即辨别和分析疾病的证候,是中医认识疾病和诊断疾病的方法。即将四诊(望、闻、问、切)所收集的症状和体征等资料,通过分析、综合,判断疾病的原因、病变部位、疾病性质及邪正盛衰等情况,从而做出正确的诊断。

中医辨证方法主要有:八纲辨证、气血津液辨证、脏腑辨证、卫气营血辨证、六经辨证、三焦辨证等。八纲辨证是各种辨证的总纲,气血津液辨证、脏腑辨证是各种辨证的基础。

第1节　八纲辨证

八纲,即阴、阳、表、里、寒、热、虚、实八个辨证纲领。八纲辨证是根据四诊收集的资料,进行综合分析,将复杂的临床证候归纳概括为表里、寒热、虚实、阴阳八个辨证的纲领,用以分析和判断疾病的原因、部位、性质邪正盛衰情况。

案例 7-1

患者,男,39 岁。1 日前下班途中淋雨,全身淋湿,现在恶寒重,发热轻,咳嗽,鼻塞流清涕,头身酸痛。查:咽部未见充血,扁桃体不肿大,舌苔薄白,脉浮紧。

思考与讨论

同学们能说出该患者的诊断吗?

一、表里辨证

表里辨证是辨别疾病的病位及病势深浅的两个纲领。表证是指病变在皮毛、肌肉和经络,病邪侵犯部位尚浅,病情较轻,病程较短;里证是指病变在脏腑、气血、骨髓,病邪侵犯部位较深,病情较重,病程较长。

(一) 表证

表证是六淫、疫疠、虫毒等邪气经皮毛、口鼻侵入人体肌表,正气抗邪所表现出的系列证候,具有起病急、病程短、病位浅和病情轻的特点,主要见于外感病初期阶段。

【临床表现】 以恶寒(或恶风)发热、头身疼痛、舌苔薄白、脉浮为主要特征,常兼有鼻塞、流涕、喷嚏、咳嗽、咽喉痒痛等症状。

【证候分析】 六淫邪气侵犯肌表,正邪交争于表,卫气宣发失职,故郁而发热;卫阳被遏,不得温煦肌表则恶寒,所以恶寒与发热必须同时并见。邪气闭阻经络,使气血运行不畅,不通则痛,故见头身疼痛;外邪从皮毛、口鼻而入,肺气郁而不得宣降,故有鼻塞、喷嚏、咳嗽、咽喉痒痛等症状;病邪在表,尚未传里,舌象少有变化,则见苔薄白;外邪袭表,正气与邪气交争于表,故见脉浮。

临床上因病邪的性质有寒热之不同,人体的正气有强弱之分,表证可分为表寒证、表热证、表虚证、表实证(表 7-1)。

表7-1 表证寒热虚实证候的鉴别

表证类别	临床主要证候
表寒证	恶寒重,发热轻,舌苔薄白而润,脉浮紧
表热证	发热重,恶寒轻,舌苔薄少津,脉浮数
表虚证	发热,恶风,有汗,脉浮缓
表实证	恶寒(或恶风)发热,无汗,脉浮紧

【临床表现】 里证的临床表现复杂,凡非表证的一切证候皆属里证。其基本临床特点是:以脏腑症状为主要特征,无新起恶寒发热症状,一般来说病情较重,病程较长。具体证候表现见脏腑辨证等有关章节内容。

【证候分析】 里证的形成原因有三种:一是外感六淫之邪,内传入里,侵犯脏腑而成;二是外邪直接入里侵犯脏腑,比如寒邪直接损伤脾胃,所导致的脾胃阳虚证的一系列临床症状;三是七情内伤、饮食劳倦等因素,直接引起脏腑功能失调而出现的各种病证。所以,里证以脏腑症状为主要临床证候,无新起恶寒发热症状,一般来说病情较重,病程较长,舌象有明显的变化,脉象见沉脉。

（三）半表半里证

半表半里证是指外感病邪由表入里的过程中,正邪相争,少阳枢机不利,临床表现其病位不全在于表,也未全在于里,而是介于表里之间的一类证候。

【临床表现】 寒热往来,胸胁苦满,心烦喜呕,不欲饮食,口苦咽干,目眩,脉弦等。

【证候分析】 外感病邪由表入里的过程中,正邪相争处于相持状态,少阳枢机不利,故见寒热往来;少阳经脉循行于胸胁,经脉阻滞不畅,故胸胁苦满;肝胆疏泄失职,胆火上犯,且横犯脾胃,故有心烦喜呕、不欲饮食、口苦咽干、目眩等症状;弦脉为肝胆病证的脉象。

表证与里证的鉴别如下(表 7-2)。

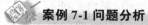

案例 7-1 问题分析

案例 7-1 的诊断即是表寒证。

（二）里证

里证是泛指病变部位在内,由于脏腑、气血、骨髓等感受病邪所表现的证候。

考点:表证与里证的鉴别要点。

表7-2 表证与里证的鉴别

证候	病程	寒热	证候特征	舌象	脉象
表证	新病,病程短	恶寒发热同时并见	以头身疼痛、鼻塞或喷嚏为常见症状	舌苔少有变化	浮脉
里证	久病,病程长	但寒不热或但热不寒	以内脏证候为主,如咳嗽、心悸、腹痛等症状	舌苔多有变化	沉脉

二、寒 热 辨 证

寒热是辨别疾病性质的两个纲领。寒证与热证是机体阴阳偏盛偏衰的具体表现,阴盛或阳虚表现为寒证,阳盛或阴虚表现为热证。即所谓"阳盛则热,阴盛则寒","阳虚则寒,阴虚则热"。

（一）寒证

寒证是机体感受寒邪,或阳虚阴盛,机体功能活动衰减所表现的一类证候。寒证多因外感寒邪,或内伤久病,或过食生冷,损伤阳气,阴寒内盛所致。

【临床表现】 恶寒喜暖,肢冷蜷卧,口淡不渴或喜热饮,面色苍白,小便清长,大便稀溏,舌质淡,苔白而润滑,脉沉迟或沉紧。

【证候分析】 寒证多因感受寒邪或内伤久病,阳气不足,阴寒偏盛所致。阳气虚弱或为外邪所伤,不得温煦周身,故见恶寒、肢冷等症状;阳虚不得温化水液,故小便清长;寒邪伤脾,或脾阳久虚,运化失职,故见大便稀溏;阳虚而寒湿内生,则见舌质淡,苔白而润滑;机体阳气不足,故见脉沉迟。

(二) 热证

热证是机体感受热邪,或阴虚阳盛,机体功能活动亢进所表现的一类证候。热证多因感受阳热之邪;或寒湿内郁化热;或七情内伤,郁而化火;或过度进食辛辣,蓄积化热等因素,导致脏腑阳气亢盛和阴液亏损的一类证候。

【临床表现】 恶热喜凉,手足心热,烦躁不宁,口渴喜冷饮,面红目赤,小便短赤,大便秘结,舌质红,苔黄燥,脉数。

【证候分析】 机体阳热偏盛,津液耗伤,故见恶热喜凉、口渴喜冷饮、小便短赤、大便秘结;热扰心神,则烦躁不宁;热邪上炎,见面红目赤、舌质红、苔黄燥;阳热亢盛,故见数脉。

寒证与里证的鉴别如下(表7-3)。

考点:寒证与热证的鉴别要点。

表7-3 寒证与热证的鉴别

证候	面色	寒热	口渴	肢体	二便	舌象	脉象
寒证	白	恶寒喜暖	口淡不渴	手足厥冷	小便清长 大便溏薄	舌淡苔白	沉迟
热证	赤	恶热喜凉	口渴喜冷饮	手足心热	小便短赤 大便秘结	舌红苔黄	数

三、虚实辨证

虚实是辨别人体正气强弱和病邪盛衰的两个纲领。虚证是指机体的精、气、血、津液等不足表现出生理功能减退的一类证候;实证是指感受外邪,或人体阴阳失调,邪气亢盛表现出邪气盛而正气未虚的一类证候。《素问·通评虚实论》说:"邪气盛则实,精气夺则虚。"

(一) 虚证

虚证是以人体的正气虚弱,生理功能减退所产生的一类证候。虚证的形成,包括先天不足和后天失养两方面,如体质素弱,或久病耗伤正气,或年老体弱,或因失血、失精、大汗等而失治、误治,或因外邪侵袭损伤正气等。

【临床表现】 临床上分为气虚、血虚、阴虚、阳虚证。

(1) 气虚证:面白无华,少气懒言,语声低微,或心悸气短,神疲自汗,活动后加剧,舌质淡,脉虚弱。

(2) 血虚证:面色萎黄,唇舌色淡,爪甲不荣,眩晕,心悸失眠,手足麻木,或见妇女经行量少或经闭,舌质淡,脉细弱。

(3) 阴虚证:面容瘦削不荣,身疲乏力,五心烦热,午后潮热,颧红,盗汗,咽干口燥,小便短赤,舌质红绛,少苔,脉细数。

（4）阳虚证：面色淡白或晦暗,形寒肢冷,精神委靡,食少纳差,口淡不渴,大便稀溏,小便频数或失禁,舌质胖嫩,苔白,脉沉迟无力。

【证候分析】 人体因体弱,或内伤久病,或外邪侵袭,或因失血、失精等病理因素,耗伤正气,脏腑功能受损,故见少气懒言、语声低微、心悸气短、精神委靡、食少纳差、舌质淡、脉虚弱等症。机体阳气不足,温运或固摄乏力,则有面色淡白或晦暗、形寒肢冷、神疲自汗、小便清长、大便稀溏等症状;阳气虚,阴寒内盛,故舌质胖嫩、苔白、脉沉迟无力。阴血虚,濡养滋润能力减弱,则见面色萎黄、唇舌色淡、爪甲不荣、眩晕、心悸失眠、手足麻木;阴虚阳亢,耗伤津液,则见五心烦热、午后潮热、颧红、盗汗、咽干口燥、小便短赤、舌质红、苔少、脉细数。

（二）实证

实证是指人体感受外邪,邪气亢盛,正气未衰,邪正斗争剧烈,所产生的机体功能亢进的一类证候。实证的形成,多由外邪侵袭人体,或脏腑气血运行障碍,导致病理产物生成,如瘀血、痰饮、水湿等停滞体内所致。

【临床表现】 发热烦躁,呼吸气粗,胸胁、脘腹胀满,疼痛而拒按,痰涎壅盛,大便秘结,小便不利,或有痰饮、瘀血、水湿、食滞等,舌质老,苔厚腻,脉实有力。

【证候分析】 因感受实邪的性质不同,以及实邪停滞部位不同,故临床证候亦有区别。邪气亢盛,正气未衰,邪正斗争剧烈,故见发热、脉实有力;实邪扰心,则烦躁不宁;实邪阻滞于肺,肺气失于宣降,则见胸胁胀满、呼吸气粗、痰涎壅盛;邪气积滞于肠胃,腑气不通,则脘腹胀满、疼痛拒按、大便秘结;邪气阻遏,膀胱气化不利,则小便不利;邪浊上蒸,舌苔多见厚腻。

考点:虚证与实证的鉴别要点。

虚证与实证的鉴别如下(表7-4)。

表7-4 虚证与实证的鉴别

证候	病程	形体	精神	声息	疼痛	寒热	二便	舌象	脉象
虚证	长	虚弱	委靡	声低息微	喜按	畏寒或五心烦热	小便清长 大便稀溏	舌质嫩 苔少	细弱
实证	短	壮实	尚好	声高气粗	拒按	恶寒或壮热	小便不利 大便秘结	舌苍老 苔厚腻	实而有力

四、阴阳辨证

阴阳是概括疾病证候类别的总纲领。各种疾病所表现的证候虽然复杂多变,但都可以分属于阴证和阳证两大类别。即表、实、热证属于阳证;里、虚、寒证属于阴证。

（一）阴证

阴证是机体阳气虚衰,阴寒偏盛或寒邪凝滞的证候。

【临床表现】 精神委靡,声低气短,懒言,或咳喘无力,面色淡白或晦暗,形寒肢冷,纳差,口淡不渴,便溏,小便清长,舌质淡嫩,苔白润,脉迟弱。

【证候分析】 "阴盛则寒"、"阳虚则寒",各种阴证多见于年老体弱,或久病导致阳气虚弱,脏腑功能衰减,不能温煦全身,故表现为精神委靡、面色淡白、畏寒肢冷、便溏、小便清长、舌质淡嫩、苔白润、脉迟弱等症状。

（二）阳证

阳证是指机体阳气亢盛，或邪热炽盛的证候。

【临床表现】 面赤，身热，烦躁不安，气粗声高，呼吸急促，痰涎壅盛，口渴喜冷饮，小便短赤，大便燥结，舌质红绛，苔黄燥，脉滑数有力。

【证候分析】 "阳盛则热"，各种阳证多见于体质壮实，新病或初病之体，邪热炽盛，机体正气未衰，实邪与正气激烈交争，或因脏腑阳气偏亢进，故表现为身热烦躁、气粗声高、口渴喜冷饮、小便短赤、大便燥结、舌红绛、苔黄燥、脉数有力等症状。

阴证与阳证的鉴别如下（表7-5）。

表7-5　阴证与阳证的鉴别

证候	面色	寒热	精神	声息	口渴	二便	舌象	脉象
阴证	淡白	畏寒肢冷	精神委靡	声低气短	口淡不渴	小便清长大便稀溏	舌淡嫩苔白	脉迟弱
阳证	赤	身热喜凉	烦躁不安	声高气粗	渴喜冷饮	小便短赤大便燥结	舌红绛苔黄燥	脉数有力

（三）亡阴与亡阳

亡阴与亡阳是疾病过程中的危重证候，多为高热大汗不止，或剧烈吐泻，或失血过多，阴液或阳气迅速而大量消耗的一类危重现象。

1. 亡阴

【临床表现】 汗出而黏，身热，面色潮红，烦躁，呼吸短促，渴喜冷饮，甚则昏迷，舌红绛少津，脉细数无力。

【证候分析】 多因高热，或失血过多，或剧烈吐泻，或大面积烧伤，导致阴液脱失，甚至衰竭，阳气浮越之危重现象，故见热象。

2. 亡阳

【临床表现】 汗冷淋漓，四肢厥冷，气息微弱，面色苍白，表情淡漠，口不渴或喜热饮，甚则昏迷，舌淡，脉微弱。

【证候分析】 多因大量汗出，或剧烈吐泻，导致体内阳气严重耗损，阳气欲脱之危重现象，故见寒象。

亡阴证与亡阳证的鉴别如下（表7-6）。

表7-6　亡阴证与亡阳证的鉴别

证候	面色	寒热	汗出	气息	口渴	舌象	脉象
亡阴证	潮红	身热烦躁	汗出而黏	呼吸短促	渴喜冷饮	红绛少津	细数弱
亡阳证	淡白	四肢厥冷	冷汗淋漓	气息微弱	口淡不渴	舌质淡	微弱

阴阳之间是既相互对立，又依存互根的，阴液耗损必累及阳气，阳气耗伤必损及阴液，因此，亡阴可导致亡阳，而亡阳亦可导致亡阴。临床上若出现亡阴、亡阳证要高度关注，应迅速辨证并及时救治。

五、八纲辨证的相互关系及运用

表与里、寒与热、虚与实、阴与阳这八项辨证的基本纲领，在临床辨证中不是单纯地或孤立地存在,而是错综复杂的,既有互相联系,又可以在一定条件下互相转化。因此,归纳起来,八纲之间存在相兼、错杂、真假、转化的关系。

（一）相兼

两个纲以上的证候同时出现。如表证见于外感病的初期阶段,临床上因病邪的性质有寒热的不同,人体的正气有强弱之分,表证可分为表寒证、表热证、表虚证、表实证。

（二）错杂

在临床证候辨证中,患者同时出现了性质相互对立的两个纲证候。如寒热错杂、虚实夹杂、表里同病等。

（三）真假

当疾病发展到危重阶段时,出现一些与疾病本质相反的假象。如真热假寒、真寒假热、真实假虚、真虚假实等。

（四）转化

在临床疾病中,某一纲的证候向其对立的一方转化。表与里之间、寒与热之间、虚与实之间、阴与阳之间,它们既是相互对立,又可在一定条件下相互转化的。

第2节 气血津液辨证

气血津液辨证,就是运用气血津液理论,分析、辨别气、血、津液等各方面的病理变化。气、血、津液病变与脏腑辨证密切相关,应当互相合参。气血津液辨证分为气病辨证、血病辨证、津液病辨证。

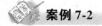
案例 7-2

患者,女,34岁。月经过后多半年,伴神疲乏力、面色不华、失眠健忘、舌质淡、脉细弱。医生给予归脾丸,一日3次,每次10g。3个月后病愈。

思考与讨论

患者为何证?

一、 气 病 辨 证

气是构成和维持人体生命活动的最基本物质,具有运动的属性。气病证候在临床上可分为气虚证、气陷证、气滞证和气逆证。

（一）气虚证

【临床表现】 神疲乏力,少气懒言,自汗,头晕,诸症动则加剧,舌淡胖,苔白,脉虚无力。

【证候分析】 无力为本证的辨证要点。气盛则脏腑功能旺盛,气衰则脏腑功能减退。本证多由久病体虚,劳累过度,年老体弱,或后天营养不良等原因,导致元气虚损,脏腑功能减退,多见肺、脾气虚。元气虚损,脏腑功能减退,故精神疲惫、少气懒言、乏力;卫气虚弱,皮毛不固,则自汗;气虚头目不得荣养,则头晕目

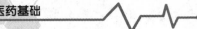

眩;劳则气耗,则活动后诸证候加重;舌淡胖,苔白,脉虚无力,为气虚之象。

【治疗方法】 补气,方用四君子汤。

(二) 气陷证

【临床表现】 面白无华,少气倦怠,眩晕,纳呆便溏,或久泄久痢,小腹坠胀,脱肛或子宫脱垂,舌淡苔白,脉弱。

【证候分析】 气虚证加下陷证为本证的辨证要点。本证以内脏下垂为审证关键。由气虚证发展而来,乃气虚无力升举反致下陷的证候。气虚头面不得荣养,则头晕目眩、少气倦怠、面白无华;脾气虚,运化失职,故纳呆便溏,或久泄久痢;气虚无力升举内脏,则脱肛或子宫脱垂;舌淡苔白,脉弱,为气虚之象。

【治疗方法】 补中益气,方用补中益气汤。

(三) 气滞证

【临床表现】 胸胁及脘腹胀闷、窜痛,时重时轻,嗳气或矢气后诸症减轻,舌边红,脉弦。

【证候分析】 本证以胀、痛为辨证要点,是由情志不舒,邪气内阻,或阳气虚弱,温运无力而致气机阻滞,运行不畅的证候。气机以畅为贵,气机郁滞,轻则闷胀,重则疼痛;气聚散无常,则疼痛走窜,时重时轻。

【治疗方法】 行气,方用柴胡疏肝散或五磨饮子。

(四) 气逆证

考点:气虚证、气陷证、气滞证和气逆证的辨证内容。

【临床表现】 咳嗽,喘息;呃逆,嗳气,恶心呕吐;头痛,眩晕,昏厥,呕血。

【证候分析】 本证以上逆为辨证要点,是指气机上逆不降的证候,多见肺、胃、肝气上逆。肺气上逆,为咳喘;胃气上逆,则呃逆、嗳气、呕吐;肝气上逆,则头痛、眩晕,甚则呕血。

【治疗方法】 理气降逆,方用苏子降气汤或旋覆代赭汤。

气病辨证的鉴别如下(表7-7)。

表7-7 气病辨证的鉴别

辨证类型	病因病机	主要证候	治疗方法
气虚证	元气虚损	神疲乏力,少气懒言,头晕,自汗,诸症动则加剧,舌淡,脉虚无力	补气 四君子汤
气陷证	气虚下陷	面白无华,少气倦怠,眩晕,小腹坠胀,脱肛或子宫脱垂,舌淡苔白,脉弱	补中益气 补中益气汤
气滞证	气机阻滞	胸胁、脘腹胀痛,嗳气或矢气后诸症减轻,舌边红,脉弦	行气 柴胡疏肝散
气逆证	气机上逆	咳嗽,喘息;呃逆,嗳气,恶心呕吐;头痛,眩晕,昏厥,呕血	理气降逆 苏子降气汤

二、 血 病 辨 证

血病可分为血虚证、血瘀证和血热证。

(一) 血虚证

【临床表现】 面白无华或萎黄,唇甲色淡,倦怠乏力,头晕,心悸,两目干涩,失眠多梦,手足麻木,妇女经少、闭经,舌质淡,脉细弱。

【证候分析】 淡白,乏力为本证的辨证要点。多因久病损伤,或因病失血,或后天脾虚所致。本证是血液亏虚,全身各组织器官失其濡养的证候。血不营色,则色淡白;不养全身,则乏力;血虚不上荣清窍,则面白无华或萎黄、唇色淡白、头晕、两目干涩;血不养心,则心悸、失眠多梦;肢体失养,则手足麻木、指甲色淡;冲任血虚,则妇女经少、闭经;舌质淡,脉细无力,为血虚之征。

【治疗方法】 补血,方用四物汤、归脾汤。

 案例7-2问题分析

案例7-2的诊断即为血虚证。

（二）血瘀证

【临床表现】 面青唇紫,肿块或痛处固定,痛如针刺,拒按,或见出血,有血块,血色紫暗,或肌肤甲错,舌质紫暗有瘀斑,脉涩。

【证候分析】 刺痛不移,青紫为本证的辨证要点。本病多由寒凝、气滞、气虚、外伤所致,是血行受阻,血液瘀滞的证候。瘀血停积,不通则痛;瘀血阻络,而为肿块、青紫;血脉不通而外溢,则为出血。

【治疗方法】 活血化瘀,方用血府逐瘀汤或桃红四物汤。

（三）血热证

【临床表现】 身热烦躁,夜间加重,口干不欲饮,或见各种出血证,如咳血、吐血、尿血、衄血、斑疹,妇女月经量多,舌质红绛,脉细数。

【证候分析】 出血和热象为本证的辨证要点。本证为外感热邪,或五志郁火所致,是血分有热,或热入血分的证候。热盛于血分,迫血妄行,而见各种出血证;热入血分,扰乱心神,故身热烦躁、夜间加重;热盛于营血,营气上蒸,故口干不欲饮;舌质红绛,脉细数,为血热之象。

【治疗方法】 清热凉血,方用犀角地黄汤或清营汤。

血病辨证的鉴别如下(表7-8)。

考点:血虚证、血瘀证和血热证的辨证内容。

表7-8　血病辨证的鉴别

辨证类型	病因病机	主要证候	治疗方法
血虚证	血液亏虚	面白无华,唇甲色淡,倦怠乏力,头晕,心悸,两目干涩,失眠多梦,手足麻木,妇女经少或闭经,舌质淡,脉细弱	补血 四物汤、归脾汤
血瘀证	血液瘀滞	面青唇紫,肿块或痛处固定,痛如针刺,拒按,或见出血或肌肤甲错,舌质紫暗有瘀斑,脉涩	活血化瘀 血府逐瘀汤
血热证	热入营血	身热烦躁,夜间加重,口干不欲饮,或见各种出血证,妇女月经量多,舌质红绛,脉细数	清热凉血 犀角地黄汤

三、津液病辨证

津液病辨证是临床各种原因所致机体水液或津液代谢障碍的一类证候,分为津液不足和水液停聚两个方面。

（一）津液不足证

【临床表现】　口干咽燥，低热或潮热，五心烦热，消瘦倦怠，皮肤干燥，大便秘结，小便短赤，舌红少津，苔薄黄，脉细数。

【证候分析】　津液亏少，干燥及便秘为本证的辨证要点。本证多因汗、吐、下太过，或久病等因素导致阴液损耗所致。全身或某些脏腑组织器官失其濡润、滋养，故口干咽燥、皮肤干燥、小便短赤、大便秘结；阴液不足，虚热内扰，则低热或潮热、五心烦热；阴液亏损导致气虚，则消瘦倦怠；舌红少津，苔薄黄，脉细数，为阴虚内热之象。

【治疗方法】　滋养阴液，方用增液汤或生脉散。

（二）水液停聚证

【临床表现】　咳嗽痰多，或胸脘痞满，口淡无味，食少便溏，肢体沉重，头晕目眩，或全身水肿，小便不利，舌胖有齿痕，苔厚腻，脉滑或濡。

【病因病机】　本证以咳、痰、肿为辨证要点。本证多由肺、脾、肾和三焦功能失常，水液内停而成。水湿内停，聚湿生痰，肺失清肃，则咳嗽痰多；痰湿内阻，清阳不升，则头晕目眩；痰湿阻于中焦，胃失和降，则胸脘痞满、口淡无味、食少便溏；水湿内停，脾不化湿，则肢体沉重，或全身水肿；膀胱气化失司，则小便不利；舌胖有齿痕，苔厚腻，脉滑或濡，均为水液停聚之象。

> 考点：津液不足证和水液停聚证的辨证内容。

【治疗方法】　燥湿化痰，方用二陈汤或半夏白术天麻汤。

津液病辨证的鉴别如下（表7-9）。

表7-9　津液病辨证的鉴别

辨证类型	病因病机	主要证候	治疗方法
津液不足证	津液亏虚	口干咽燥，五心烦热，皮肤干燥，大便秘结，小便短赤，舌红少津，苔薄黄，脉细数	滋养阴液 增液汤
水液停聚证	水液停滞	咳嗽痰多，或胸脘痞满，食少便溏，肢体沉重，或水肿，小便不利，舌胖有齿痕，苔厚腻，脉滑或濡	燥湿化痰 二陈汤

第3节　脏腑辨证

脏腑辨证是运用脏象学说的理论，根据脏腑的生理功能特点，结合八纲辨证、气血津液辨证的方法，将四诊所收集到的资料进行分析、归纳与综合，是临床各科辨证的基础。

一、心与小肠病辨证

案例7-3

患者，男，37岁。胃脘部疼痛已10余年，多在受凉或吃冷食后发作，疼痛较剧烈，喜按喜热，食欲尚好，大便正常，舌质淡，苔白润，脉沉弦。

思考与讨论

该患者病在哪一脏腑？为何证？

心主血脉，主神志，开窍于舌，其华在面。心与小肠互为表里关系。心的病变主要表现为血脉运行和神志活动异常方面的证候。小肠主泌别清浊，其病变主要表现为大小便的异常。

（一）心气虚证

【临床表现】　心悸,胸闷,气短,面白无华,神疲体倦,自汗,活动后加重,舌淡苔白,脉细弱或结代。

【证候分析】　心气虚证以心脏及全身功能衰弱为辨证要点。多因久病体虚,或年老体弱,或禀赋不足等原因所致。心主血脉,气为血之帅,心气不足,鼓动无力,血脉不充,故表现为心悸、胸闷、气短、脉细弱;气少血虚,脉气不相接续,则脉结代;心之气血不能上荣于面,故见面白无华、舌质淡白;汗为心之液,气虚不能固摄肌表,而见自汗;神疲体倦,活动则加重,为气虚之候。

【治疗方法】　补益心气,方用养心汤。

（二）心阳虚证

【临床表现】　心悸怔忡,心胸憋闷或疼痛,气短乏力,活动后加重,自汗,形寒肢冷,面色白或见晦暗,舌淡胖,苔白滑,脉细弱或结代。

【证候分析】　心阳虚证以心气虚证加虚寒证为辨证要点。多因久病,或年老体虚,或禀赋不足等原因,阳气耗伤,累及心阳所致。心阳虚多由心气虚发展而来,气虚加之阳气不足,鼓动无力,血脉不充,故表现心悸怔忡、胸闷气短、脉细弱;气少阳虚,脉气不相接续,则脉结代;阳虚不能温煦四肢,则形寒肢冷;心阳不足,血脉运行不畅,胸阳痹阻,故表现心胸憋闷或疼痛。

【治疗方法】　温通心阳,方用桂枝甘草汤。

（三）心血虚证

【临床表现】　心悸,失眠,眩晕,健忘多梦,面色淡白或萎黄,唇舌色淡,脉细弱。

【证候分析】　心血虚证以心悸与血虚证为辨证要点。多因机体气血生化之源不足,或七情内伤,或失血等原因耗伤阴血所致。心血不足,心失濡养,则心悸、失眠、健忘多梦;血不上荣,则眩晕、面色淡白或萎黄、唇舌色淡;血虚脉管空虚,则脉细弱。

【治疗方法】　养血安神,方用四物汤。

（四）心阴虚证

【临床表现】　心悸,健忘,失眠多梦,五心烦热,消瘦,盗汗,口咽干燥,舌红少津,脉细数。

【证候分析】　心阴虚证以在血虚失养的基础上加虚热之证为辨证要点。多因机体气血生化之源不足,或七情内伤,或失血等原因耗伤阴血所致。心血不足,心失濡养,则心悸、失眠、健忘多梦;血属阴,阴血不足,阴虚生内热,则五心烦热、消瘦、盗汗、口咽干燥、舌红少津;脉细数,亦为阴虚内热之象。

【治疗方法】　滋阴清热,方用天王补心丹。

（五）心血瘀阻证

【临床表现】　心悸怔忡,心胸憋闷,或胸骨后刺痛,痛引肩臂,时发时止,舌质紫暗有瘀斑,脉细涩或结代。严重者表现为暴痛欲绝,口唇青紫,肢冷汗出,甚者神昏,脉微欲绝。

【证候分析】　本证以胸部憋闷疼痛,痛引肩臂为辨证要点。此证常继发于心气虚、心阳虚,多因劳累、受寒、饮食、情志内伤等原因,导致气滞、痰浊、瘀血、寒凝等痹阻心脉所引起。心阳不振,心之气血运行不畅,则心悸怔忡、心胸憋闷,或胸骨后刺痛,舌质紫暗有瘀斑;阳虚血瘀,脉气不相接续,则脉细涩或结代;心阳暴脱,血脉凝滞不通,心脉痹阻,则暴痛欲绝、口唇青紫、肢冷汗出,甚者神昏,脉微欲绝。

【治疗方法】 通阳化瘀,方用瓜蒌薤白白酒汤。

(六)痰迷心窍证

【临床表现】 神情呆滞,呕吐痰涎,语言不清,甚则神昏,意识不清,喉中痰鸣,舌苔白腻,脉弦滑。

【证候分析】 本证以神志不清,喉中痰鸣,舌苔白腻为辨证要点。多因外感湿浊邪气,或内伤七情,郁遏中焦,痰浊凝聚,蒙蔽心窍而为病。心主神明,痰浊凝聚,蒙蔽心窍,则神情呆滞、神昏、意识不清;痰涎壅盛,则呕吐痰涎、喉中痰鸣、苔白腻;肝气郁结,湿浊阻塞气机,则脉弦滑。

【治疗方法】 涤痰开窍,方用导痰汤。

(七)心火上炎,移热小肠证

【临床表现】 心烦,失眠,面赤身热,口渴喜冷饮,口舌生疮,小便赤涩,尿道灼痛,或尿血;舌红苔黄,脉数。

【证候分析】 本证以火热上炎,热扰心神及小便赤涩灼痛为辨证要点。心火上炎,移热小肠,故上下均有热。本证多因外感六淫邪气,或情志化火,或过食厚腻辛热等所致。心火上炎,则面赤身热、口舌生疮;火邪内扰心神,则心烦、失眠;热邪灼伤津液,则口渴喜冷饮;心与小肠相表里,心热下移小肠,影响膀胱气化功能,则见小便赤涩、尿道灼痛,或尿血;舌红苔黄,脉数,均为里热证的表现。

【治疗方法】 清心泻火,方用导赤散。

心与小肠病辨证的鉴别如下(表7-10)。

考点:心与小肠病的辨证内容。

表7-10 心与小肠病辨证的鉴别

辨证类型	病因病机	主要证候	治疗方法
心气虚证	心气不足 鼓动无力	心悸,胸闷,气短,面白无华,神疲体倦,自汗,活动后加重,舌淡苔白,脉细弱或结代	补益心气 养心汤
心阳虚证	心阳不足 胸阳痹阻	心悸怔忡,心胸憋闷或疼痛,气短乏力,活动后加重,自汗,形寒肢冷,面色白或见晦暗,舌淡胖,苔白滑,脉细弱或结代	温通心阳 桂枝甘草汤
心血虚证	心血不足 心失濡养	心悸,失眠,眩晕,健忘多梦,面色淡白或萎黄,唇舌色淡,脉细弱	养血安神 四物汤
心阴虚证	心阴亏虚 阴虚内热	心悸,健忘,失眠多梦,五心烦热,消瘦,盗汗,口咽干燥,舌红少津,脉细数	滋阴清热 天王补心丹
心血瘀 阻证	心阳不振 瘀阻心脉	心悸怔忡,心胸憋闷,或胸骨后刺痛,痛引肩臂,时发时止,舌质紫暗有瘀斑,脉细涩或结代。重者暴痛欲绝,口唇青紫,肢冷汗出,神昏,脉微欲绝	通阳化瘀 瓜蒌薤白白酒汤
痰迷心 窍证	痰浊凝聚 蒙蔽心窍	神情呆滞,呕吐痰涎,语言不清,甚则神昏,意识不清,喉中痰鸣,舌苔白腻,脉弦滑	涤痰开窍 导痰汤
心火上炎移 热小肠证	心火炽盛 下移小肠	心烦,失眠,面赤身热,口渴喜冷饮,口舌生疮,小便赤涩,尿道灼痛,或尿血,舌红苔黄,脉数	清心泻火 导赤散

二、 肺与大肠病辨证

肺主气,司呼吸,主宣发、肃降,通调水道,开窍于鼻。肺与大肠互为表里关系。肺的病变主要表现为呼吸功能障碍和水液代谢失常方面的证候。大肠主司传导,其病变主要表现为传导功能失常的证候。

(一)肺气虚证

【临床表现】 咳喘无力,咳声低微,动则气短,少气懒言,痰多清稀,面白自汗,畏风易感冒,舌淡苔白,脉虚弱。

【证候分析】 本证以咳喘无力和气虚证为辨证要点。多因慢性咳喘反复发作,日久不愈损伤肺气所致。肺气虚,宗气不足,则咳喘无力、咳声低微、动则气短;肺主一身之气,肺气虚则表现为全身气虚的征象,故少气懒言、面白自汗、舌淡苔白、脉虚弱;肺气虚不能卫外,故畏风易感冒;肺气虚不能布津,则痰多清稀。

【治疗方法】 补益肺气,方用补肺汤。

(二)肺阴虚证

【临床表现】 干咳无痰,或痰少而黏稠,或痰中有血丝,口燥咽干,声音嘶哑,形体消瘦,午后颧红,潮热盗汗,舌红少津,脉细数。

【证候分析】 本证以干咳痰少和阴虚内热证为辨证要点。多因久病虚损,或痨虫损伤,久咳不愈伤肺,或邪热伤肺,耗损肺阴所致。肺阴虚,肺系失养,宣降失职,故见干咳无痰,或痰少而黏稠、声音嘶哑;阴虚不能制阳,虚火内扰,而见午后颧红、潮热盗汗、舌红少津、脉细数;阴虚火旺,灼伤肺络,则痰中有血丝;阴虚日久,则形体消瘦。

【治疗方法】 滋阴润肺,方用百合固金汤。

(三)风寒犯肺证

【临床表现】 咳嗽,咯痰稀白,或气喘胸闷,鼻塞流清涕,恶寒重,发热轻,无汗,头身疼痛,舌苔薄白,脉浮紧。

【证候分析】 本证以咳嗽兼表证为辨证要点。乃因风寒袭肺,肺失宣降所致。风寒犯肺,肺气失宣,津液不化,凝聚为痰饮,故咳嗽、咯痰稀白;肺失肃降,气道受阻,故气喘胸闷;风寒束于肌表,肺卫失宣,腠理闭塞,故恶寒发热、无汗、头身疼痛;鼻为肺窍,风寒阻肺,其窍不利,故鼻塞流清涕;风寒外束,见舌苔薄白,脉浮紧。

【治疗方法】 宣肺散寒,止咳化痰,方用杏苏散。

(四)热邪壅肺证

【临床表现】 咳嗽气喘,痰稠色黄,或胸痛,咳吐脓血腥臭痰,鼻塞流浊涕,口渴咽痛,便干尿赤,舌红苔黄,脉数。

【证候分析】 本证以咳嗽,咯痰黄稠,胸闷气喘为辨证要点。热邪袭肺,肺之宣降失职,则咳嗽咯痰、气喘;邪热扰肺,灼伤津液,则口渴咽痛、痰稠色黄;热邪袭肺,肺卫失宣,则有发热、微恶风寒;邪热煎熬津液成痰,痰热阻滞肺络,则胸痛、咳吐脓血腥臭痰;便干尿赤,舌红苔黄,脉数,皆为里热炽盛之征。

【治疗方法】 清热化痰,宣肺止咳,方用麻杏石甘汤。

(五)燥邪犯肺证

【临床表现】 干咳,痰少而黏、难咯,鼻咽干燥,或胸痛,咯痰夹血丝,舌苔薄而少津,脉浮数。

【证候分析】 本证以干咳,痰少而黏、难咯,鼻咽干燥为辨证要点,乃因燥邪袭肺,肺失宣降所致。燥邪袭肺,易伤肺津,肺失宣降,故干咳,痰少而黏、难咯,鼻咽干燥;燥邪伤肺,灼伤肺络,肺气不利,故胸痛、咯痰夹血丝;舌苔薄而少津,脉浮数,均为燥邪伤肺所致。

【治疗方法】 清肺润燥,方用桑杏汤。

(六)大肠湿热证

【临床表现】 腹痛,下痢黏液脓血,里急后重,或泄泻臭秽,肛门灼热,或小便短赤,或伴身热口渴,舌质红,苔黄腻,脉滑数。

【证候分析】 本证以腹痛,下痢脓血,或泄泻臭秽为辨证要点。湿热内蕴大肠,阻滞气机,故腹痛,里急后重;湿热伤及气血,腐化为脓血,故见下痢黏液脓血;湿热下注,大肠传导失职,则泄泻臭秽、肛门灼热;热邪内扰,则发热;热邪伤津,则口渴;湿热下注,则小便短赤;舌质红,苔黄腻,脉滑数,均为湿热内蕴之象。

【治疗方法】 清热化湿,方用葛根芩连汤或芍药汤。

肺与大肠病辨证的鉴别如下(表7-11)。

考点:肺与大肠病的辨证内容。

表7-11 肺与大肠病辨证的鉴别

辨证类型	病因病机	主要证候	治疗方法
肺气虚证	肺气亏虚 宣降失司	咳喘无力,咳声低微,动则气短,少气懒言,自汗畏风,舌淡苔白,脉虚弱	补益肺气 补肺汤
肺阴虚证	肺阴虚损 虚热内扰	干咳无痰,痰少而黏,或痰有血丝,咽干声嘶,形瘦,颧红盗汗,舌红少津,脉细数	滋阴润肺 百合固金汤
风寒犯肺证	风寒袭肺 肺卫失宣	咳嗽气喘,咯痰稀白,鼻塞流清涕,恶寒发热,无汗,头身疼痛,舌苔薄白,脉浮紧	宣肺散寒 杏苏散
热邪壅肺证	痰热阻滞 宣降失职	咳嗽气喘,痰稠色黄,或胸痛,咳吐脓血腥臭痰,鼻塞流浊涕,口渴咽痛,便干尿赤,舌红苔黄,脉数	清热化痰 麻杏石甘汤
燥邪犯肺证	燥邪袭肺 损伤肺津	干咳,痰少而黏难咯,或痰夹血丝,鼻咽干燥,舌苔薄而少津,脉浮数	清肺润燥 桑杏汤
大肠湿热证	湿热蕴结 阻滞气机	腹痛,下痢黏液脓血,里急后重,肛门灼热,小便短赤,伴身热口渴,舌质红,苔黄腻,脉滑数	清热化湿 葛根芩连汤、芍药汤

三、脾与胃病辨证

脾主运化,主统血,主肌肉和四肢,开窍于口,其华在唇;胃主受纳和腐熟水谷。脾与胃互为表里关系,二者共同完成饮食物的消化、吸收与输布,为气血生化之源。脾的病变主要反映在运化功能及统摄血液功能出现障碍;胃的病变主要表现在受纳、腐熟水谷及主通降功能失常等方面。

(一)脾气虚弱证

【临床表现】 面色淡白或萎黄,头晕目眩,神疲乏力,食欲不振,纳食减少,脘腹胀满,食后尤甚,大便稀溏,甚则小腹坠胀,阴挺,脱肛,或月经过多,崩漏,便血,尿血,舌淡苔白,脉细弱。

【证候分析】 本证以脾胃症状和气虚症状为辨证要点。脾气虚弱,运化失职,水谷不化,则食欲不振、纳食减少、脘腹胀满、大便稀溏;脾气虚,气血生化无源,则面色淡白或萎黄、少气懒言;脾气虚,升清功能减弱,则头晕目眩;脾气虚升举无力,内脏无托而下垂,故小腹坠胀、阴挺、脱肛;脾气虚统血无权,则血不循经,溢于脉外而见各种出血,如月经过多、崩漏、便血、尿血等;舌淡苔白,脉细弱,为气血不足之象。

【治疗方法】 健脾益气,方用参苓白术散或补中益气汤。

（二）脾胃虚寒证

【临床表现】 脘腹隐痛,喜温喜按,纳差腹胀,形寒肢冷,大便稀溏,甚则完谷不化,面白少华或萎黄,或肢体浮肿,小便不利,或白带量多质稀,舌淡胖,苔白滑,脉沉迟。

【证候分析】 本证以在脾气虚证的基础上并见虚寒之象为辨证要点,多由脾气虚发展而成,或过食生冷损伤脾阳所致。脾阳虚衰,阴寒凝滞,气机不畅,故脘腹隐痛、喜温喜按;脾虚运化失职,则纳差腹胀、大便稀溏,甚则完谷不化;脾虚气血生化无源,则面白少华或萎黄;阳虚阴盛,水湿不化,则肢体浮肿、小便不利;阳虚不能温煦肌肤,故形寒肢冷;阳虚带脉不得温煦,故白带量多质稀;舌淡胖,苔白滑,脉沉迟,均为里虚寒之征象。

【治疗方法】 温中散寒,方用理中汤。

（三）寒湿困脾证

【临床表现】 腹胀呕恶,食少便溏,头身困重,口淡不渴,小便短少,或四肢浮肿,或肌肤面目发黄,黄色晦暗,舌淡胖,苔白腻,脉濡缓。

【证候分析】 本证以脾失健运和寒湿中阻为辨证要点。多因过食生冷,或湿邪内侵,中阳受困,脾虚不得运化水湿所致。水湿不化而中阻,则脘腹胀闷、食少呕恶;水湿不化而困于上,或泛溢于肌肤,则头身困重,或四肢浮肿;湿注于下,则便溏;寒湿阻滞,胆汁溢于肌肤,则肌肤面目发黄,黄色晦暗;舌淡胖,苔白腻,脉濡缓,为寒湿内阻之象。

【治疗方法】 温中化湿,方用胃苓汤或茵陈术附汤。

（四）湿热蕴脾证

【临床表现】 脘痞呕恶,食少便溏,口黏而甜,身重困倦,小便短赤,或面目肌肤发黄,黄色鲜明,皮肤发痒,舌红,苔黄腻,脉濡数。

【证候分析】 本证以脾失健运和湿热内蕴为辨证要点。多因外感湿热,或嗜酒及过食肥腻之品,湿热内生所致。湿热蕴结脾胃,则脘腹痞闷、呕恶、口黏而甜;湿邪重浊困脾,故头身困重;湿热注于下,则小便短赤、便溏;湿热熏蒸肝胆,胆汁外溢肌肤,则面目肌肤发黄,黄色鲜明,皮肤发痒;舌红,苔黄腻,脉濡数,为湿热内盛之征。

【治疗方法】 清热利湿,方用甘露消毒丹或茵陈蒿汤。

（五）胃阴虚证

【临床表现】 胃脘隐隐灼痛,不思饮食,或脘痞不舒,或干呕呃逆,口燥咽干,大便干结,舌红少津,脉细数。

【证候分析】 本证以胃病的常见症状和阴虚症状为辨证要点。胃阴不足,胃气不和,则脘痞不舒,或干呕呃逆;胃阴不足,虚热内生,胃失濡养,则胃脘隐隐灼痛、不思饮食;虚热灼伤胃津,上不滋咽喉则口燥咽干,下不润大肠则大便干结;舌红少津,脉细数,为阴虚内热之象。

【治疗方法】 滋养胃阴,方用益胃汤。

（六）食滞胃脘证

【临床表现】 胃脘胀满疼痛,嗳气吞酸,或呕吐酸腐食物,吐后痛减,或肠鸣矢气,泻下酸腐臭秽,舌苔厚腻,脉滑。

【证候分析】 本证以胃脘胀满疼痛,嗳腐吞酸为辨证要点。胃气以降为顺,饮食停于胃脘,胃气不降,故胃脘胀满疼痛;胃不化食,食积化腐之气上逆,则嗳气吞酸,或呕吐酸腐食物;食积化腐化热,肠道气滞,则肠鸣矢气,泻下酸腐臭秽;食浊内阻,则舌苔厚腻,脉滑。

【治疗方法】 消食导滞,方用保和丸。

（七）胃寒证

【临床表现】 胃脘冷痛,遇寒加剧,得温则减,口淡不渴,口泛清水,或恶心呕吐,舌苔白滑,脉沉迟。

【证候分析】 本证以胃痛和里寒证为辨证要点。多因过食生冷,或感受寒邪,胃阳受损所致。寒邪郁滞胃腑,胃阳被困,故胃脘冷痛,遇寒加剧,得温则减;胃阳受损,胃气上逆,则恶心呕吐;寒邪内盛,阳虚水湿不化,则口淡不渴,口泛清水;舌苔白滑,脉沉迟,为阳虚内寒之象。

【治疗方法】 温胃散寒,方用良附丸。

 案例7-3问题分析

案例7-3的诊断即是胃寒证。

（八）胃火亢盛证

【临床表现】 胃脘灼热疼痛,口渴喜冷饮,或食入即吐,或消谷善饥,或牙龈肿痛,齿衄口臭,大便秘结,小便短赤,舌红苔黄,脉滑数。

【证候分析】 本证以胃病常见症状和里热症状为辨证要点。多因过食辛辣,化热炽于胃中,或肝经郁火犯胃所致。热炽于胃,胃气不畅,灼伤胃络,则胃脘灼热疼痛;胃火亢盛,失于和降,则食入即吐;火能消谷,则消谷善饥;胃火耗伤津液,则口渴喜冷饮、大便秘结、小便短赤;胃火循经上炎,则牙龈肿痛、口臭;胃火灼伤血络,故齿衄;舌红苔黄,脉滑数,为里热盛之征象。

【治疗方法】 清胃泻火,方用清胃散。

脾与胃病辨证的鉴别如下（表7-12）。

考点:脾与胃病的辨证内容。

表7-12 脾与胃病辨证的鉴别

辨证类型	病因病机	主要证候	治疗方法
脾气虚弱证	脾气虚衰 运化失职	面色淡白或萎黄,乏力,食少纳差,腹胀便溏,或小腹坠胀,阴挺,脱肛,或崩漏,便血,舌淡苔白,脉细弱	健脾益气 参苓白术散、补中益气汤
脾胃虚寒证	脾阳虚损 阴寒凝滞	脘腹隐痛,喜温喜按,形寒肢冷,大便稀溏,完谷不化,或肢体浮肿,或白带量多质稀,舌淡胖,苔白滑,脉沉迟	温中散寒 理中汤
寒湿困脾证	脾失健运 寒湿中阻	呕恶食少,腹胀便溏,头身困重,口淡不渴,小便短少,或四肢浮肿,或肌肤面目发黄,黄色晦暗,舌淡胖,苔白腻,脉濡缓	温中化湿 胃苓汤、茵陈术附汤

辨证类型	病因病机	主要证候	治疗方法
湿热蕴脾证	湿热内蕴脾失健运	脘痞呕恶、纳差、便溏、身重困倦、小便短赤，或面目肌肤发黄，黄色鲜明，舌红，苔黄腻，脉濡数	清热利湿甘露消毒丹、茵陈蒿汤
胃阴虚证	胃阴不足虚热内扰	胃脘隐隐灼痛，不思饮食，或脘痞不舒，或干呕呃逆，口燥咽干，大便干结，舌红少津，脉细数	滋养胃阴益胃汤
食滞胃脘证	食滞胃脘胃失和降	胃脘胀满疼痛，嗳气吞酸，或呕吐酸腐食物，吐后痛减，或肠鸣矢气，泻下酸腐臭秽，舌苔厚腻，脉滑	消食导滞保和丸
胃寒证	寒邪郁滞胃阳受损	胃脘冷痛，遇寒加剧，得温则减，口淡不渴，口泛清水，或恶心呕吐，舌苔白滑，脉沉迟	温胃散寒良附丸
胃火亢盛证	胃火亢盛失于和降	胃脘灼热疼痛，口渴喜冷饮，或食入即吐，或消谷善饥，或牙龈肿痛，齿衄口臭，大便秘结，小便短赤，舌红苔黄，脉滑数	清胃泻火清胃散

四、 肝与胆病辨证

肝主疏泄，主藏血，主筋，其华在爪，开窍于目。肝与胆互为表里关系。肝的病变主要表现为疏泄失常、血不归藏、筋脉不利及各种目疾等方面的证候。胆主储藏和排泄胆汁，促进消化，胆的病变主要表现在胆汁排泄失常方面的证候。

（一）肝气郁结证

【临床表现】 情志抑郁，胸闷善太息，或急躁易怒，胸胁或少腹胀痛，或纳呆，嗳气，或脘腹胀满，大便失调，或妇女乳房胀痛，月经不调，痛经，或自觉咽部有物，或颈部瘿瘤，苔薄，脉弦。

【证候分析】 本证以情志抑郁，肝之经脉循行部位胀痛及月经不调为辨证要点。肝失疏泄，气机郁结，情志失于条达舒畅，故情志抑郁、急躁易怒；气机不畅，则胸闷善太息；肝气郁滞，经脉之气不通利，则胸胁或少腹胀痛；肝之气机郁滞，影响脾胃气机升降，则纳呆、嗳气，或脘腹胀满、大便失调；妇女肝气郁结，气病及血，冲任失调，则乳房胀痛、月经不调；气郁致水湿凝聚成痰，痰随气逆，循经上行，故自觉咽部有物，或颈部瘿瘤；苔薄，脉弦，为肝郁之象。

【治疗方法】 疏肝解郁，方用柴胡疏肝散。

（二）肝火上炎证

【临床表现】 头痛眩晕，面红目赤，烦躁易怒，失眠多梦，胁肋灼痛，口苦咽干，或突发耳鸣、耳聋，或吐血、衄血，便秘尿赤，舌红苔黄，脉弦数。

【证候分析】 本证以肝之经脉循行部位的头、目、耳、胁实火炽盛为辨证要点。肝郁化火，肝火循经上扰头目，故头痛眩晕、失眠多梦、面红目赤、口苦咽干；胆经绕耳络于肝，肝火循经上扰于耳，则突发耳鸣、耳聋；肝火炽盛，情志不得调畅，则烦躁易怒；肝火循经壅滞两胁，则胁肋灼痛；肝火灼伤血络，则吐血、衄血；肝火内盛，故见便秘尿赤、舌红苔黄、脉弦数。

【治疗方法】 清肝泻火，方用龙胆泻肝汤。

（三）肝血虚证

【临床表现】 眩晕耳鸣，面白无华，两目干涩，视力减退，或夜盲，肢麻震颤，筋脉拘急，爪甲不荣，妇女月经量少色淡，甚至经闭，舌淡，脉细弱。

【证候分析】 本证以头、耳、目、筋脉、爪甲、肌肤等失于濡养为辨证要点。肝血不足,不能上荣于头目,故眩晕耳鸣、面白无华、两目干涩、视力减退,或夜盲;肝血亏耗,不能濡养筋脉,则肢麻震颤、筋脉拘急、爪甲不荣;妇女以血为本,肝血不足,冲任失养,故妇女月经量少色淡,甚至经闭;舌淡、脉细弱,为肝血虚之征象。

【治疗方法】 滋补肝血,方用补肝汤。

(四)肝阴虚证

【临床表现】 胁肋灼痛,两目干涩,眩晕耳鸣,或五心烦热,潮热盗汗,或筋脉拘急,手足蠕动,舌红少津,脉细数。

【证候分析】 本证以肝之经脉循行部位的头、目、耳、胁和筋脉失于濡养及阴虚内热为辨证要点。肝为体阴而用阳之脏,肝阴不足,不能濡养肝络,故胁肋灼痛;阴血不足,不能上荣,则两目干涩、眩晕耳鸣;阴虚生内热,故五心烦热、潮热盗汗;肝阴亏耗,濡养筋脉失职,则筋脉拘急、手足蠕动;舌红少津,脉细数,为阴虚内热之象。

【治疗方法】 滋阴养肝,方用一贯煎。

(五)肝阳上亢证

【临床表现】 头痛头胀,眩晕耳鸣,面红目赤,急躁易怒,心悸健忘,失眠多梦,腰膝酸软,舌质红绛,脉弦数。

【证候分析】 本证以肝阳亢于上,肾阴亏于下为辨证要点,乃肝肾阴虚,肝阳上亢,上盛下虚,本虚标实之证。肝阳亢于上,则头痛头胀、眩晕耳鸣、面红目赤、急躁易怒;阴虚内热,热扰心神,则心悸健忘、失眠多梦;肝肾阴虚,筋骨失养,则腰膝酸软;舌质红绛,脉弦数,为阴虚阳亢之象。

【治疗方法】 滋阴潜阳,方用天麻钩藤饮或杞菊地黄丸。

(六)肝风内动证

【临床表现】 眩晕欲仆,头痛项强,肢体震颤,手足麻木,舌红,苔白腻,脉弦数;甚或卒然昏倒,不省人事,口眼㖞斜,半身不遂,舌强不语,喉中痰鸣,为中风之证。

【证候分析】 凡在病变过程中出现眩晕欲仆、抽搐、震颤等属于"动摇"之证的皆称为肝风内动。临床常见的有肝阳化风、热极生风、血虚生风。本证候讨论的是肝阳化风,即因肝阳上亢突然引动肝风的病证。阴虚阳亢,肝阳上扰,则眩晕欲仆、头痛项强;肝阴不足,筋脉失养,则肢体震颤、手足麻木;肝阳化风生火,火灼津液成痰,风痰上扰,蒙蔽清窍,故严重者表现为卒然昏倒、不省人事;风痰横窜经络,故半身不遂、舌强不语;痰随风升,则喉中痰鸣;舌红,苔白腻,脉弦数,为肝阳亢盛之象。

考点:肝与胆病的辨证内容。

【治疗方法】 平肝息风,方用镇肝熄风汤。

肝与胆病辨证的鉴别如下(表7-13)。

表7-13 肝与胆病辨证的鉴别

辨证类型	病因病机	主要证候	治疗方法
肝气郁结证	肝失疏泄 气机郁结	胸胁及少腹胀痛,善太息,抑郁烦躁,或妇女乳房胀痛,月经不调,苔薄,脉弦	疏肝解郁 柴胡疏肝散
肝火上炎证	肝郁化火 循经上扰	面红目赤,头晕,烦躁易怒,胁肋灼痛,口苦,耳鸣,便秘尿赤,舌红苔黄,脉弦数	清肝泻火 龙胆泻肝汤

续表

辨证类型	病因病机	主要证候	治疗方法
肝血虚证	肝血亏耗 失于濡养	眩晕耳鸣,面白无华,两目干涩,视力减退,或夜盲,肢麻震颤,筋脉拘急,爪甲不荣,妇女月经量少色淡,舌淡,脉细弱	补肝血 补肝汤
肝阴虚证	肝阴不足 虚火内生	胁肋灼痛,两目干涩,眩晕耳鸣,或五心烦热,潮热盗汗,或筋脉拘急,手足蠕动,舌红少津,脉细数	滋阴养肝 一贯煎
肝阳上亢证	肝肾阴虚 肝阳上亢	头痛头胀,眩晕耳鸣,面红目赤,急躁易怒,失眠多梦,腰膝酸软,舌红绛,脉弦数	滋阴潜阳 天麻钩藤饮、杞菊地黄丸
肝风内动证	肝阳上扰 肝阳化风	眩晕欲仆,头痛项强,肢体震颤,舌红,苔白腻,脉弦数;甚或卒然昏倒,不省人事,口眼㖞斜,半身不遂,舌强不语,喉中痰鸣	平肝息风 镇肝熄风汤

五、 肾与膀胱病辨证

肾主藏精,主水液,主纳气,为先天之本;主骨,生髓,通脑,其华在发,开窍于耳及二阴。肾与膀胱互为表里关系。所以,肾脏的病变主要表现在人体的生长、发育、生殖,水液代谢异常,以及脑、骨、髓和听觉、呼吸等方面的病变。膀胱的生理功能是储藏和排泄尿液,其病变主要表现在排尿异常。

 案例 7-4

患者,女,44 岁。3 日前因坐湿地受凉后,出现小便频数,排尿时尿道疼痛,小便黄少,腰及小腹胀痛,舌质红,苔黄腻,脉弦数。

思考与讨论

该患者病在哪一脏腑? 为何证?

(一) 肾阳虚证

【临床表现】 面白无华,畏寒肢冷,腰膝冷痛,眩晕耳鸣,小便清长,夜尿频多,或少尿,水肿,或男子阳痿,女子不孕;或五更泄泻,舌质淡或胖嫩有齿痕,苔白,脉沉弱。

【证候分析】 本证以肾亏症状及虚寒之象为辨证要点,多因素体阳虚,年老肾亏,或久病肾阳受损所致。肾阳虚弱,肢体不得温煦,腰为肾之府,则畏寒肢冷、腰膝冷痛;机体阳虚,气血运行无力,不能上荣于面,则面白无华;肾阳虚,脑髓失养,则眩晕耳鸣;肾阳虚,膀胱气化失职,则小便清长、夜尿频多,或少尿、水肿;肾主生殖,命门火衰,生殖功能减退,则男子阳痿、女子不孕;肾阳虚,脾阳不得温煦,运化失常,则五更泄泻;舌淡胖嫩有齿痕,苔白,脉沉弱,为阳虚内寒之象。

【治疗方法】 温补肾阳,方用金匮肾气丸、右归丸。

(二) 肾阴虚证

【临床表现】 眩晕耳鸣,失眠多梦,腰膝酸软,形体消瘦,潮热盗汗,五心烦热,咽干颧红,溲黄便干,男子遗精或精少不育,女子经少或经闭不孕,或崩漏,舌红少苔,脉细数。

【证候分析】 本证以肾亏症状与阴虚内热症状并见为辨证要点。肾阴不足,髓海空

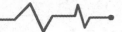

虚、脑髓失养,故眩晕耳鸣、失眠多梦;腰为肾之府,肾阴亏虚,骨骼失养,则腰膝酸软;阴虚生内热,灼伤津液,则潮热盗汗、五心烦热、咽干颧红、溲黄便干;阴虚火旺,相火妄动,扰动精室,则遗精;肾阴亏虚,肾精不足,故男子精少不育,女子经少或经闭不孕;虚火灼伤血络,则崩漏;虚热灼形,则形体消瘦;舌红少苔,脉细数,为阴虚内热之征象。

【治疗方法】 滋补肾阴,方用六味地黄丸、左归丸。

(三)肾气不固证

【临床表现】 腰酸膝软,神疲乏力,面白,眩晕,小便频数而清长,或尿后余沥不尽,或遗尿失禁,或夜尿频多,女子白带清稀,胎动易滑,男子滑精早泄,舌淡苔白,脉沉弱。

【证候分析】 本证以肾虚不能固摄尿液、精液、经带和胎儿为辨证要点。肾气虚,功能活动减退,则神疲乏力;气血不能上充头面,则面白、眩晕;肾气亏耗,膀胱不能固摄,则小便频数而清长,或尿后余沥不尽,或遗尿失禁,或夜尿频多;肾气虚封藏失职,精关不固,则滑精早泄;冲任不固,则女子白带清稀,胎动易滑;舌淡苔白,脉沉弱,为肾气虚之征象。

【治疗方法】 固摄肾气,方用金锁固精丸。

(四)膀胱湿热证

【临床表现】 尿频,尿急,伴尿道疼痛,尿涩少灼热,或尿黄赤混浊,或尿血,或尿有砂石,或发热,小腹胀满或腰痛,舌红,苔黄腻,脉滑数。

考点:肾与膀胱病的辨证内容。

【证候分析】 本证以尿频,尿急,尿痛并见湿热之象为辨证要点。湿热蕴结膀胱,膀胱气化失司,排尿功能障碍,故尿频、尿急、伴尿道疼痛、尿涩少灼热;湿热之邪损伤血络,则尿血;湿热内蕴日久,湿积热壅沉结成石,则尿有砂石;热盛于里,故有发热;湿热下注,则小腹胀满或腰痛;舌红,苔黄腻,脉滑数,为湿热内蕴之象。

【治疗方法】 清热利湿通淋,方用八正散。

案例 7-4 问题分析

案例 7-4 的诊断即为膀胱湿热证。

肾与膀胱病辨证的鉴别如下(表 7-14)。

表 7-14 肾与膀胱病辨证的鉴别

辨证类型	病因病机	主要证候	治疗方法
肾阳虚证	肾阳虚损 温煦失司	面白无华,畏寒肢冷,腰膝冷痛,眩晕耳鸣,夜尿频多,或 少尿,水肿,或男子阳痿,女子不孕,舌淡苔白,脉沉弱	温补肾阳 金匮肾气丸、右归丸
肾阴虚证	肾阴亏耗 虚热内生	眩晕耳鸣,失眠健忘,腰膝酸软,颧红,盗汗,五心烦热,男 子遗精或精少不育,女子经少或经闭不孕,舌红少苔, 脉细数	滋补肾阴 六味地黄丸、左归丸
肾气不 固证	肾气亏虚 固摄失职	腰酸膝软,神疲乏力,小便频数,或遗尿失禁,女子白带清 稀,胎动易滑,男子滑精早泄,舌淡苔白,脉沉弱	固摄肾气 金锁固精丸
膀胱湿 热证	湿热蕴结 气化失司	尿频,尿急,尿涩少灼痛,或尿黄赤混浊,或尿血,或尿有 砂石,或发热,腰及小腹胀痛,舌红,苔黄腻,脉滑数	清热通淋 八正散

六、 脏腑兼病辨证

人体是一个统一的整体,机体各脏腑组织器官在生理上是密切联系的,病理上又是相互影响的。临床辨证时,若出现两个脏腑同时发病,或相继发病,即为脏腑兼病。

 案例 7-5

患者,女,31岁。咳嗽阵作1个月余,咳时面红目赤,痰黏难咯,伴心烦易怒,胸胁胀痛,咽干口苦,舌红,苔薄黄,脉弦数。

思考与讨论

该患者病变累及哪些脏腑?为何证?

（一）心肾不交证

【临床表现】 虚烦不寐,健忘心悸,头晕耳鸣,腰膝酸软,潮热盗汗,或多梦遗精,口干咽燥,舌红少苔,脉细数。

【证候分析】 本证以失眠,伴心火亢,肾水虚为辨证要点。多因久病,或过度思虑、劳倦等导致心肾之阴损伤所致。正常情况下,心火降于肾以温肾水,肾水上济心以制心火,心肾相交,则水火既济。若肾水不足,或心火独盛,则虚烦不寐、健忘心悸;肾之阴精亏虚,脑髓不充,故头晕耳鸣;腰为肾之府,肾虚则腰膝酸软;水火不济,阴虚阳亢,故潮热盗汗,或多梦遗精,口干咽燥,舌红少苔,脉细数。

【治疗方法】 滋阴降火,交通心肾,方用交泰丸或黄连阿胶汤。

（二）心脾两虚证

【临床表现】 心悸健忘,失眠多梦,面色萎黄,食少纳呆,腹胀便溏,疲倦乏力,或肌衄,妇女月经量少,甚或经闭,或月经色淡量多,舌质淡嫩,脉细弱。

【证候分析】 本证以心悸失眠,面黄食少和慢性出血为辨证要点,多因久病失养,或思虑过度耗伤心血,或饮食失调脾气受损所致。心血不足,心神失养,故心悸健忘、失眠多梦;脾失健运,则食少、腹胀便溏、疲倦乏力;血虚气弱,则面色萎黄;脾虚统血功能失职,则肌衄、妇女月经色淡量多;血虚冲脉失养,故妇女月经量少,甚或经闭;舌质淡嫩,脉细弱,为气血虚弱之象。

【治疗方法】 补养心脾,方用归脾汤。

（三）心肺气虚证

【临床表现】 胸闷心悸,喘咳,伴气短乏力,动则尤甚,声低气怯,自汗,面白无华,舌淡苔白,脉沉细弱或结代。

【证候分析】 本证以心悸,喘咳,伴气虚症状为辨证要点。心肺气虚,血液运行无力,故心悸、面白无华;肺气虚,不足以息,故气短乏力,动则尤甚,声低气怯;肺气虚,失于肃降,则胸闷、喘咳;气虚肌表不固,则自汗;舌淡苔白,脉沉细弱或结代,为心肺气虚之象。

【治疗方法】 补益心肺,方用保元汤。

（四）肺肾阴虚证

【临床表现】 咳嗽少痰或无痰,或痰中带血,口燥咽干,潮热盗汗,颧红,声音嘶哑,腰膝酸软,男子遗精,女子月经不调,舌红少苔,脉细数。

【证候分析】 本证以久咳少痰,腰膝酸软,与阴虚症状并见为辨证要点,多因肺阴亏耗,损及肾阴;或肾阴不足,不能上滋肺阴,而肺肾阴虚所致。阴虚肺燥,清肃失职,故咳嗽少痰或无痰；热伤肺络，则痰中带血；阴液亏虚，声道失润，则声音嘶哑；肾阴虚，虚火内扰，则腰膝酸软、男子遗精、女子月经不调；潮热盗汗，口燥咽干，颧红，舌红少苔，脉细数，皆为阴虚内热之征象。

【治疗方法】 滋养肺肾，方用百合固金丸或麦味地黄丸。

（五）肝火犯肺证

【临床表现】 胸胁胀痛，急躁易怒，干咳阵作，痰少黏稠，难以咯出，甚则咳血，头晕目赤，烦热口苦，舌红，苔薄黄，脉弦数。

【证候分析】 本证以胸胁灼痛，急躁易怒，目赤口苦与咳嗽并见为辨证要点。肝经火郁，疏泄不畅，则胸胁胀痛，急躁易怒；肝气升发太过，气火上逆，循经犯肺，肺失清肃，则干咳阵作；肝火犯肺，伤津并灼伤肺络，故痰少黏稠，难以咯出，甚则咳血；肝火上炎，则头晕目赤、烦热口苦；舌红，苔薄黄，脉弦数，为肝经火郁之象。

【治疗方法】 清肝火，泻肺热，方用泻白散和黛蛤散。

 案例7-5 案例分析

案例7-5的诊断即为肝火犯肺证。

（六）肺肾气虚证

【临床表现】 久咳气短喘息，呼多吸少，动则喘甚，声低气怯，腰膝酸软，甚则汗出，肢冷，面青，面部虚浮，舌淡苔白，脉沉细。

【证候分析】 本证以久咳气短喘息，腰膝酸软，与气虚症状并见为辨证要点，多因肺病日久，或年老体弱，伤及肾气所致。肾气虚衰，气不归元，摄纳无权，故气短喘息、呼多吸少、动则喘甚、声低气怯；肺气亏虚，卫表不固，则自汗；阳气不能温养于外，则肢冷、面青；化气行水不利，则面部虚浮；舌淡苔白，脉沉细，为肾气虚损之征。

【治疗方法】 补肾纳气，方用七味都气丸或人参胡桃汤或参蛤散。

（七）脾肾阳虚证

【临床表现】 形寒肢冷，面白无华，腰膝或下腹冷痛，或五更泄泻，或下利清谷，或小便不利，面浮肢肿，舌质淡胖，苔白滑，脉沉迟无力。

【病因病机】 本证以久泻不止，腰腹冷痛，与虚寒症状并见为辨证要点。脾肾阳气虚衰，形体不得温养，故形寒肢冷、面白无华；阳虚内寒，经脉气血凝滞不通，则腰膝或下腹冷痛；脾阳亏虚，水谷不化，则下利清谷；脾阳亏虚，损及肾阳，则五更泄泻；阳虚水湿停聚，则小便不利、面浮肢肿；舌质淡胖，苔白滑，脉沉迟无力，皆为阳虚内寒之象。

【治疗方法】 温补脾肾，方用真武汤或附子理中丸或四神丸。

（八）肝胃不和证

【临床表现】 胸胁及胃脘胀闷疼痛，嗳气呃逆，泛酸嘈杂，烦躁易怒，舌红，苔薄黄，脉弦。

【证候分析】 本证以胸胁及胃脘胀闷疼痛，嗳气泛酸为辨证要点。肝脉布于胁肋，肝郁气滞，经脉气机不利，故胸胁胀痛；肝郁化火，横逆犯胃，则胃脘胀闷疼痛、泛酸嘈杂、舌红、苔薄黄；气滞胃脘，胃失和降，故嗳气呃逆；肝郁气滞，条达失职，则烦躁易怒、脉弦。

【治疗方法】 疏肝和胃，方用柴胡疏肝散或左金丸。

（九）肝胆湿热证

【临床表现】 胁肋胀满疼痛，口苦呕恶，腹胀纳呆，或见面目周身发黄，或寒热往来，或阴囊湿疹,或睾丸肿胀热痛,或阴痒带下黄浊,舌红,苔黄腻,脉弦数。

【证候分析】 本证以胁肋胀痛,口苦纳呆,舌红,苔黄腻为辨证要点,多因外感湿热,或嗜食肥甘厚味,化湿生热,蕴结肝胆,肝失疏泄所致。湿热蕴结肝胆,气机郁滞,则胁肋胀满疼痛;肝失疏泄,横犯脾胃,脾胃运化失职,则腹胀纳呆;湿热熏蒸,胆气随之上溢,则口苦呕恶;湿热蕴结肝胆,胆汁不循常道而外溢,则见面目周身发黄;邪热客犯少阳,则寒热往来;足厥阴肝经绕阴器、抵少腹,湿热随经下注,则见阴囊湿疹,或睾丸肿胀热痛,或阴痒带下黄浊等症状;舌红,苔黄腻,脉弦数,为肝胆湿热之象。

【治疗方法】 清泄肝胆湿热,方用茵陈蒿汤或龙胆泻肝汤。

（十）肝肾阴虚证

【临床表现】 头晕目眩,失眠健忘,耳鸣耳聋,视物模糊,胁肋胀痛,腰膝酸软,五心烦热,颧红盗汗,男子遗精,女子经少,舌红少苔,脉细数。

【证候分析】 本证以腰膝酸软,胁痛,眩晕,耳鸣,伴见阴虚之象为辨证要点。肝肾阴亏,不能上滋头目,则头晕目眩、耳鸣耳聋、视物模糊;虚火内扰,心神不安,则失眠健忘;肝阴虚,经脉失养,则胁肋胀痛;肾阴虚,腰为肾之府,则腰膝酸软;虚火内扰,则五心烦热、颧红盗汗;虚火内扰精室,则男子遗精;肝肾阴亏,冲任空虚,则女子月经不调;舌红少苔,脉细数,为阴虚内热之象。

【治疗方法】 滋养肝肾,方用杞菊地黄丸。

脏腑兼病辨证的鉴别如下（表7-15）。

考点:脏腑兼病的辨证内容。

表7-15　脏腑兼病辨证的鉴别

辨证类型	病因病机	主要证候	治疗方法
心肾不交证	肾水不足 心火独盛	虚烦不寐,健忘心悸,头晕耳鸣,腰膝酸软,潮热盗汗,或梦遗,舌红少苔,脉细数	交通心肾 交泰丸
心脾两虚证	心血不足 脾失健运	面色萎黄,疲倦乏力,心悸健忘,失眠多梦,食少纳呆,腹胀便溏,妇女月经量少或经闭,或月经色淡量多,舌质淡嫩,脉细弱	补养心脾 归脾汤
心肺气虚证	心气不足 肺气虚弱	胸闷喘咳,心悸自汗,气短乏力,动则尤甚,声低气怯,面白无华,舌淡苔白,脉沉弱或结代	补益心肺 保元汤
肺肾阴虚证	肺肾阴虚 虚热内扰	咳嗽少痰或无痰,或痰中带血,口燥咽干,潮热盗汗,颧红,声音嘶哑,腰膝酸软,男子遗精,女子月经不调,舌红少苔,脉细数	滋养肺肾 百合固金丸或麦味地黄丸
肝火犯肺证	肝火上逆 循经犯肺	胸胁胀痛,急躁易怒,干咳阵作,痰少黏稠,难以咯出,甚则咳血,头晕目赤,烦热口苦,舌红,苔薄黄,脉弦数	清肝泻肺 泻白散和黛蛤散
肺肾气虚证	肺气虚衰 肾不纳气	气短喘息,呼多吸少,动则喘甚,声低气怯,腰膝酸软,汗出,肢冷,面青,面部虚浮,舌淡苔白,脉沉细	补肾纳气 七味都气丸或人参胡桃汤
脾肾阳虚证	脾肾阳虚 失于温煦	形寒肢冷,面白无华,腰膝或下腹冷痛,或五更泄泻,或下利清谷,或小便不利,面浮肢肿,舌质淡胖,苔白滑,脉沉迟无力	温补脾肾 真武汤或附子理中丸合四神丸
肝胃不和证	肝郁化火 横逆犯胃	胸胁及胃脘胀闷疼痛,嗳气呃逆,泛酸嘈杂,烦躁易怒,舌红,苔薄黄,脉弦	疏肝和胃 柴胡疏肝散或左金丸

续表

辨证类型	病因病机	主要证候	治疗方法
肝胆湿热证	湿热蕴结 气机阻滞	胁肋胀满疼痛,口苦呕恶,腹胀纳呆,或见面目周身发黄,或寒热往来,或阴囊湿疹,或睾丸肿胀热痛,或阴痒带下黄浊,舌红,苔黄腻,脉弦数	清泄肝胆 茵陈蒿汤或龙胆泻肝汤
肝肾阴虚证	肝肾阴亏 虚热内扰	头晕目眩,失眠健忘,耳鸣耳聋,视物模糊,胁肋胀痛,腰膝酸软,五心烦热,颧红盗汗,男子遗精,女子经少,舌红少苔,脉细数	滋养肝肾 杞菊地黄丸

小结

　　八纲辨证是对疾病从表里、寒热、虚实、阴阳八个方面归纳、分析进行诊断的一种方法,它是各种辨证的总纲,起到执简驭繁、提纲挈领的作用。

　　气血津液辨证是运用脏象学说中有关气血津液的理论,根据病体所反映的不同临床表现,分析、判断其所属证候的一种辨证方法。

　　脏腑辨证是各种辨证的基础,是临床各科诊断疾病的基本方法,是整个辨证体系中重要的组成部分。它是根据脏象学说、病因学说,结合八纲辨证、气血津液辨证等理论,辨明疾病的病因、部位、性质和邪正盛衰的一种辨证方法。脏腑辨证的内容系统完整,有利于对疾病的诊断。

目标检测

选择题

A 型题

1. 八纲是指表里、寒热、虚实和
　　A. 表里　　　　　　B. 寒热
　　C. 虚实　　　　　　D. 阴阳
　　E. 以上都不是

2. 下列哪项不是表里证的鉴别要点
　　A. 寒热症状　　　　B. 内脏证候是否突出
　　C. 汗出情况　　　　D. 舌象
　　E. 脉象

3. 表虚证的辨证要点是
　　A. 发热恶风无汗　　B. 恶风有汗
　　C. 头身疼痛　　　　D. 发热恶寒
　　E. 头痛汗出

4. 危重患者出现四肢厥冷,头额冷汗大出,属于
　　A. 阴虚　　　　　　B. 阳虚
　　C. 亡阴　　　　　　D. 亡阳
　　E. 以上都不是

5. 下列哪项不是气虚证的症状
　　A. 脉虚无力　　　　B. 神疲乏力
　　C. 畏寒肢冷　　　　D. 少气懒言
　　E. 舌质淡嫩

6. 下列哪项不是津液不足证的临床表现
　　A. 渴喜漱水不欲咽　B. 舌红少津
　　C. 小便短少　　　　D. 大便干燥
　　E. 皮肤干燥

7. 患者自觉胸胁胀闷且窜痛,胁下痞块,刺痛拒按,急躁易怒,舌紫暗,脉涩,应辨证为
　　A. 血寒证　　　　　B. 血瘀证
　　C. 气虚血瘀证　　　D. 气血两虚
　　E. 气滞血瘀证

8. 患者,女,症见咯血,烦躁,身热,舌红绛,应诊断为
　　A. 血寒证　　　　　B. 血瘀证
　　C. 血热证　　　　　D. 气虚证
　　E. 气滞证

9. 下列哪项不是肺气虚证的症状
　　A. 咳喘无力　　　　B. 心悸多梦
　　C. 痰液清稀　　　　D. 自汗畏风
　　E. 气少不足以息

10. 患者,男,46 岁。近半个月以来眩晕耳鸣,头痛目胀,面红目赤,腰膝酸软,脉弦细数,证属
　　A. 肝阳上亢　　　　B. 肝肾阴虚
　　C. 肝火上炎　　　　D. 肝气郁结

E. 以上都不是

11. 患者,女,20 岁。牙龈肿痛 2 日,口渴饮冷,大便干结,小便短赤,舌红苔黄,脉弦。临床辨证最有可能的是
 A. 肝火上炎 B. 心火亢盛
 C. 风热犯肺 D. 胃火炽盛
 E. 痰火扰心

12. 症见心烦不寐,面红,口舌生疮,尿黄,舌尖红,苔黄,脉数。辨证为
 A. 心火亢盛 B. 痰火扰心
 C. 肝火上炎 D. 小肠实热
 E. 胃火炽盛

13. 肝病辨证中,最具有特征的临床症状是
 A. 头晕目眩 B. 口干口苦
 C. 胁肋胀痛 D. 心烦易怒
 E. 苔白脉弦

14. 症见胃脘及两胁胀痛,吞酸嘈杂,呃逆嗳气,舌苔薄黄,脉弦,证属
 A. 胃火炽盛 B. 肝胃不和
 C. 肝脾不调 D. 胃气上逆
 E. 脾胃虚弱

15. 一老年患者,咳喘 10 余年,伴神疲乏力、气短、呼多吸少、自汗、耳鸣,舌淡,脉细弱。诊断为
 A. 肺气虚证 B. 肾气不固
 C. 脾肺气虚 D. 心肺气虚
 E. 肺肾气虚

16. 患者,女,23 岁。2 日前因受凉出现鼻塞流清涕,今日又见咳嗽,咳痰色白,有恶寒感,无发热,舌淡苔白,脉浮。此证为
 A. 脾肺气虚 B. 寒痰阻肺
 C. 风寒犯肺 D. 心肺气虚
 E. 痰湿阻肺

17. 患者,女,45 岁。近半年来感觉两目干涩,胁肋部时有灼痛,视力减退,烘热汗出,口干咽燥,舌红少津,脉细数。属于
 A. 肝阴虚证 B. 肝血虚证
 C. 肝火上炎 D. 心气虚证
 E. 心血虚证

18. 患者,男,57 岁。近 1 个月上楼时感觉气喘胸闷,心悸,面色淡白,伴有失眠健忘、神疲乏力,舌淡苔白,脉弱。可辨证为
 A. 心阴虚证 B. 肝血虚证
 C. 心脾两虚 D. 心气虚证
 E. 心血虚证

19. 患者,男,46 岁。近 1 周感觉心情烦躁,眩晕耳鸣,伴有失眠健忘、腰酸、梦遗、乏力,舌红少津,脉细数。其病变所在脏腑为
 A. 心   B. 心、肺
 C. 心、肾   D. 肝、肾
 E. 脾

20. 患者,女,32 岁。胁肋及胃脘胀满,呃逆嗳气,泛酸,食少,时有呕吐,舌红,苔薄黄,脉弦。其证候是
 A. 食滞胃脘 B. 肝胃不和
 C. 肝脾不调 D. 寒湿困脾
 E. 肝肾阴虚

(李慧杰)

第 8 章　预防与治则

医学的最终目的,不仅需要有效地治疗疾病,而且需要养生强体,预防疾病的发生,防患于未然。防病与治病是中医学不可分割的两个重要组成部分。

第 1 节　预　防

链　接

1997 年《中共中央、国务院关于卫生改革与发展的决定》提出新时期中国卫生工作方针:以农村为重点,预防为主,中西医并重,依靠科技和教育,动员全社会参与,为人民健康服务,为社会主义现代化建设服务。

(一)以农村为重点;

(二)预防为主;

(三)中西医并重;

(四)依靠科技和教育;

(五)动员全社会参与。

其中农村卫生、预防、中医药是我国卫生工作的战略重点。

预防是指采取一定的措施,防止疾病的发生与发展。

中医历来重视预防,《素问·四气调神大论》说:"圣人不治已病治未病,不治已乱治未乱……夫病已成而后药之,乱已成而后治之,譬犹渴而穿井,斗而铸锥,不亦晚乎。"所谓治未病,包括未病先防和既病防变两个方面。

一、未　病　先　防

未病先防,就是在疾病未发生之前,采取各种预防措施以防止疾病的发生。疾病的发生,主要关系到邪正盛衰,正气不足是疾病发生的内在因素,邪气是发病的重要条件。因此,未病先防,就必须从增强人体正气和避免病邪侵害两方面入手。

(一)养生以增强正气

1. 调摄情志　《素问·上古天真论》说:"恬淡虚无,真气从之,精神内守,病安从来。"人的精神、情志活动,与人体的生理、病理变化密切相关。人若遭受突然、强烈的或反复、持续的精神刺激,可导致人体气机逆乱,气血阴阳失调而发生疾病。因此,创造良好的社会风气、愉悦的工作环境、和睦的家庭氛围是健康的保证。另外,人生活在社会中,要保持精神愉快,学会自我减压、自身精神调摄,乐观向上,则气机调畅,气血平和,可以防止和减少疾病的发生。

2. 强身健体　"流水不腐,户枢不蠹",生命在于运动。适度的体育锻炼可以强身健体,提高人体的抗病能力。汉代医家华佗创"五禽戏",即模仿虎、鹿、熊、猿、鸟五种动物的动作来锻炼身体,以增强体质,防治疾病。后世不断演变出太极拳、八段锦、易筋经、广播体操、广场舞等,不仅可增强体质,提高健康水平,预防疾病,而且对多种慢性病的治疗有一定的作用。

3. 膳食平衡 《素问·上古天真论》说:"毒药攻邪,五谷为养,五果为助,五禽为益,五菜为育,气味全而服之,以补益精气。"机体对于营养的需要是多方面的,在膳食的调配上要做到营养全面,合理搭配,作用互补;"酸先入肝,苦先入心,甘先入脾,辛先入肺,咸先入肾";要防止过饥、过饱、过偏和不洁。并注意饮食与时间、季节、心情及生理、病理的调配。另外,中医注重药膳调补,如人参、黄芪、黄精、枸杞子、冬虫夏草、何首乌、茯苓、桑椹、芝麻、胡桃仁、蜂蜜等,均可纠正机体所偏,补其不足,而达平衡。

4. 顺应四时 人与天地相应,与自然相合。人依靠天地的精气而生,随四时的变化而长。故有"夜伏日出","天寒加衣,天暑减被","春夏养阳,秋冬养阴"之说。人要顺应四时,起居有常,防病避邪,身体健康,延年益寿。

(二)避免病邪侵害

1. 药物预防 《素问·刺法论》有"小金丹……服十粒,无疫干也"的记载。16世纪,我国的人痘接种法预防天花,开创了"人工免疫法"的先河。此外,苍术、雄黄等烟熏消毒防病。近年用贯众、板蓝根、大青叶预防流行性感冒(简称流感)和痄腮;用茵陈、栀子等预防肝炎;用马齿苋等预防菌痢,都有较好的效果。

2. 避其邪气 邪气是导致疾病发生的重要条件,未病先防包括避其邪气。正所谓"虚邪贼风,避之有时","五疫之至,皆相染易";应"避其毒气","恬淡虚无","饮食有节,起居有常,不妄作劳",如讲究卫生、防止环境、水源和食物污染,避免六淫、疫疠、饮食等致病。至于外伤和虫兽伤,在日常生活和劳作中也要留心防范。

二、既 病 防 变

未病先防是最理想的积极措施。既病防变则是疾病已经发生,应早期诊断,早期治疗,以防止疾病的发展与传变。

(一)早诊早治

疾病初期,病情轻浅,正气未衰,易于治愈。如果不及时诊治,病邪就可由表传里,病情就可由轻而重,正气耗损,治疗愈加困难。因此,一定要做到早期诊断,及早治疗,这是防治疾病的重要原则。

(二)防止传变

在疾病的发展过程中,应了解疾病的发展规律和传变途径,及时采取有效的治疗措施,控制病邪侵害未受邪之地,以防止病情向深重发展和恶化。如《难经·七十七难》说:"上工

链 接

预防流感药方

方1:太子参10g,苏叶6g,黄芩10g,牛蒡子10g。

煎服方法:每日1服,清水煎。早晚各1次,3~5服为宜。

适应证:适用于素体虚弱,易于外感的人群。

方2:大青叶5g,紫草5g,生甘草5g。

煎服方法:每日1服,清水煎。早晚各1次,3~5服为宜。

适应证:面色偏红,口咽、鼻时有干燥,喜凉,大便略干,小便黄。

方3:桑叶10g,白茅根15g,金银花12g。

煎服方法:每日1服,清水煎。早晚各1次,3~5服为宜。

适应证:面色偏红,口咽、鼻时有干燥,喜凉,大便略干,小便黄。

方4:苏叶10g,佩兰10g,陈皮10g。

煎服方法:每日1服,清水煎。早晚各1次,3~5服为宜。

适应证:面晦无光,常有腹胀。

考点:未病先防、既病防变的临床意义。

治未病，中工治已病者，何谓也？然：所谓治未病者，见肝之病，则知肝当传之于脾，故先实其脾气。"肝属木，脾属土，肝木能乘克脾土，肝病患者，常出现纳差、恶心、呕吐、腹泻等脾胃症状。故临床上治疗肝病，常配合健脾和胃的方法而收到了良好的效果，就是既病防变法则的具体应用。

第2节 治 则

 案例8-1

李某，男，25岁。心烦不寐，躁扰不宁，口干舌燥，小便短赤，口舌生疮，舌尖红，苔薄黄，脉数。

思考与讨论

（1）该患者的病证属于何种阴阳失调？

（2）对此证应采取哪种治疗原则？

治则，即治疗疾病的基本法则。它是在整体观点和辨证论治精神指导下制定的，对临床治疗立法、处方、用药，具有普遍的指导意义。治则与治法不同，治则是指导治疗方法的总则，而治法是治则的具体化。任何具体的治疗方法，总是从属于一定的治疗法则。如疾病离不开邪正斗争、消长、盛衰的变化，因此，扶正祛邪为治疗总则。在总则指导下的益气、养血、滋阴、补阳等方法，就是扶正的具体方法；而发汗、涌吐、攻下等方法，则是祛邪的具体方法。本节主要讨论治病求本、扶正祛邪、调整阴阳、三因制宜等基本治疗原则。

一、治病求本

治病求本，就是在治疗疾病时，必须针对疾病的根本原因进行治疗。《素问·阴阳应象大论》说："治病必求于本。"

"本"和"标"相对而言，有多种含义，可说明病变过程中各种矛盾的主次关系。如从邪正双方来说，正气是本，邪气是标；从病因与症状来说，病因是本，症状是标；从疾病先后来说，旧病、原发病是本，新病、继发病是标。在临床具体运用时，必须正确掌握"治标与治本"、"正治与反治"。

（一）治标与治本

在病情复杂多变的病证中，常有标本主次的不同，需分清标本缓急，采取"急则治其标，缓则治其本，标本同治"的原则。

（1）急则治其标：是指标病危急，若不及时治疗，患者会有很大的痛苦，甚或危及生命。如大出血、剧痛、高热等病，宜先止血、止痛、退热等治其标。待病情相对稳定后，再考虑治其本。这属于一种应急性治则。

（2）缓则治其本：是指在病情较缓的情况下，要抓住疾病的本质进行治疗。对慢性病或急性病恢复期有重要的指导意义。如五更泻，多为脾肾阳虚所致，治宜温补脾肾则泄泻自止。

（3）标本兼治：是指标与本并重的情况下，则应采用标本同治的方法。如气虚的患者又复感外邪，这时就需采取扶正（治本）、祛邪（治标）标本并重的治疗方法。

标本的治疗法则，既有原则性，又有灵活性。应视病情变化而有所侧重，但最终目的在于抓住疾病的主要矛盾，做到治病求本，才能取得良好的疗效。

（二）正治与反治

临床中多数疾病的表现与其本质是一致的,但有时某些疾病的表现与其本质不一致,出现了假象。为此,确定治疗原则就不应受其假象的影响,要始终抓住对其本质的治疗,于是便产生了"正治"与"反治"。

（1）正治:是逆其证候性质而治的一种常用的治疗法则,又称逆治,是临床上最常用的一种治则。适用于疾病的临床表现与疾病本质相一致的病证（表8-1）。

（2）反治:是顺从疾病假象而治的一种治疗方法,又称从治。适用于疾病的临床表现与疾病本质不一致的病证。实质上仍是"治病求本"（表8-2）。

表8-1 正治

正治法则	适用病证	用药特点
寒者热之	寒性病证	采用温热性质的方药治疗
热者寒之	热性病证	采用寒凉性质的方药治疗
虚者补之	虚性病证	采用具有补虚作用的方药治疗
实者泻之	实性病证	采用攻逐邪气的方药治疗

表8-2 反治

反治法则	适用病证	用药特点
寒因寒用	真热假寒证	采用寒凉性质的方药治疗
热因热用	真寒假热证	采用温热性质的方药治疗
塞因塞用	真虚假实证	采用补益性质的方药治疗
通因通用	真实假虚证	采用通泻性质的方药治疗

 案例8-2

曾某,男,5岁半。前日起即精神疲乏,不爱活动,昨日始,发热,给服安乃近半片,服药后嗜睡,发热未退,夜间稍有咳嗽,今早抱来急诊。症见面唇略紫,神疲欲睡,目赤畏光,四肢厥冷,呼吸迫促,鼻流涕,偶有干咳,胸腹灼热烫手,咽喉红肿,左侧第一白齿对面的颊黏膜处有数颗针尖大小的灰白色小斑点,周围绕以红晕,两肺呼吸音粗糙,大便略稀,小便短少色黄,体温39.8℃,舌红苔薄黄,脉沉数有力。当地有麻疹流行。

思考与讨论

（1）该患儿应诊断为何病?

（2）该病例治疗时应依据正治还是反治?为什么?

二、扶正祛邪

疾病的过程,就是邪正斗争的过程。正邪力量的消长盛衰,决定着疾病的发展变化和转归。因而治疗疾病的关键就是要扶助正气,祛除邪气,使疾病向痊愈的方向转化。

（一）扶正

扶正就是使用扶正的药物或其他方法,以增强体质,提高抗病能力,适用于以正气虚为主,而邪气不盛的虚性病证,是《内经》"虚则补之"的运用。扶正多用补虚的方法,具体有益气、养血、滋阴、壮阳等不同的方法。

（二）祛邪

祛邪就是祛除邪气,使邪去正安,适用于以邪气为主,而正气未衰的实性病证,是《内经》"实则泻之"的运用。祛邪多用泻实之法,具体有发表、攻下、清解、消导等不同的方法。

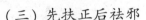

（三）先扶正后祛邪

先扶正后祛邪适用于正虚邪实,以正虚为主的患者。因正气过于虚弱,攻邪则更伤正,故应先扶正而后祛邪。如某些虫积患者,因正气太虚弱,不宜驱虫,应先健脾以扶正,使正气恢复,然后再驱虫消积。

（四）先祛邪后扶正

先祛邪后扶正适用于虽然邪盛正虚,但正气尚能耐攻,或同时兼顾扶正反会助邪的病证。如瘀血所致的崩漏证,瘀血不去,则崩漏难止,故应先用活血祛瘀法,然后补血。

（五）扶正与祛邪兼用

扶正与祛邪兼用适用于正虚邪实的病证,而且二者同时兼用则扶正不留邪,祛邪又不伤正。但在具体应用时,还要分清以正虚为主,还是以邪实为主。正虚较急重者,应以扶正为主,兼顾祛邪;邪实较急重者,则以祛邪为主,兼顾扶正。

📚 链 接

防流感的相关知识

流感是由流感病毒引起的急性呼吸道传染病,属于中医"温疫"范畴。无论季节性流感和甲型 H1N1 流感都是可防、可控、可治的。中医对流感的防治,是从疾病发生的外环境到人体的内环境,讲究"因时、因地、因人制宜",从源头阻击流感病毒入侵,主要的预防措施如下。

(1) 经常彻底洗手,避免脏手接触口、眼、鼻。

(2) 咳嗽、打喷嚏时应使用纸巾等,避免飞沫传播。

(3) 流感患者应呼吸道隔离 1 周或至主要症状消失。患者用具及分泌物要彻底消毒。

(4) 秋冬气候多变,注意加减衣服。

(5) 保持室内空气流通,流行高峰期避免去人群聚集的场所。

(6) 加强户外体育锻炼,提高身体抗病能力。

(7) 流行期间如出现流感样症状及时就医,并减少接触他人,尽量居家休息。

(8) 中药防治。金银花6g,大青叶6g,薄荷3g,生甘草3g,水煎服,每日1剂,连服5日。

三、平衡阴阳

疾病的发生,从根本上说即是阴阳的相对平衡遭到破坏,出现偏盛偏衰的结果。因此,调整阴阳,补偏救弊,恢复阴阳的相对平衡,促进阴平阳秘,乃是临床治疗的根本法则之一。

（一）损其有余

损其有余是指采用"实则泻之"的方法,损其偏盛,适用于阴或阳的一方过盛有余的邪实病证。如"阳盛则热"的实热证,应采用"热者寒之"的方法,以清泻其阳热;"阴盛则寒"的实寒证,应采用"寒者热之"的方法以温散其阴寒。

（二）补其不足

补其不足是指采用"虚则补之"的方法,补其偏衰,适用于阴或阳的一方或双方虚损不足的正虚病证。如"阴虚则热"的虚热证,当滋阴以制阳,即"阳病治阴";对于"阳虚则寒"的虚寒证当补阳以制阴,即"阴病治阳";若属阴阳两虚,则应阴阳双补。补益阴阳,应根据阴阳互根互用的理论,在补阴时适当配用补阳药,补阳时适当配用补阴药,即"阳中求阴"、"阴中求阳"(图8-1)。

$$
平衡阴阳
\begin{cases}
损其偏盛——实则泻之
\begin{cases}
"阳盛则热"的实热证——寒者热之 \\
"阴盛则寒"的实寒证——热者寒之
\end{cases} \\
补其偏衰——虚则补之
\begin{cases}
"阴虚则热"的虚热证——滋阴以制阳,即"阳病阴治" \\
"阳虚则寒"的虚寒证——补阳以制阴,即"阴病治阳"
\end{cases}
\end{cases}
$$

图 8-1 平衡阴阳

四、三因制宜

三因包括因时、因地、因人。三因制宜,是指治疗疾病时,要根据当时的季节,环境,人的体质、性别、年龄等实际情况,制定和确定适当的治疗方法。

(一) 因时制宜

因时制宜是指根据不同的季节气候特点,制定治疗用药的原则。《素问·六元正纪大论》说:"用温远温,用热远热,用凉远凉,用寒远寒。"如夏季气候温热,腠理开泄,用温热药会开泄太过,损伤气津,故用药应避免过用温热药;冬季气候寒冷,腠理致密,阳气内藏,用寒凉药易折伤阳气,故用药应避免过用寒凉药。

(二) 因地制宜

因地制宜指根据不同地区的地理环境特点,制定治疗用药的原则。如我国西北地区气候干燥寒冷,病多寒证,寒凉剂必须慎用,而温热剂则为常用;东南地区天气炎热,雨水绵绵,病多温热、湿热,温热剂必须慎用,寒凉剂、化湿剂则为常用。

(三) 因人制宜

因人制宜指根据患者的年龄、性别、体质、生活习惯等特点,制定治疗用药的原则。一般来说,成人药量宜大,儿童药量则宜小;形体壮实者药量宜大,形体弱小者药量宜少;素体阳虚者用药宜偏温,阳盛者用药宜偏凉;妇人有经、带、胎、产之特点,用药与男子应有区别。

三因制宜的治疗原则,充分体现了中医治病的整体观念和辨证论治在实际应用上的原则性和灵活性,只有将三者有机地结合起来治疗疾病,才能取得良好的效果。

考点:治病求本、扶正祛邪、调整阴阳、三因制宜治则的运用。

┠ 小结 ┨

预防与治疗是中医学的主要任务,其基本原则为健康保健及防治疾病。

预防,是指采取一定的措施,防止疾病的发生与发展,包括未病先防和既病防变两个方面。

治则是在整体观念和辨证论治精神指导下制定的,在治疗疾病时必须遵循的法则。治病求本,是辨证论治的基本治疗原则。

扶正祛邪是辅助正气,驱除邪气,使疾病向痊愈方向发展。治标与治本是在复杂多变的病证中,因标本缓急的不同,在治疗上采取主次先后的区别。正治与反治是抓住本质,根据疾病的临床表现与其本质是否一致而确定的治疗原则。调整阴阳,补偏救弊,使失衡的阴阳恢复相对平衡,是临床治疗的根本法则,包括泻其有余和补其不足两个方面。

三因制宜是指因时、因地、因人而异。

目标检测

选择题

A 型题

1. 下列不属于顺应自然的是
   A. 用寒远寒,用热远热
   B. 春夏养阳、秋冬养阴
   C. 顺应四时调摄
   D. 昼夜晨昏调养
   E. 起居有常

2. 对疾病力求早期诊断、早期治疗的目的
   A. 提高治愈率
   B. 尽早确立治疗方法
   C. 提高诊断的正确率
   D. 中止其病情的发展变化
   E. 以上均不是

3. 下列不属于既病防变方法的是
   A. 人工免疫
   B. 早期诊断
   C. 早期治疗
   D. 先安未受邪之地
   E. 阻截病传途径

4. 不属于治则的是
   A. 治病求本
   B. 扶正祛邪
   C. 三因制宜
   D. 活血化瘀
   E. 调整阴阳

5. "见肝之病,当先实脾"的治疗原则当属
   A. 早治防变
   B. 治病求本
   C. 调理阴阳
   D. 扶正祛邪
   E. 三因制宜

6. 下列何项属正治法则
   A. 标本兼治
   B. 塞因塞用
   C. 寒者热之
   D. 因人制宜
   E. 寒因寒用

7. 下列何项非属逆治法则
   A. 热因热用
   B. 寒者热之
   C. 热者寒之
   D. 虚则补之
   E. 实则泻之

8. 下列何项属反治法则
   A. 实则泻之
   B. 通因通用
   C. 虚则补之
   D. 培土生金
   E. 滋水涵木

9. 真虚假实证的治疗原则应是
   A. 单独祛邪
   B. 单独扶正
   C. 先扶正后祛邪
   D. 扶正兼祛邪
   E. 祛邪扶正并重

10. "通因通用"适用于下列哪种病证
    A. 脾虚泄泻
    B. 肾虚泄泻
    C. 食积泄泻
    D. 气虚泄泻
    E. 寒湿泄泻

(莫小强)

第3篇 中药学基础

第9章 中药基础知识

你知道吗？目前世界上已有100多个国家的患者在接受中医药的治疗。

进入21世纪以来，人类疾病谱发生了很大的改变，化学药物的疗效欠佳及某些药物的毒副作用与耐药性问题日渐突出，人们开始崇尚"回归自然"，天然药物越来越受青睐。中药作为天然药物的代表，具有疗效好、毒副作用小、应用面广泛等优点，越来越受到国际市场的关注，这给中药带来了前所未有的发展机遇。

链 接

中药产业面临挑战和危机

日本研究数据显示，海外中药市场上，中国拥有专利权的仅为0.3%，日本和韩国所占比例则超过70%。海外中药市场规模近300亿美元，中国的中药所占比例却不到5%。在日本，汉方制剂每年递增15%以上，日本一家专营中药的厂家"顺天堂"一年的产值相当于我国中药全部的出口量。在欧洲出售的浓缩人参汁或整参，90%来自韩国。发达国家不惜重金加大对中药的研究，对我国中药业发展构成了很大的挑战，如果不快速开展卓有成效的基础与应用研究，中国将沦为只是世界重要市场的"原料药基地"。

中药是在中医理论指导下，用以防治疾病的天然药物及其简单加工品。它包括植物药、动物药、矿物药，以及部分化学、生物制品类药物。其中，植物药占大多数，应用最广，故古代将中药称为"本草"。

第1节 中药的采制

一、品种与产地

（一）品种

中药用于临床疾病的防治，其药材的植物、动物和矿物的品种来源必须正确。否则，原有药物的疗效无法保证，还可能使患者的病情加重或危及生命。中药同物异名和同名异物的现象，常常造成中药品种的使用混乱，影响了中药的临床应用。为了确保中药品种的正确，在临床用药，以及收集民间用药经验时，一定要搞清其品种来源；使用中药的书写正名。凡《中华人民共和国药典》收载的品种，必须以其使用的名称为准，避免乱用别名，更不能杜撰名称，造成混乱。

（二）产地

大多数中药材以天然的植物、动物及矿物直接入药,其生长或形成离不开一定的自然条件,故具有一定的地域性。为了保证天然药材的质量,逐渐形成了"道地药材"的概念。所谓"道地药材",是指具有明显地域性,品种优良,生长环境适宜,栽培(或养殖)及加工合理,生产相对集中而产量较大,质量优于其他产地的药材。药材的产地决定药物的好坏,是临床疗效的关键。长期以来,四川的黄连、附子、川芎、川贝母,东北的人参、细辛、五味子,河南的地黄、山药、牛膝,甘肃的当归,山东的阿胶,山西的党参,宁夏的枸杞子,广东的藿香等,都是著名的道地药材。

道地药材的产区在实践中形成,并不是一成不变的。如三七原以广西为上,称为广三七或田七,云南后来居上,成为新的道地药材产区。随着中医药事业的发展,药材的消费量日益增加,道地药材已无法满足临床需要。因而在合理规化、大力发展道地药材,积极保护生态环境,保护珍稀药材品种的同时,植物药异地引种及药用动物的人工驯养,亦是行之有效的途径,但必须确保原有药材的性能和疗效。

二、 采集与储藏

中药的采集和储藏方法是否合理,直接关系到药物的质量和疗效。

（一）采集

中药动物和植物药材的采收,应选择在其有效成分含量最高时采收。通常以入药部分的成熟程度作为依据。按药用部分的不同,归纳如下(图 9-1)。

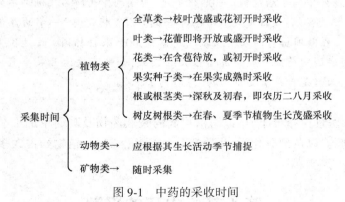

图 9-1 中药的采收时间

药物的采收有其客观规律。不可无计划地滥采,以致破坏药源。做到合理采收,保护生态环境,使药材资源持续利用。

链 接

中药的采收

现代研究认为,生物在不同生长发育阶段体内化学物质的积累不同,甚至有很大的区别。首先,与生长年限有关。如西洋参根中所含人参皂苷,第 4 年含量较多,第 5 年比第 4 年虽有增长,但幅度甚小,故在第 4 年后采集。有人测定甘草中甘草酸,第 4 年含量最高,达10.52%。其次,随月份(季节)而变化。如人参总皂苷的含量以 6~9 月份最高。黄连中小檗碱的含量大幅度增高可连续至第 6 年,而同一年中又以 7 月份的含量最高。再次,与时辰相关。如曼陀罗中生物碱的含量,其叶在早上最高,而根则在傍晚最高。前人有秋收麻黄,晨摘金银花,是非常合理的。

(二)储藏

中药的合理储藏,对保证中药质量的稳定有重要的意义。

药物储藏保管的目的,主要是为了防止霉变、虫蛀、鼠咬、变质而降低药效。中药材经采集后,除少数用鲜品外,一般都要干燥或初步加工,然后进行保管储存。储存不当,会出现虫蛀、霉变、变色、走油等变质现象,不仅药材外观差,质量降低,影响疗效,而且还会危害生命。此外,因药物储存不当引起其化学成分分解或改变,亦可能发生变质。

因此,必须高度重视中药的储藏和养护,要注意将传统经验与现代科学养护技术相结合,达到科学储存,保证用药安全、有效的目的。

1. 中药材的"新陈" 绝大多数药材随着储存时间的延长,其所含的有效化学成分降低而影响质量。研究表明,益母草的主要有效成分是所含的生物碱,储藏一年后总生物碱含量明显下降。所以一般药物不宜储存太久,用药宜"新"。有少数药物"用药宜陈"。如橘皮、半夏、麻黄等,皆须陈久。临床还有习用陈棕炭、陈艾叶等。但不能将其理解为储存越久越好。一些植物药或动物药鲜用与干后用,作用的强弱会有差异。

2. 中药的保管储存 易变质的药材,应合理加工处理后,才能入库储存。储存期间,应经常检查,注意调节库房内的温度和湿度,注意翻晒或烘烤,必要时进行安全而有效的灭虫处理。容易"走油"的药材,须合理采购,避免积压,并尽可能储放于密闭容器中。毒药和贵重药品,应专人专柜保管,防止意外事故的发生。

(1)传统的储存保管方法:前人总结了不少简单易行的经验,如人参及动物药材等,与花椒,或细辛同放不易虫蛀;牡丹皮与泽泻共存,则前者不易变色,后者不易生虫。将药置于石灰缸或谷物中,可防受潮等。

(2)现代的储存保管技术:防止药材霉变、虫蛀或氧化变质的气调储藏技术;控制药材含水量及储药环境的湿度、温度的微波干燥技术、远红外线辐射干燥技术等;直接杀灭霉菌、杂菌和害虫的蒸气加热技术,气体灭菌技术,^{60}Co-γ 线辐射技术等。

三、炮制与制剂

(一)炮制

中药材在制备成各种剂型之前,需进行必要的加工处理,统称为炮制。

炮制在古代叫做炮炙、修事或修治。药物炮制与否或炮制方法是否合理,直接关系到医疗效果,历代医家对此十分重视,并积累了许多宝贵的经验,是中药学的重要内容之一。炮制方法得当,对少数毒烈性质的药物来说,更是确保用药安全而有效的重要措施。

1. 炮制目的 炮制的目的大致可归纳为以下几点。

(1)使药物纯净,用量准确,便于储存。如枇杷叶刷去毛、蝉蜕去头足等。

(2)消除或降低药物的毒性、烈性和副作用。如马钱子、天南星、乌头等药直接生用,易产生毒性反应和副作用。经过炮制处理后,可以明显降低,甚至消除某些毒副反应。

(3)改变药物性能,增强或改变疗效。如蜜炙桑叶、百部能增强润肺止咳作用;酒炒川芎、当归能增强温通活血作用;何首乌生用泻下通便,制熟后则补肝肾、益精血。

（4）便于制剂、煎服和储存。有的药材则必须经过特殊的炮制，才能储存和运输。如桑螵蛸、五倍子必须蒸制以杀死虫卵或蚜虫。此外，将植物药切制成一定规格的饮片，矿物的煅、淬、砸、捣，均是便于制剂和调配。

（5）矫味矫臭，便于服用。一些药物（如乳香、没药、紫河车等）具有臭气、异味或刺激性气味，经过炮制不仅可使其作用增强，亦可减少患者的不适反应。

2. 炮制方法　中药炮制的方法很多，常用的炮制方法如下所示（表9-1）。

表9-1　中药常用的炮制方法

类别	方法	目的	举例
修制	纯净、粉碎、切片	使药物清洁纯净，利于干燥、储藏和调剂时称量，便于入剂使用	如捡去合欢花中的枝、叶，刷除枇杷叶的绒毛，龙骨捣碎，黄芪切片
水制	润、漂、水飞等	清洁药材、软化药材以便于切制和调整药性	昆布、海藻、盐附子漂去盐分，紫河车漂去腥味等
火制	炒、炙、煅、煨、烘焙等	缓和药性，减轻毒性、副作用，增强疗效或便于干燥	增强疗效，如土炒白术、酒炙川芎
水火共制	煮、蒸、燀、淬	减毒、增效或改变药效，稳定药物质量	改变药性，蒸制熟地、何首乌；稳定质量，蒸茯苓、厚朴
其他	制霜、发酵、发芽等	产生新药和新功效	如神曲、淡豆豉、谷芽、麦芽等

考点：中药常用的炮制方法有哪些？

（二）制剂

制剂，即根据药典、制剂规范和其他规定的处方，将中药的原料药物加工制成具有一定规格，可以直接用于防病、治病的药品。它是祖国医药学宝库的重要组成部分。

药物制成何种剂型和制剂的依据，首先是根据临床和预防的需要。由于病有缓急，证有表里，因此，对于剂型、制剂的要求亦有不同，如急性病证用药，药效宜速，故采用汤剂、注射剂、舌下片（丸）剂、气雾剂等；慢性病用药，药效宜缓，滋补用药，药效宜持久，常采用蜜丸、水丸、糊丸、膏滋、缓释片等；皮肤疾患，一般采用膏药、软膏等；某些腔道疾患如痔疮、瘘管，可用栓剂、条剂、线剂或钉剂等。其次是根据药物的性质。根据药物的性质不同而制成不同的剂型、制剂，以便更好地发挥药物疗效，如处方中含有毒性和刺激性药物时，则宜制成糊丸、蜡丸、缓释片等；遇胃酸易分解失效的药物成分，宜制成肠溶胶囊或肠溶片剂；某些药物制成液体制剂不稳定时，可制成散剂、片剂、粉针剂或油溶液等。药物制成剂型、制剂时还要考虑便于服用、携带、运输、储藏及生产等。

链接

中药新剂型

随着科学技术的发展，我国中药产业的科技水平有了很大的提高，除了传统的丸、散、膏、丹剂型外，已出现很多中药现代制剂，如滴丸、软胶囊、缓释胶囊、咀嚼片、分散片、泡腾片、喷雾剂、膜剂、凝胶剂、口服液、注射剂等。尤其是纳米技术将促进中药有效部位或组分、中药复方制剂、外用药物的研究与开发。由于纳米技术对物质超微粒化的作用，纳米级粒子将使中药在人体内的传输更方便，可提高中药在体内的生物利用度，增强临床疗效，形成独具特色的纳米中药材料。

第2节 中药的性能

中药的性能是指药物的性质和功能,主要包括四气、五味、升降浮沉、归经、毒性等。中药的性能与性状是两个不同的概念,区别如下(表9-2)。

表9-2 中药的性能与性状的区别

	含义	观察对象
中药的性能	对中药作用性质和特征的概括	人体
中药的性状	指药物的形状、颜色、气味、滋味、质地	药材

一、四 气

四气,是指药物的寒、热、温、凉四种药性,又称为四性。四气主要用以反映药物影响人体寒热病理变化的作用性质,是药物最主要的性能。在四性中,凉次于寒,实为同一类药性;温次于热,又为另一类药性。本质上,四气实质是寒热二性。温热属阳,寒凉属阴。

此外,还有一种平性的药物,即是说它的寒凉或温热性质不明显,称为平性药。实际上仍有微凉或微温的差别,未越出四气范围(图9-2)。

药物的寒热温凉之性,是从药物作用于机体所发生的反应概括出来的,主要是与所治疾病的寒热性质相对而言的。能够减轻或消除热证的药物,为寒性或凉性。其清热力强者为大寒或寒性,力较弱者,为微寒或凉性。反之,能够减轻或消除寒证的药物,一般为温性或热性。其祛寒力强者为大热或热性,力稍次者为温性,力再次者为微温。这是确定药性的主要依据。

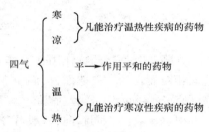

图9-2 中药的四气

利用药物的寒热,可以祛除寒邪、暑邪、热邪,并消除这些邪气引起的病理改变。对于"阳虚则生外寒,阴虚则生内热"者,还能以温补调阳,以清补调阴,促进阴阳调和而复其正常;对于寒热错杂之证,则宜寒热并用以治之;而真寒假热之证,当以热药治本,必要时可反佐寒药;真热假寒之证,当以寒药治本,必要时反佐热药。

考点:中药四气的含义。

二、五 味

五味,指辛、甘、酸、苦、咸五种不同的药味。此外,还有淡味和涩味,但通常淡味附于甘味,涩味附于酸味,故仍称五味。药味的产生,初始基于口尝,最终定于临床。将二者联系起来,可确定药物的药味。五味按阴阳属性分,辛、甘、淡味属阳,酸、苦、咸、涩味属阴。五味的作用如下(表9-3)。

表9-3 中药五味的功效与治疗作用

五味	功效	治疗作用	举例
辛	能散能行	有发散、行气、行血的作用	苏叶能发散风寒
甘	能补能缓	有补益、缓急、调和药性的作用	甘草调和、熟地补血

续表

五味	功效	治疗作用	举例
酸	能收能涩	有收敛、固涩、生津止渴的作用	乌梅止咳、五味子生津
苦	能泄能燥	有泻火、泻下、降逆及燥湿的作用	黄连泻火、大黄泻下
咸	能下能软	具有泻下、软坚、散结的作用	芒硝泻下通便

考点：中药五味的功效和治疗作用。

此外，还有"苦以坚阴"的说法。其意思是苦寒药通过清热作用，消除热邪，有利于阴液的保存。如知母、黄柏等药物治疗肾阴亏虚、相火亢盛之证，即有泻火坚阴之意。淡味具有渗湿利水的作用。如茯苓、猪苓能渗湿利尿。

链　接

中药的五味与主要成分的关系

辛味药主要含挥发油，其次为苷类、生物碱等。酸味药中，单酸味药主要含有机酸类成分，单涩味药主要含鞣质，酸涩药也含有大量的鞣质，甘味药的化学成分以糖类、蛋白质、氨基酸、苷类等机体代谢所需的营养成分为主。咸味药主要含有碘、钠、钾、钙、镁等无机盐成分。苦味药以含生物碱和苷类成分为多。

三、升降浮沉

升降浮沉是指药物作用在人体上下表里的趋向。这种趋向，是与疾病的病机、证候趋向相对而言的。具体而言，病位在上、在表者宜升浮不宜沉降，病位在下、在里者宜沉降不宜升浮；病势上逆者，宜降不宜升，病势下陷者，宜升不宜降。

根据药物的不同趋向，一般可分为升浮和沉降两类。

（一）升浮药

其特点是上行、向外，具有解表、透疹、祛风湿、升阳举陷、开窍醒神、温阳补火、行气解郁及涌吐等功效。

（二）沉降药

其特点是下行、向里，具有清热、泻下、利湿、安神、止呕、平抑肝阳、息风止痉、止咳平喘、收敛固涩及止血等功效（图9-3）。

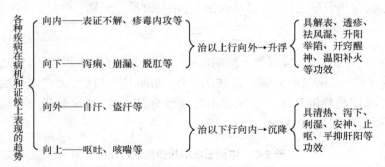

图9-3　中药升降沉浮的意义

影响药物升降浮沉的因素如下（表9-4）。

表9-4　影响药物升降浮沉的因素

	气味	质地	炮制	配伍
升降	味辛甘,气温热	质轻	酒炙、姜汁炙	配在大量升浮药物里
浮沉	味苦、酸、咸(淡、涩),气寒凉	质重	醋炙、盐炙	配在大量沉降药物里

四、归　经

归经是指药物对于机体某部分的选择性作用,主要对某经(脏腑或经络)或某几经发生明显的作用,而对其他经作用较小或没有作用。它是脏腑经络用药的一个重要原则。

药物在人体所起的作用都具有一定的适应范围。如同属寒性药物,虽然都有清热作用,但其作用范围或偏于清肺热,或偏于清肝热,各有所长。同为补益药,也有补肺、补脾、补肾的不同。因此,将各种药物对机体各部分的治疗作用作进一步的归纳,使之系统化,便产生了归经理论。

归经以脏腑、经络理论为基础,以药物功效主治为依据。可以应用经络系统对人体的病变,进行归纳、分类,称为某经病证。而能够治疗这些病证的药物,就归入此经。如肺经病变,每见咳、喘等证;肝经病变,每见胁痛、抽搐等证。根据药物的功效主治,就能说明某药对某脏腑、经络的病变起着主要治疗作用。如杏仁能治疗胸闷、咳喘,归肺经;全蝎能定抽搐,则归肝经。

有些药物的适应范围小,多归于一经。但大部分药物能治疗多个脏腑的病变,故可归入几经。如石膏既能清肺热,又能清胃热,归肺、胃二经;麦冬既可补肺阴,又可养胃阴,兼能清心热,则入肺、胃、心三经。

归经的临床运用,是在脏腑、经络病变时根据辨证来选择归其经的药物。如肺经的咳喘,选用归肺经的杏仁、桔梗;脾经的泄泻,选用归脾经的白术、山药。

中药的归经,应与药物的性味、升降浮沉综合考虑,才能较全面地认识药物,更好地运用于临床,提高药物的疗效。

链　接

引经学说中的疑点

根据药物归经理论,一些药物对某一脏腑经络具有特殊作用,其选择性特别强,并且可以引导其他药物达于病所,而提高临床疗效。引经概念的提出,是中药理论中一个非常重要的飞跃,实际上有关归经及引经的理论已蕴含了西药受体学的思想。这一学说在发展过程中未能深化与细化,至今还显得过于粗糙,仍处于经验用药的层面上,理论上不能完全合理解释,缺乏严谨性,实践上不能直观量化,缺乏客观性。

五、毒　性

中药的毒性主要是指药物的毒副作用。对毒性的认识,历来存在两种观点:一种为广义的毒性,认为药物的毒性即是药物的偏性,将一切药物统称为"毒药",因此,毒性具有普遍性;一种为狭义的毒性,即有毒之药对人体的伤害性,绝大多数药物是无毒的,因此,毒性具有特殊性,是少数毒药特有的性能(图9-4)。

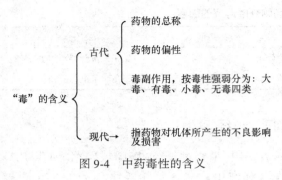

图 9-4　中药毒性的含义

考点：中药毒性的含义。

在中药学中强调狭义的毒性，标明少数药物为有毒之品，这对确保用药安全，极为重要。但作为中药的一种性能，毒性应该是普遍的。药物的任何作用，对于正常人体和非适应证的人，都具有损害性，绝对无毒的药物是不存在的。

对待中药毒性的正确态度应当是"有毒观念，无毒用药"。一方面要重视毒性的普遍性，牢固树立药物使用不当会对机体造成损害的观念；另一方面，应注意有毒药物的炮制、剂量、配伍、剂型及使用方法，以减弱毒性，充分发挥药效，保证用药安全。

链　接

安全用药

20 世纪 60 年代以来，许多国家建立了药品安全委员会，实行了药物不良反应监察报告制度。虽然中药的安全性相对较高，但仍存在不容忽视的毒副反应。在试点的基础上，1987 年 11 月我国成立了卫生部药品不良反应（ADR）监察中心，并根据《中华人民共和国药品管理法》的有关规定制定了《药品不良反应监察报告制度》。随着各方面认识的提高，中药将得到更加安全合理的应用。

第3节　中药的应用

中药的应用，主要讨论中药的配伍、用药禁忌、剂量及用法等内容。掌握这些基本知识和方法，对于充分发挥药物疗效，确保用药安全，具有十分重要的意义。

一、配伍与禁忌

（一）配伍

根据病情需要和药物性能，将两种或两种以上的中药配合使用，称为配伍。长期的临床实践，把各种药物之间的配伍关系总结为六个方面，加上单行，称为药物"七情"。

（1）单行：仅用单味药物治疗疾病。如人参（独参汤）治疗气虚欲脱证。

（2）相须：将两种以上性能功用相似的药物配合应用，取得协同作用，以增强疗效。如石膏与知母配合使用，能增强清热泻火的功效。

（3）相使：性能功用上有某种共性的药物配合应用，以一药为主，另一药为辅，辅药能增强主药的疗效。如黄芪与茯苓合用，茯苓能增强黄芪补气利水的作用。

（4）相畏：两种药物配伍合用，一种药物的毒性、烈性或副作用被另一种药物减轻或消除。如生半夏、生南星的毒性能被生姜减轻或消除，所以说半夏、南星畏生姜。

（5）相杀：两种药物配伍合用，一种药物能减轻或消除另一种药物的毒性或副作用。如生姜能减轻或消除生半夏、生南星的毒性，所以说生姜能杀生半夏、生南星的毒。相畏与相杀，实际上是同一配伍关系的两种不同提法。

（6）相恶：两种药物配伍合用，一种药物可减弱或破坏另一种药物的功效。如莱菔子能减弱或破坏人参的补气功效，所以说人参恶莱菔子。

（7）相反：指两种药物合用后，能产生或增强毒性反应或副作用，包括"十八反"、"十九畏"中的药物（表9-5）。

考点：中药配伍关系的使用原则。

（二）禁忌

为保证用药安全和提高疗效，必须讲究用药禁忌。中药用药禁忌，主要有配伍禁忌、妊娠禁忌、服药禁忌三个方面。

表 9-5　配伍关系的目的与使用原则

增强疗效	相须、相使	充分利用
降低毒性	相畏、相杀	必须选用
降低疗效	相恶	避免使用
增强毒性	相反	严禁使用

1. 配伍禁忌　前面"配伍"中曾提到，在复方配伍中，有些药物应避免合用。《神农本草经》称这些药物之间的关系称为"相恶"和"相反"。后世概括为"十八反"和"十九畏"，其内容列举于下。

（1）"十八反"：乌头反半夏、瓜蒌、贝母、白蔹、白及；甘草反海藻、大戟、甘遂、芫花；藜芦反人参、沙参、丹参、玄参、苦参、细辛、芍药。

（2）"十九畏"：硫黄畏朴硝，水银畏砒霜，狼毒畏密陀僧，巴豆畏牵牛，丁香畏郁金，川乌、草乌畏犀角，牙硝畏三棱，官桂畏石脂，人参畏五灵脂。

"十八反"、"十九畏"中的诸药，有一部分同实际有些出入，历代医家也有所论及，并证明某些药物仍然可以合用。如海藻玉壶汤等均合用甘草和海藻等。一般来说，对于其中一些药物，若无充分根据和应用经验，仍须避免盲目配合应用。

🕮 链　接

十八反歌、十九畏歌

十八反歌：本草明言十八反，半蒌贝蔹及攻乌，藻戟遂芫俱战草，诸参辛芍叛藜芦。

十九畏歌：硫黄原是火中精，朴硝一见便相争。水银莫与砒霜见，狼毒最怕密陀僧。巴豆性烈最为上，偏与牵牛不顺情。丁香莫与郁金见，牙硝难合京三棱。川乌草乌不顺犀，人参最怕五灵脂。官桂善能调冷气，若逢石脂便相欺。大凡修合看顺逆，炮槛灸焊莫相依。

2. 妊娠禁忌　某些药物能损害胎元或引起流产，所以应作为妊娠禁忌药物。一般可分为禁用和慎用两类。禁用药多是毒性药或药性峻猛、堕胎作用较强的药物，如马钱子、砒霜、巴豆、牵牛子、水蛭、麝香、甘遂、大戟等。慎用药多是祛瘀通经、行气破滞、攻下导积、辛热滑利等的药物，如桃仁、红花、大黄、芒硝、枳实、附子、肉桂等。

3. 服药禁忌　服药禁忌是指患者在服药期间的饮食禁忌，俗称"忌口"。因为在服药期间，某些食物可消除药物的功能，或产生不良反应或毒副作用。患病期间，人的脾胃功能有所减弱，因此，忌食生冷、多脂、黏腻、腥臭、有刺激性的食物，以免影响药物的吸收，使药物疗效降低。忌食对某种病证不利的食物，如生冷食物对寒证不利；辛热食物对热证不利；食油过多，会加重发热；食盐过多，会加重水肿。如服药期间不忌这类食物，会影响药物的疗效。

考点：中药使用禁忌。

二、中药剂量

用药量，称为剂量，主要指一剂药中每味药的成人一日用量。用量是否得当，是确保用药安全、有效的重要因素之一。绝大多数中药来源于生药,安全剂量幅度较大,用量不像化学药品那样严格,但用量得当与否,将直接影响药效的发挥和临床疗效。一般来讲,确定中药的剂量,应考虑如下几方面的因素。

1. 药物性质与剂量的关系　剧毒药或作用峻烈的药物,应严格控制剂量;花叶皮枝等量轻质松及性味浓厚、作用较强的药物用量宜小;矿物介壳质重沉坠及性味淡薄、作用温和的药物用量宜大;再如麝香、牛黄等贵重药材,在保证药效的前提下应减少用量。

2. 剂型、配伍与剂量的关系　在一般情况下,同样的药物入汤剂比入丸、散剂的用量要大些;单味药使用比复方中应用剂量要大些;在复方配伍使用时,主要药物比辅助药物用量要大些。

3. 年龄、体质、病情与剂量的关系　由于年龄、体质的不同,对药物的耐受程度不同,则药物用量也就有了差别。一般老年、小儿、妇女产后及体质虚弱的患者,都要减少用量,成人及平素体质壮实的患者用量宜重。一般5岁以下的小儿用成人药量的1/4;5岁以上的儿童按成人用量减半服用。病情轻重、病势缓急、病程长短与药物剂量也有密切的关系。一般病情轻、病势缓、病程长者用量宜小;病情重、病势急、病程短者用量宜大。

4. 季节变化与剂量的关系　夏季发汗解表药及辛温大热药不宜多用;冬季发汗解表药及辛热大热药可以多用;夏季苦寒降火药用量宜重;冬季苦寒降火药则用量宜轻。

除了剧毒药、峻烈药、精制药及某些贵重药外,一般中药的常用内服剂量为5～10g;部分常用量较大,为15～30g;新鲜药物的常用量为30～60g。

▌小结▐

（1）中药品种来源的正确与否,道地药材的应用,药材的合理采集和储藏,炮制与制剂的正确与否,将直接关系到药物的质量和疗效。

（2）中药性能,是古人在长期的医疗实践中总结出来的药性理论。四气、五味用以说明药物的性质和功用,是中药性能的基础;升降浮沉用以说明药物作用的趋向,与四气、五味的关系密切;归经用以说明药物治病的作用部位,并与脏腑经络联系起来,可根据病变部位合理选择药物;毒性则主要指药物的毒副作用,说明治病时应注意合理用药,避免和减少其对机体的不良影响。只有把药物的性味、升降浮沉、归经、毒性综合考虑,才能全面认识和理解药物的性能。

（3）中药的用法,是前人医疗实践的经验总结。用法正确与否,直接关系到药物的临床疗效及用药安全。

 目标检测

选择题

A型题

1. 下列除何种药物外陈久为良
　　A. 橘皮　　　　B. 半夏
　　C. 麻黄　　　　D. 厚朴
　　E. 艾叶
2. 沉降药的性味多为
　　A. 温、辛、甘　　B. 温、苦、咸

　　C. 寒、苦、咸　　D. 寒、辛、苦
　　E. 热、甘、咸
3. 中药的性能不包括
　　A. 归经　　　　B. 炮制
　　C. 四气　　　　D. 升降浮沉
　　E. 毒性
4. 甘味药的作用是
　　A. 发散、行气　　B. 收敛、固涩

C. 补益、缓急　　D. 渗湿、软坚

E. 燥湿、通泄

5. 芳香的药物一般为

　　A. 苦味　　　　B. 辛味

　　C. 甘味　　　　D. 咸味

　　E. 淡味

6. 一种药物的毒性、烈性或副作用被另一种药物减轻或消除的配伍关系是

　　A. 相畏　　　　B. 相杀

　　C. 相须　　　　D. 相使

　　E. 相恶

7. 下列配伍中属于"十八反"的是

　　A. 丁香与木香

　　B. 人参与莱菔子

　　C. 大戟与甘草

　　D. 白及与甘草

　　E. 人参与五味子

8. 人参相畏的药物是

　　A. 牵牛　　　　B. 五灵脂

　　C. 草乌　　　　D. 丁香

　　E. 巴豆

9. 下列药物孕妇慎用的是

　　A. 巴豆　　　　B. 水蛭

　　C. 麝香　　　　D. 甘遂

　　E. 红花

B 型题

10～13 题共用备选答案

　　A. 辛味　　　　B. 苦味

　　C. 咸味　　　　D. 甘味

　　E. 酸味

10. 具有泻下、软坚、散结作用的药物多为

11. 有补益、缓急、调和药性作用的药物多为

12. 有收敛、固涩作用的药物多为

13. 有泻火、泻下、降逆及燥湿作用的药物多为

14～17 题共用备选答案

　　A. 饭后服　　　B. 饭前服

　　C. 加姜汁同服　D. 小量频服

　　E. 睡前服

14. 补益药宜

15. 驱虫药、攻下药宜

16. 消食药宜

17. 安神药宜

（宋建军）

第 10 章　常用中药

我国药材资源丰富,来源广泛,包括动物、植物、矿物等。药材品种繁多,仅古籍所载就有 3000 种以上,临床常用中药 400 余种。根据中医药独特的理论体系,按照中药的功能分为解表药、清热药、泻下药、祛湿药、温里药、理气药、理血药、补益药、化痰止咳平喘药、安神药、开窍药、驱虫药、消食药、平肝息风药、固涩药、外用药等。

第 1 节　解　表　药

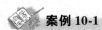 **案例 10-1**

陈某,女,35 岁。因天气骤变,刮起寒风,陈某在大风中等车 30min,才坐上公交车回家。到家后,陈某便感觉鼻子发痒,猛打喷嚏。第 2 日,她感觉头痛、浑身发冷、鼻塞流清涕不止、无汗、咳嗽。陈某去药店准备购买银翘解毒丸(金银花、连翘、薄荷、淡豆豉、淡竹叶、牛蒡子等)自行服用,经药师指导改购风寒感冒颗粒(麻黄、葛根、紫苏叶、防风、桂枝等),按说明书服用 2 日,痊愈。

思考与分析

(1) 陈某是哪种类型的感冒?

(2) 为何要选用风寒感冒颗粒,而不用银翘解毒丸?

凡以发散表邪,解除表证为主要功效的药物,称为解表药。

解表药大多为辛味,性能发散,使肌表之邪从汗而解(图 10-1)。

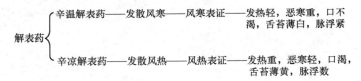

图 10-1　解表药的分类、功效及适应证

考点:解表药的分类、功效、适应证、使用注意。

部分解表药还可用于表邪郁闭所致的麻疹透发不畅、水肿初期及咳喘等证。

解表药大多味辛芳香,故不宜久煎,以免有效成分挥发而降低药效。使用发汗力强的解表药时,应避免汗出过多而耗散阳气,损伤津液,因此,凡自汗、盗汗、热病伤津及阴虚发热等证应慎用。

一、辛温解表药

辛温解表药,性味多辛温,以发散风寒为主要作用,又称发散风寒药。适用于外感风寒,见恶寒发热、无汗、鼻塞或流清涕、舌苔薄白、头身痛、脉浮等。部分药物对于咳喘、水肿及风湿痹痛等证也可应用。

（一）常用辛温解表药

麻　黄

【药物来源】　本品为麻黄科植物草麻黄、中麻黄或木贼麻黄的干燥草质茎。生用、蜜炙或捣绒用。

【性味归经】　辛、微苦，温。归肺、膀胱经。

【功效应用】

（1）发汗散寒：用于风寒表实证。麻黄发汗力强，通过发汗而解表。用于外感风寒所致的恶寒发热、头身疼痛、鼻塞、无汗、脉浮紧等表实证，常与桂枝相须为用，以增强发汗解表的功效，如麻黄汤。

（2）宣肺平喘：用于咳喘证。麻黄能开宣肺气，散风寒而平喘。与苦杏仁、甘草配伍，可增强平喘的功效；若兼内有寒饮，可配伍细辛、干姜、半夏等，以温化寒饮而平喘止咳，如小青龙汤；若属热邪壅肺而致喘咳者，可与石膏、苦杏仁、甘草等配伍以清肺平喘，如麻杏石甘汤。

（3）利水消肿：用于风水水肿。麻黄既能发汗，又能利尿。水肿有表证者，常与白术、生姜等同用，如越婢加术汤。

【用法用量】　煎服，2～10g。麻黄生用解表，蜜炙平喘，小儿、年老体弱者宜用麻黄绒或炙用。

【处方用名】　麻黄、麻黄草、麻黄咀、炙麻黄、麻黄绒。

【使用注意】　发汗力强，凡表虚自汗、阴虚盗汗及肺肾虚喘者慎用。

考点：麻黄的功效应用。

链　接

麻黄素

麻黄碱，又称麻黄素，是从麻黄中提取的生物碱，为麻黄的主要活性成分。其主要作用为提高人体新陈代谢速率，使人心跳加快、血管收缩、血压上升、精神亢奋等。副作用包括失眠、心血管疾病、中风等，早期作为气喘的特效药及减肥食品添加物，但由于副作用太大，现已改用其他替代品。麻黄碱是常用感冒药中的主要治疗成分，对于感冒、哮喘、咳嗽、鼻炎等常见病的治疗有效。现已能人工合成。

桂　枝

【药物来源】　本品为樟科植物肉桂的干燥嫩枝。切成薄片或小段，生用。

【性味归经】　辛、甘，温。归心、肺、膀胱经。

【功效应用】

（1）发汗解肌：用于风寒表证。桂枝发汗力和缓，不论有汗、无汗都可应用。风寒表证无汗者，常与麻黄等相须为用，以增强发汗解表之功，如麻黄汤；风寒表证有汗者，常与白芍、生姜、大枣等同用，以调和营卫，如桂枝汤。

（2）温通经脉：用于风湿痹痛与胃寒腹痛、痛经闭经。风湿痹痛，肩臂肢节冷痛，常与附子、生姜、甘草等同用，以温经散寒止痛，如桂枝附子汤；胃寒腹痛，喜温喜按，常与白芍、生姜等同用，以温中散寒，如小建中汤；血寒瘀滞，经闭腹痛或痛经，常与当归、川芎、吴茱萸等同用，以温经散寒，活血通经，如温经汤；胸痹心痛，常与枳实、薤白等同用，以通阳散结，如枳实薤白桂枝汤。

（3）助阳化气：用于痰饮证和蓄水证。心脾阳虚，水湿内停，胸胁胀满、咳逆头晕等痰饮证，常与白术、茯苓、甘草同用，以温运脾阳、化湿利水，如苓桂术甘汤；膀胱阳气不化而小便不利的蓄水证，常与茯苓、泽泻、猪苓等同用，以助阳化气利水，如五苓散。

此外，桂枝还有平冲降气的功效，可用于治疗肾脏寒气上冲之奔豚气，与白芍、生姜配伍，如桂枝加桂汤。

【用法用量】 煎服，3~10g。

【处方用名】 桂枝、桂枝尖、嫩桂枝。

【使用注意】 桂枝辛温助热，易伤阴动血，凡外感热病、阴虚火旺、血热妄行等证忌用。孕妇及月经过多者慎用。

考点：麻黄、桂枝的药物比较。

紫 苏

【药物来源】 本品为唇形科植物紫苏的干燥茎、叶。生用。

【性味归经】 辛，温。归肺、脾经。

【功效应用】

（1）解表散寒：用于外感风寒。紫苏能散表寒，用治恶寒、发热、无汗，常配生姜同用；如表证兼有气滞，常与香附、陈皮等同用。

（2）行气宽中，止痛：用于脾胃气滞证，胸闷呕吐，胃脘疼痛。外感风寒、内伤湿滞之胸闷呕吐者，不论有无表证，均可应用，常与藿香配伍，如藿香正气散。

（3）安胎：用于妊娠呕吐，胎动不安，胸腹满闷，常与陈皮、砂仁同用，以增强止呕安胎之功。

此外，紫苏辛温，能解鱼蟹毒，中鱼蟹毒后可用单味紫苏煎服，或配合生姜同用。

【用法用量】 煎服，5~10g。治鱼蟹中毒，可单用至30g。紫苏叶长于解表散寒，行气和胃；紫苏梗长于理气宽中，止痛，安胎。

【处方用名】 紫苏、苏叶、苏梗。

考点：紫苏各药用部位的功效区别。

链 接

紫苏的营养价值

紫苏既是我国的常用中药，又是保健食品。在日本是吃生鱼片时必不可少的陪伴物，在我国少数地区也有用它作蔬菜或入茶的习惯。紫苏全株富含蛋白质、维生素、膳食纤维、脂肪、钙、钠、钾、铁、铜、镁等营养物质。紫苏叶中含有不饱和脂肪酸，具有降低胆固醇、三酰甘油等多种功效，对心脑血管疾病有明显的治疗效果。提取紫苏油具有健脑、延缓衰老、降血脂、减肥、抗过敏等作用，因此紫苏油的保健食品开发已成为热点。

羌 活

【药物来源】 本品为伞形科植物羌活或宽叶羌活的干燥根茎和根。生用。

【性味归经】 辛，苦，温。归膀胱、肾经。

【功效应用】

（1）解表散寒：用于外感风寒，头身疼痛。羌活辛温，发表力强，主散太阳经风邪及寒湿之邪。外感风寒湿邪，恶寒发热、肌表无汗、头痛项强、肢体酸痛，常与防风、细辛、苍术、川芎等药同用，如九味羌活汤；若寒湿偏重，头痛身重者，可配伍独活、藁本、川芎等药，如羌活胜湿汤。

（2）祛风除湿，止痛：用于风寒湿痹，肩臂疼痛。羌活辛散祛风，能祛除风寒湿邪，通利关节而止痛，且作用部位偏上，善治腰以上风寒湿痹，尤以肩背肢节疼痛者佳，多配伍防风、姜黄、当归等药。

【用法用量】　煎服，3～10g。

【处方用名】　羌活、川羌活、西羌活。

【使用注意】　羌活气味浓烈，用量过多，易致呕吐，脾胃虚弱者不宜服用。血虚痹痛、阴虚头痛者慎用。

荆　芥

【药物来源】　本品为唇形科植物荆芥的干燥地上部分。生用或炒炭用。

【性味归经】　辛、微温。归肺、肝经。

【功效应用】

（1）解表散风：用于外感表证。荆芥药性缓和，为发散风寒药中药性最为平和之品。对于外感表证，无论风寒、风热或寒热不明显者，均可广泛使用。风热表证，常配金银花、连翘、薄荷等，如银翘散；风寒表证，常配防风、羌活等，如荆防败毒散。

（2）透疹消疮：用于麻疹不透、疮疡初起。麻疹透发不畅，常配伍薄荷、蝉蜕、牛蒡子等药，如透疹汤；治疮疡初起、瘙痒，与防风、金银花、连翘、赤芍等同用。

此外，荆芥还可止血，用于衄血、便血、崩漏等出血性疾病。荆芥炒炭有止血之功，常配其他止血药用于各种出血证。

【用法用量】　煎服，5～10g。发表透疹消疮宜生用；止血宜炒炭用。

【处方用名】　荆芥、假苏、荆芥穗、荆芥咀、荆芥炭、芥穗炭。

防　风

【药物来源】　本品为伞形科植物防风的根。生用。

【性味归经】　辛、甘，微温。归膀胱、肝、脾经。

【功效应用】

（1）祛风解表：用于外感表证、风疹瘙痒。防风微温而不燥，甘缓而不峻，为风药中之润剂，善治风邪。风寒表证，头痛身痛、恶风寒者，常配伍荆芥、羌活、独活等；风热表证，常与薄荷、桑叶等疏散风热药同用；治风疹瘙痒，多配伍苦参、荆芥、当归等。

（2）胜湿止痛：用于风湿痹痛。外感风湿，头痛如裹、身重肢痛者，与羌活、藁本等同用。

（3）止痉：用于破伤风牙关紧闭、角弓反张。防风既可祛外风，又可入肝经，息内风，治破伤风，配天南星、白附子、天麻等，如玉真散。

【用法用量】　煎服，5～10g。入煎、酒、丸散剂。

【处方用名】　防风、口防风、软防风、旁风、屏风。

【使用注意】　血虚发痉或头痛不因风邪者忌服。

考点：荆芥、防风的药物鉴别。

（二）其他辛温解表药

其他辛温解表药的具体内容如下（表10-1）。

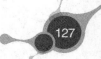

表 10-1 其他辛温解表药

药名	性味归经	功效应用	用法用量	备注
香薷	辛,微温 归肺、胃经	发汗解表,化湿和中。用于暑湿感冒,恶寒发热,头痛无汗,腹痛吐泻,水肿,小便不利	煎服,3~10g	有"夏月麻黄"之称;表虚多汗者忌服
白芷	辛,温 归肺、胃、大肠经	解表散寒,祛风止痛,宣通鼻窍,燥湿止带,消肿排脓。用于感冒头痛,眉棱骨痛,鼻塞流涕,鼻衄,鼻渊,牙痛,带下,疮疡肿痛	煎服,3~10g。外用适量	治阳明头痛、牙痛、鼻渊之要药;性燥,阴虚火旺者慎用
生姜	辛,微温 归肺、脾、胃经	解表散寒,温中止呕,化痰止咳,解鱼蟹毒。用于风寒感冒,胃寒呕吐,寒痰咳嗽,鱼蟹中毒	煎服,3~10g。或捣汁服	有"呕家圣药"之称,热盛及阴虚火旺者忌用
细辛	辛,温 归心、肺、肾经	祛风散寒,祛风止痛,通窍,温肺化饮。用于风寒感冒,头痛,牙痛,鼻塞流涕,鼻衄,鼻渊,风湿痹痛,痰饮喘咳	煎服,1~3g。散剂每次服0.5~1g。外用适量	不与藜芦同用;有小毒,注意用量
苍耳子	辛、苦,温 归肺经	散风寒,通鼻窍,祛风湿。用于风寒头痛,鼻塞流涕,鼻衄,鼻渊,风疹瘙痒,湿痹拘挛	煎服3~10g	有毒,不宜大量使用,血虚头痛者慎用
藁本	辛,温 归膀胱经	祛风,散寒,除湿,止痛。用于风寒感冒,巅顶疼痛,风湿痹痛	煎服,3~10g	血虚头痛者忌用
辛夷	辛,温 归肺、胃经	散风寒,通鼻窍。用于风寒头痛,鼻塞流涕,鼻衄,鼻渊	煎服,3~10g。包煎,外用适量	治鼻渊之要药

二、 辛凉解表药

辛凉解表药,性味多辛凉,发汗作用较辛温解表药缓和,以宣散风热为主要作用,又称发散风热药。适用于外感风热见发热、微恶风寒、口渴咽干、有汗或无汗、咽喉肿痛、舌苔薄黄、脉浮数等。部分药物对于风热咳嗽、疹发不畅及疮疡初起也可应用。

(一) 常用辛凉解表药

薄 荷

【药物来源】 本品为唇形科植物薄荷的干燥地上部分。切段,生用。

【性味归经】 辛,凉。入肺、肝经。

【功效应用】

(1) 疏散风热:用于风热感冒,温病初起。薄荷清轻凉散,为疏散风热之常用药。风热表证,身不出汗、头痛目赤等,常与荆芥、桑叶、菊花、牛蒡子等配合应用;若风寒感冒,身不出汗,也可配合紫苏、羌活等。

(2) 清利头目,利咽:用于头痛目赤、咽喉红肿疼痛。薄荷善疏上焦风热,清头目,利咽喉,用于目赤肿痛、风热咽痛,配牛蒡子、马勃、甘草等;也可研末吹喉,治咽喉红肿热痛。

(3) 透疹:用于麻疹透发不畅。薄荷轻扬宣散,助麻疹透发,可配荆芥、牛蒡子、蝉蜕等。

(4) 疏肝行气:用于肝郁气滞,胸闷胁痛。薄荷能疏肝解郁,常配合柴胡、白芍、当归等疏肝理气调经之品,治疗肝郁气滞,胸胁胀痛、月经不调,如逍遥散。

【用法用量】 煎服,3~6g;宜后下。

【处方用名】 薄荷、苏薄荷、南薄荷、鸡苏、薄荷叶、薄荷梗。

【使用注意】 薄荷芳香辛散,发汗耗气,故体虚多汗者不宜使用。

链 接

薄荷素油

薄荷主含挥发油,薄荷素油具有特殊的芳香、辛辣感和凉感,在医药行业广泛应用于驱风、防腐、消炎、镇痛、止痒、健胃等药品中,其他可用于牙膏、食品、烟草、酒、清凉饮料、化妆品、香皂的加香等。我国历来是薄荷素油和薄荷脑的出口大国,产品在国际市场享有盛名,远销几十个国家和地区,外汇收入可观。

考点:薄荷的功效应用。

桑 叶

【药物来源】 本品为桑科植物桑的干燥叶。生用或蜜炙用。

【性味归经】 甘、苦,寒。归肺、肝经。

【功效应用】

(1)疏散风热:用于风热感冒、温病初起。桑叶善于散风热而泄肺热,对外感风热或温病初起,发热、头痛、咳嗽、咽痛等,常与菊花、金银花、薄荷、前胡、桔梗等配合应用。

(2)清肺润燥:用于肺热咳嗽、燥热咳嗽。桑叶苦寒清泄肺热,甘寒润肺燥。用于肺热或燥热伤肺,咳嗽痰少等,常与苦杏仁等同用。

(3)清肝明目:用于肝阳上亢,目赤肿痛。桑叶善明目,治肝阳上亢,头痛眩晕,常与菊花、石决明、白芍等同用;治风热上攻,肝火上炎所致的目赤、涩痛、多泪,可配伍菊花、蝉蜕、夏枯草、决明子。

【用法用量】 煎服,5~10g;可外用煎水洗眼;润肺止咳多用蜜炙桑叶。

【处方用名】 桑叶、霜桑叶、冬桑叶、炙桑叶。

菊 花

【药物来源】 本品为菊科植物菊的头状花序。按产地和加工方法的不同,可分为"亳菊"、"滁菊"、"贡菊"、"杭菊",因花色不同,又有黄菊花和白菊花之分。

【性味归经】 甘、苦,微寒。入肺、肝经。

【功效应用】

(1)散风清热:用于外感风热及温病初起。菊花清上焦风热,清利头目,常配伍桑叶、杏仁、连翘等,如桑菊饮。

(2)平肝明目:用于肝火或风热,目赤肿痛等。菊花能平抑肝阳,清肝明目。肝阳上亢,头晕目眩,配伍羚羊角、钩藤等;肝阴不足,头昏眼花,常与生地黄、枸杞子等配伍。

(3)清热解毒:用于疮疡肿痛。对于疔疮肿毒尤有良好的疗效,常与蒲公英等清热解毒之品配合应用。

考点:桑叶、菊花的药物鉴别。

【用法用量】 煎服,5~10g。疏散风热用黄菊花;清肝明目用白菊花。

【处方用名】 菊花、白菊花、黄菊花、亳菊、滁菊、贡菊、杭菊、怀菊。

【使用注意】 菊花性凉,气虚胃寒、食少泄泻者慎服。

菊花茶不宜贪多

菊花茶是使用菊花为原料制备而成的花草茶,具有散风清热、清肝明目和解毒消炎的作用。但是有研究显示,菊花茶中的微量脂肪有可能让人体发寒,免疫力下降。中医强调,有些茶饮属清热解毒的药性,应该是在感冒或是感染期中饮用,如平时喝太多,会让体质越来越虚寒。菊花茶即属寒性,对中医所指的"阳虚体质"就不太合适,不能长期大量饮用。

柴 胡

【药物来源】 本品为伞形科植物柴胡或狭叶柴胡的干燥根。生用、酒炙或醋炙。

【性味归经】 辛、苦,微寒。归肝、胆、肺经。

【功效应用】

(1)疏散退热:用于表证发热及少阳证。柴胡为治少阳病的要药,常与黄芩等配伍,如小柴胡汤;疟邪不离少阳,又能清热截疟,为治寒热往来的常用药;治外感发热,无论风热、风寒皆可使用,现代以柴胡制成的单方或复方制剂,如柴胡口服液、柴胡注射液,有良好的退热作用。

(2)疏肝解郁:用于肝气郁结证。柴胡善疏肝调经。用于肝郁气滞,胸胁少腹胀痛、妇女月经失调、痛经等,常配当归、白芍等,如逍遥丸。

(3)升举阳气:用于气虚下陷,内脏下垂。柴胡善升脾胃清阳之气,治中气不足、气虚下陷所致的脘腹重坠作胀、食少倦怠、久泻脱肛、子宫下垂、胃下垂等,常与黄芪、升麻等同用,如补中益气丸。

【用法用量】 煎服,3~10g。解表退热宜生用,用量宜稍重;疏肝解郁宜醋炙;升阳可生用或酒炙,用量稍轻。

【处方用名】 柴胡、北柴胡、南柴胡、酒柴胡、醋柴胡。

【使用注意】 柴胡性升散,古云"柴胡劫肝阴",故阴虚阳亢、肝风内动、阴虚火旺及气机上逆者忌用或慎用。

柴胡的由来

两个姓柴和胡的,是地主家的长工,有一天姓胡的病了,地主把姓胡的赶出家,姓柴的一气之下也出走了。他们来到了一山中,姓胡的肚子饿了,无意中拔了身边的一种叶似竹叶子的草的根入口咀嚼,不久感到身体轻松些了。姓柴的认为此草肯定有治病的效能。于是再拔一些让胡食之,胡居然好了。他们二人便用此草为人治病,并为此草起名"柴胡"。

葛 根

【药物来源】 本品为豆科植物野葛的干燥根。生用或煨用。

【性味归经】 甘、辛,凉。归脾、胃、肺经。

【功效应用】

(1)解肌退热:用于感冒发热,项背强痛。葛根有发散表邪,解肌退热之功,与柴胡等配伍可用于表热证;与麻黄、桂枝、白芍同用治风寒表证而见项背强痛、无汗、恶风者。

(2)透疹:用于麻疹初起,透发不畅。葛根辛凉解毒透疹,常与升麻、白芍、甘草同用,如升麻葛根汤。

（3）生津止渴：用于胃热口渴、阴虚消渴。葛根能生津止渴,对热病口渴,或消渴等,可配麦冬、天花粉等。

（4）升阳止泻：用于脾虚泄泻、湿热泻痢。葛根能升发清阳,鼓舞脾胃阳气上升,有止泻之功,常配合党参、白术等治疗脾虚泄泻;又可配黄连、黄芩等,用于湿热泻痢等证。

此外,葛根还具有通经活络、解酒毒的作用。治疗多种与瘀血有关的心脑血管系统疾病,如中风偏瘫、眩晕头痛、胸痹心痛等;也可治疗酒醉不醒或饮酒过度,损伤脾胃而致的呕吐、烦渴。

【用法用量】 煎服,10～15g。退热、生津、透疹宜生用;升阳止泻宜煨用。

【处方用名】 葛根、野葛、煨葛根。

📚 链 接

葛根的营养保健作用

葛根含12%的黄酮类化合物,如葛根素、大豆黄酮苷、花生素等营养成分,还有蛋白质、氨基酸,糖和人体必需的铁、钙、铜、硒等矿物质,是老少皆宜的名贵滋补品。《本草正义》谓葛根"最能开发脾胃清阳之气"。常食葛粉能调节人体功能,提高机体抗病能力,永葆青春活力。现代医学研究表明,葛根黄酮具有防癌抗癌和雌激素样作用,可促进女性养颜,尤其对中年妇女和绝经期妇女养颜保健作用明显。另外,粉葛为豆科植物甘葛藤的干燥根,总黄酮量较野葛低,以前混用,现在药典已分列,功效相同。

（二）其他辛凉解表药

其他辛凉解表药的具体内容如下（表10-2）。

表10-2 其他辛凉解表药

药名	性味归经	功效应用	用法用量	备注
牛蒡子	辛、苦,寒 归肺、胃经	疏散风热,宣肺透疹,解毒利咽。用于风热感冒,咳嗽痰多,麻疹,风疹,咽喉肿痛,痄腮,丹毒,痈肿疮毒	煎服,6～12g	脾虚便溏者慎用
蝉蜕	甘、寒 归肺、肝经	疏散风热,利咽,透疹,明目退翳,解痉。用于风热感冒,咽痛音哑,麻疹不透,风疹瘙痒,目赤翳障,惊风抽搐,破伤风	煎服,3～6g	孕妇慎服
升麻	微甘、辛,微寒 归肺、脾、大肠、胃经	发表透疹,清热解毒,升举阳气。用于风热头痛,齿痛,口疮,咽喉肿痛,麻疹不透,阳毒发斑,脱肛,子宫脱垂	煎服,3～10g	麻疹已透、阴虚火旺者均慎用
蔓荆子	苦、辛,微寒 归肝、膀胱、胃经	疏散风热,清利头目。用于风热感冒头痛,齿龈肿痛,目赤多泪,目暗不明,头晕目眩	煎服,5～10g	
淡豆豉	辛、苦,凉 归肺、胃经	解表,除烦,宣发郁热。用于感冒,寒热头痛,烦躁胸闷,虚烦不眠	煎服,6～12g	

小结

（1）解表药可分为辛温解表药和辛凉解表药两类：①辛温解表药主要用于恶寒发热、无汗头痛、肢体酸痛、鼻塞涕清、喉痒咳嗽、苔薄白、脉浮紧或浮缓的风寒表证。药物有麻黄、桂枝、细辛、紫苏、荆芥、防风、羌活、藁本、白芷、辛夷、苍耳子、生姜、香薷等。②辛凉解表药主要用于发热恶寒、头痛目赤、咽痛口渴、舌尖红、苔薄黄、脉浮数的风热表证，以及温病初起，邪在卫分者。药物有薄荷、牛蒡子、蝉蜕、菊花、桑叶、蔓荆子、淡豆豉、葛根、升麻、柴胡等。此外，某些解表药还可用治麻疹不透、风疹瘙痒、咳嗽气喘、风水水肿、风寒湿痹、肢节疼痛、痈疽初起、眩晕目赤等证。

（2）相似药物比较：解表药相似药物的比较如下（表10-3）。

表 10-3　解表药相似药物的比较

序号	相似药物	相同点	不同点
1	麻黄、桂枝	发散风寒，治风寒表证	麻黄透彻毛孔而解表，发汗力强，治风寒表实证，又能平喘利水
			桂枝通达阳气而解表，发汗力弱，治风寒表实、虚证，又能温经助阳
2	荆芥、防风	祛风解表，治风病表证	荆芥微温平和，长于散风透疹，炒炭又能止血。为风病、血病、疮病之要药
			防风为治风通用之品，长于胜湿止痛。为"风药中之润剂，通治一切风邪"
3	桑叶、菊花	疏散风热，明目，治风热感冒，温病初起	桑叶清肺润肺作用好，多用于燥热伤肺，咳痰少
			菊花平肝养肝作用优，多用于肝阳上亢，头晕目昏
4	葛根、升麻	疏散风热，升举阳气	葛根重在解肌，为治项背强痛之首选药，又能透疹，可用于消渴
			升麻解毒透疹，治热毒证

（3）治头痛各药比较：羌活善治太阳经头痛；白芷善治阳明经头痛；细辛善治少阴经头痛；藁本善治巅顶头痛。

目 标 检 测

选择题

A 型题

1. 治疗上半身风湿痹痛的首选药是
   A. 紫苏 　　　　　　B. 防风
   C. 羌活 　　　　　　D. 独活
   E. 香薷

2. 善于治疗鼻渊头痛的药物是
   A. 紫苏、苍耳子 　　B. 防风、荆芥
   C. 白芷、荆芥 　　　D. 苍耳子、白芷
   E. 白芷、薄荷

3. 善于治疗少阳证的药物是
   A. 薄荷 　　　　　　B. 升麻
   C. 柴胡 　　　　　　D. 葛根

   E. 菊花

4. 既能发表散寒，又能温肺化饮的药是
   A. 苦杏仁 　　　　　B. 紫苏
   C. 麻黄 　　　　　　D. 桂枝
   E. 细辛

5. 既能发汗解表，又能行气宽中的药是
   A. 生姜 　　　　　　B. 紫苏
   C. 桂枝 　　　　　　D. 荆芥
   E. 薤白

6. 具有"呕家圣药"之称的药是
   A. 香薷 　　　　　　B. 紫苏
   C. 桂枝 　　　　　　D. 生姜
   E. 白芷

7. 桑叶、菊花的共同功效是
   A. 疏散风热,明目　B. 发表散寒
   C. 疏肝解郁　　　　D. 升举阳气
   E. 透疹

8. 发散风寒药中,药性平和,外感表证无论风寒、风热、寒热不明均可使用的是
   A. 麻黄　　　　　　B. 桂枝
   C. 荆芥　　　　　　D. 羌活
   E. 生姜

9. 适用于外感风寒项强而无汗的药物是
   A. 麻黄、桂枝　　　B. 麻黄、葛根
   C. 紫苏、葛根　　　D. 柴胡、葛根
   E. 菊花、蔓荆子

10. 以下哪项不是薄荷的适应证
    A. 风热感冒　　　　B. 头痛目赤
    C. 咽喉肿痛　　　　D. 痈肿疮毒
    E. 胸闷胁痛

11. 用于外感风寒,恶寒无汗、脉浮紧感冒重证,每与桂枝相须为用的药物是
    A. 羌活　　　　　　B. 细辛
    C. 防风　　　　　　D. 麻黄
    E. 白芷

12. 解表药中,能透疹又能疏肝解郁的药物是
    A. 薄荷　　　　　　B. 升麻
    C. 柴胡　　　　　　D. 葛根

E. 蝉蜕

13. 桂枝的功效是
    A. 发汗解表,宣肺平喘
    B. 发汗解表,温经助阳
    C. 发汗解表,温经止血
    D. 发汗解表,温补脾肾
    E. 以上功效均不是

B 型题

14~17 题共用备选答案
    A. 羌活　　　　　　B. 白芷
    C. 细辛　　　　　　D. 藁本
    E. 防风

14. 善治巅顶头痛的是
15. 善治太阳头痛的是
16. 善治阳明头痛的是
17. 善治少阴头痛的是

18~20 题共用备选答案
    A. 柴胡　　　　　　B. 香薷
    C. 菊花　　　　　　D. 辛夷
    E. 防风

18. 有"夏月麻黄"之称的是
19. 解表以祛风为长,被誉为"风药中之润剂"的是
20. 能通鼻窍,为治鼻渊要药的是

(赵　微)

第2节　清　热　药

案例 10-2

张某,女,40 岁。因发热 2 日(38℃)不退、口干口渴就医,查舌红苔黄,脉洪大,诊断为发热(阳明气分热证),医师处方:石膏 30g,知母 9g,炙甘草 6g,粳米 15g。3 剂,煎服,3 次/日。3 日后热退身凉。

思考与分析

试分析方中石膏、知母有什么功用?

　　凡以清泄里热为主要功效的药物,称为清热药。
　　清热药药性多属寒凉,味多苦。具有清热泻火、解毒、凉血、清虚热等功效,主要用于里热证(图 10-2)。
　　清热药性属寒凉,易伤脾胃,脾胃虚寒、食少便溏者应慎用;苦寒药易化燥伤阴,热证伤阴或阴虚患者慎用;使用清热药要注意中病即止,避免克伐太过,损伤正气。

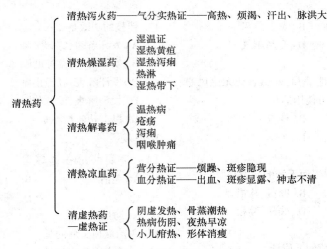

图 10-2 清热药的分类及适应证

一、清热泻火药

清热泻火药大多性寒,以清热泻火为主要作用,适用于急性热病见高热烦渴、汗出、神昏谵语、脉洪实有力、舌苔黄或燥等症状。对于肺热、胃热、心热等实热证也可应用。

体质虚弱者使用清热泻火药,当照顾正气,勿伐太过,必要时可与扶正药物配伍应用。

(一)常用清热泻火药

石 膏

【药物来源】 本品为硫酸盐类矿物硬石膏族石膏,主含含水硫酸钙($CaSO_4 \cdot 2H_2O$)。打碎,生用或煅用。

【性味归经】 辛、甘,大寒。归肺、胃经。

【功效应用】

(1)清热泻火,除烦止渴:①用于气分实热证。石膏药性大寒,善清气分实热,是清肺胃气分实热证之要药。高热不退、烦渴、大汗、脉洪大等,常与知母相须为用,以增强清里热的作用,如白虎汤;温病高热,身发斑疹等气血两燔,石膏清热泻火配合凉血解毒的药物如玄参、牡丹皮、赤芍、生地黄、板蓝根等,如化斑汤、清瘟败毒散等。②用于胃火亢盛所致的头痛、牙痛、牙龈肿痛等症状。石膏能清泄胃火,故胃火亢盛所引起的疾病,可配合知母、牛膝、生地黄等,如玉女煎。③用于肺热咳嗽、气喘。邪热袭肺,身发高热、咳嗽、气急鼻煽、口渴欲饮等症状,可用石膏清泄肺热,佐以麻黄、苦杏仁等宣肺、止咳平喘,如麻杏石甘汤。

(2)收湿生肌,敛疮止血:用于湿疹水火烫伤,疮疡溃后不敛及创伤久不收口。石膏能清热、收敛、生肌,常与升丹、黄柏、青黛等同用。

【用法用量】 生用,内服,清热泻火,15~60g,先煎;煅石膏,外用,收湿生肌,适量研末撒敷患处。

【处方用名】 石膏、生石膏、煅石膏、白虎、冰石。

【使用注意】 脾胃虚寒及阴虚内热者忌用。

知　母

【药物来源】 本品为百合科植物知母的干燥根茎。生用或盐炙用。

【性味归经】 苦、甘,寒。归肺、胃、肾经。

【功效应用】

(1) 清热泻火:①用于热病烦渴。知母甘寒质润,善清肺胃气分实热,而除烦止渴,用于温热病邪热亢盛、壮热、烦渴、脉洪大等肺胃实热证。常与石膏相须为用,如白虎汤。②用于肺热咳嗽,阴虚燥咳。知母能清泻肺火,滋阴润肺。用于肺热咳嗽、痰黄黏稠,常配瓜蒌、黄芩;阴虚燥咳、干咳少痰,多与贝母同用,如二母散。

(2) 滋阴润燥:①用于骨蒸潮热。知母能滋肾阴、润肾燥而退骨蒸,有滋阴降火之功。用于阴虚火旺、骨蒸潮热、盗汗、心烦等症状,常与黄柏同用,配入养阴药中,以加强滋阴降火之效,如知柏地黄丸。②用于阴虚消渴,肠燥便秘。知母有滋阴润燥,生津止渴的作用。用于内热伤津,口渴引饮之消渴证,常与天花粉、葛根等配伍,如玉液汤;用于肠燥便秘,常与生首乌、当归、火麻仁同用。

【用法用量】 煎服,6~12g。生用清泻实火;盐炙清热滋阴,清下焦虚热。

【处方用名】 知母、光知母、净知母、毛知母、肥知母、盐知母。

【使用注意】 脾胃虚寒,大便溏泄者慎用。

栀　子

【药物来源】 本品为茜草科植物栀子的干燥成熟果实。生用、炒黄、炒焦或炒炭用。

【性味归经】 苦,寒。归心、肺、三焦经。

【功效应用】

(1) 泻火除烦:用于热病心烦。栀子泻三焦火邪,泻心火而除烦,治热病心烦、躁扰不宁。热蕴胸膈,发热、胸闷、心烦,配伍淡豆豉,以透邪泄热、除烦解郁;实热证高热烦躁、神昏谵语,可配黄连等泻火而清邪热。

(2) 清热利湿:用于湿热黄疸,小便赤涩热痛。栀子清利肝胆湿热,利湿退黄。治肝胆湿热郁蒸之黄疸,配茵陈、大黄等;治热淋,配木通、车前子等。

(3) 凉血解毒:用于热毒、实火引起的吐血、鼻衄、尿血、目赤肿痛和疮疡肿毒。治血热妄行,常与生地黄、侧柏叶、牡丹皮等配伍;治目赤肿痛,可与菊花、石决明等配伍;治疮疡肿毒,可与黄连、金银花、连翘等同用。

(4) 消肿止痛:用于跌打损伤,瘀血肿痛。生用研末,醋调外敷;治烫伤、火伤,可生用研末与鸡蛋清调涂患处。

【用法用量】 煎服,6~10g。外用生品适量,研末调敷。生栀子长于泻火除烦、清热利尿;炒栀子寒凉性缓;焦栀子凉血止血;栀子炭止血。

【处方用名】 栀子、山栀子、山枝、枝子、红栀子、苏栀子、江栀子、炒栀子、焦栀子、栀子炭。

【使用注意】 栀子苦寒伤胃,脾虚便溏者慎用。

(二) 其他清热泻火药

其他清热泻火药的具体内容如下(表10-4)。

表 10-4　其他清热泻火药

药名	性味归经	功效应用	用法用量	备注
芦根	甘,寒 归肺、胃经	清热泻火,生津止渴,除烦,止呕,利尿。用于热病烦渴,肺热咳嗽,肺痈吐脓,胃热呕哕,热淋涩痛	煎服,15~30g。鲜品用量加倍,或捣汁用	虚寒证慎用
天花粉	甘,微苦,微寒 归肺、胃经	清热泻火,生津止渴,消肿排脓。用于热病烦渴,肺热燥咳,内热消渴,疮疡肿毒	煎服,10~15g	孕妇、虚寒者慎用;不宜与川乌、制川乌、草乌、制草乌、附子同用
淡竹叶	甘、淡,寒 归心、胃、小肠经	清热泻火,除烦止渴,利尿通淋。用于热病烦渴,小便短赤涩痛,口舌生疮	煎服,6~10g	
决明子	甘、苦、咸,微寒 归肝、大肠经	清热明目,润肠通便。用于目赤涩痛,羞明多泪,头痛眩晕,目暗不明,大便秘结	煎服,9~15g	气虚便溏者慎用
夏枯草	辛、苦,寒 归肝、胆经	清肝泻火,明目,散结消肿。用于目赤肿痛,目珠夜痛,头痛眩晕,瘰疬,瘿瘤,乳痈,乳癖,乳房胀痛	煎服,9~15g	
青葙子	苦,微寒 归肝经	清肝泻火,明目退翳。用于肝热目赤,目生翳膜,视物昏花,肝火眩晕	煎服,9~15g	有扩散瞳孔的作用,青光眼患者禁用

二、 清热燥湿药

清热燥湿药,性味多苦寒,苦能燥湿,寒能清热,以清热燥湿为主要作用,适用于湿热证,见心烦口苦、小便短赤、泄泻、痢疾、痔瘘、黄疸、带下、关节肿痛、耳肿流脓、湿疹、痈肿等证候。

清热燥湿药多能伐胃、伤阴,津液亏耗、脾胃虚弱者慎用。

(一)常用清热燥湿药

黄　芩

【药物来源】　本品为唇形科植物黄芩的干燥根。生用,酒炙或炒炭用。

【性味归经】　苦,寒。归肺、胆、脾、大肠、小肠经。

【功效应用】

(1)清热燥湿:用于湿温发热、胸闷、口渴不欲饮,以及湿热泻痢、黄疸等证。黄芩寒清苦燥,长于清中上焦湿热。治湿温发热,与滑石、白豆蔻、茯苓等配合应用,如黄芩滑石汤;治湿热泻痢、腹痛,与黄连、葛根等同用,如葛根芩连汤;治湿热蕴结所致的黄疸,可与茵陈、栀子、淡竹叶等同用。

(2)泻火解毒:用于热病高热烦渴,或肺热咳嗽及热毒疮疡等。治热病高热,常与黄连、栀子等配伍;治肺热咳嗽,可与知母、桑白皮等同用;对热毒疮疡,可与金银花、连翘等药同用。

(3)止血:用于血热出血证。治血热妄行,可与生地黄、牡丹皮、侧柏叶等同用。

(4)安胎:用于胎动不安。黄芩清热安胎,治血热胎动不安,可配当归、白术等同用。

【用法用量】　煎服,3~10g。清热多生用;安胎多炒用;清上焦热可酒炙;止血可炒炭。

　　【处方用名】　黄芩、枯黄芩、条芩、子芩、炒黄芩、酒黄芩、黄芩炭。

　　【使用注意】　苦寒伤胃,脾胃虚寒者不宜使用。

链　接

中药抗生素——黄芩

　　现代研究证明,黄芩主要含黄芩苷、黄芩素、汉黄芩素、汉黄芩苷、黄芩新素、β-谷甾醇等成分。它的抗菌谱较广,对多种细菌、皮肤真菌、钩端螺旋体等都有抑制作用。即使对青霉素等抗生素产生抗药性的金黄色葡萄球菌,对黄芩仍然很敏感。黄芩还有降血压、镇静、利尿、保肝、利胆、抗过敏、解除平滑肌痉挛等作用。临床上用黄芩治疗小儿急性呼吸道感染、传染性肝炎、慢性气管炎、急性菌痢、肾盂肾炎等,均可获良效。

黄　连

　　【药物来源】　本品为毛茛科植物黄连、三角叶黄连或云连的干燥根茎。以上三种习称"味连"、"雅连"、"云连"。生用、酒炙或姜汁制、吴茱萸制。

　　【性味归经】　苦,寒。归心、肝、脾、胃、胆、大肠经。

　　【功效应用】

　　(1) 清热燥湿:用于各种湿热证。黄连清热燥湿之力大于黄芩,长于清中焦湿热。治泻痢腹痛,常与木香同用,如香连丸,为治泻痢之要药;治脘腹痞满,恶心呕吐,配半夏、干姜等,如半夏泻心汤;治肝胃不和之呕吐吞酸,与吴茱萸等同用。

　　(2) 泻火解毒:①用于高热神昏,心烦不寐等。黄连泻火解毒,善清心经实火。治心火亢盛所致的神昏、烦躁,常配黄芩、栀子等;若热病伤阴,心烦不寐,常与阿胶、白芍同用。②用于胃火炽盛,消谷善饥之消渴证,常配知母、天花粉等。③用于血热吐衄,配伍黄芩、大黄凉血止血,如泻心汤。④用于热毒疮疡,痈肿疔毒,皮肤湿疮。治痈肿疔毒,多与黄芩、黄柏、栀子等同用;治皮肤湿疹、湿疮,可单用或配伍枯矾、冰片等制软膏外敷。

　　【用法用量】　煎服,2~5g。外用适量。生用长于泻火解毒燥湿;酒炒缓和寒性,能引药上行,清上焦火;姜汁炒清胃止呕;吴茱萸水炒反佐其性,清肝胆火。

　　【处方用名】　黄连、川连、味连、雅连、云连、鸡爪连、酒黄连、姜黄连、萸黄连。

　　【使用注意】　黄连苦寒清燥之性强,过服久服易伤脾胃,脾胃虚寒者慎用;苦燥易伤阴津,阴虚津伤者慎用。

链　接

黄　连　素

　　小檗碱,又称黄连素,是黄连中的一种生物碱。也可从小檗属和黄连属其他植物如黄柏、三颗针中提取,在应用上,有抗菌、止泻、消炎等作用,是众多治疗腹泻的药物中最为大家熟知、价格便宜、服用简单、携带方便的药物之一。现可人工合成。

黄　柏

　　【药物来源】　本品为芸香科植物黄皮树的干燥树皮。习称"川黄柏"。生用、盐炙或炒炭用。

　　【性味归经】　苦,寒。归肾、膀胱经。

【功效应用】

（1）清热燥湿：用于多种湿热证。黄柏清热燥湿之力，与黄芩、黄连相似，但以除下焦湿热为佳。治泻痢合黄芩、黄连；疗黄疸配伍栀子、茵陈，如栀子柏皮汤；如配苍术、牛膝，可用于足膝肿痛、下肢痿软无力，如三妙丸；配合知母、生地黄、木通，可用于小便淋涩热痛；配合白芷、龙胆，可用于带下阴肿。

（2）解毒疗疮：用于热毒疮疡、湿疹等。治湿热疮疡、湿疹之证，既可内服，又可外用。内服配黄连、黄芩、栀子等药，如黄连解毒汤；外用可配大黄、滑石等研末撒敷。

（3）泻火除蒸：用于阴虚发热，或梦遗滑精等。黄柏能清虚热以疗潮热骨蒸，泻肾火以疗梦遗滑精，常合知母、熟地等，如知柏地黄丸。

【用法用量】 煎服，3~12g。外用适量。生用清热燥湿解毒；盐炙泻肾火，清下焦湿热，退骨蒸；炒炭治便血及痔瘘出血。

考点：黄芩、黄连、黄柏的药物鉴别。

【处方用名】 黄柏、川黄柏、盐黄柏、柏皮。

【使用注意】 脾胃虚寒便溏者慎用。

（二）其他清热燥湿药

其他清热燥湿药的具体内容如下（表10-5）。

表10-5 其他清热燥湿药

药名	性味归经	功效应用	用法用量	备注
龙胆	苦，寒 归肝、胆经	清热燥湿，泻肝胆火。用于湿热黄疸，阴肿阴痒，带下，湿疹瘙痒，肝火目赤，耳鸣耳聋，胁痛口苦，强中，惊风抽搐	煎服，3~6g	泻肝胆实火之要药；脾胃虚寒者慎用
苦参	苦，寒 归心、肝、大肠、胃、膀胱经	清热燥湿，杀虫，利尿。用于热痢，便血，黄疸尿闭，赤白带下，阴肿阴痒，湿疹，湿疮，皮肤瘙痒，疥癣麻风，外治滴虫性阴道炎	煎服，4.5~9g，外用适量，煎汤洗患处	反藜芦
秦皮	苦、涩，寒 归肝、胆、大肠经	清热燥湿，收涩止痢，止带，明目。用于湿热泻痢，赤白带下，目赤肿痛，目生翳膜	煎服，6~12g，外用适量，煎洗患处	
白鲜皮	苦，寒 归脾、胃、膀胱经	清热燥湿，祛风解毒。用于湿热疮毒，黄水淋漓，湿疹，风疹，疥癣疮癞，风湿热痹，黄疸尿赤	煎服，5~10g，外用适量，煎汤洗或研粉敷	

三、清热解毒药

清热解毒药性味苦寒，以清火热，消肿毒为主要作用，适用于各种火热毒邪所致的病证。如急性热病、痈肿疮疖、丹毒、斑疹、喉痹、痄腮、痢疾，以及虫蛇咬伤、肿瘤等。

清热解毒药在使用时必须有针对性地选择，应用时必须适当配伍。如热毒在血分，与凉血药配合；火热炽盛，与泻火药配合；夹湿者，与燥湿药配合。此外，痢疾里急后重，宜配行气药；疮痈属虚，宜配补益药等。

（一）常用清热解毒药

金 银 花

【药物来源】 本品为忍冬科植物忍冬的干燥花蕾或带初开的花。生用、炒炭或制成露剂使用。

【性味归经】 甘,寒。归肺、心、胃经。

【功效应用】

（1）清热解毒:①用于疮痈肿毒、咽喉肿痛。金银花清热解毒作用强,可合蒲公英、紫花地丁、连翘、牡丹皮、赤芍等煎汤内服,或单用新鲜者捣烂外敷。②用于热毒引起的泻痢便血。金银花能凉血而解热毒,可疗血痢便血,常以银花炒炭,合黄芩、黄连、白芍、马齿苋等。

（2）疏散风热:用于外感风热或温病初起。金银花甘寒,既清气分热,又能清血分热,且在清热之中又有轻微宣散之功,所以能治外感风热或温病初起的表证未解、里热又盛之证。应用时常配合连翘、牛蒡子、薄荷等,如银翘散。

此外,金银花尚可治暑热烦渴、咽喉肿痛、小儿热疮及痱子等。

【用法用量】 煎服,6～15g。疏散风热、清泄里热以生品为佳;炒炭长于凉血止痢;露剂长于清热解暑。

【处方用名】 金银花、二花、二宝花、忍冬花、双花、银花、银花炭。

> 考点:金银花的功效应用。

链 接

金银花的由来

金银花在我国已有2200多年的栽植史。早在秦汉时期的中药学专著《神农本草经》中,就载有忍冬,称其"凌冬不凋",故为"忍冬"。由于花开时初为纯白,继而变黄,十分好看,因此得名金银花。

连 翘

【药物来源】 本品为木犀科植物连翘的干燥果实。生用。

【性味归经】 苦,微寒。归肺、心、小肠经。

【功效应用】

（1）清热解毒:用于热病高热、烦躁、口渴或发斑疹等。连翘能清热解毒,无论气分热或血分热,都可应用。可用连翘配合黄连、赤芍、牡丹皮等。

（2）消肿散结:用于痈肿疮毒、瘰疬痰核。连翘既清心火,解疮毒,又消痈肿结聚,为"疮家圣药"。治痈肿疮毒,与金银花、野菊花、蒲公英等同用;治瘰疬痰核,与夏枯草、玄参、浙贝母等同用。

（3）疏散风热:用于外感风热,温病初起。连翘长于清心火,散上焦风热。常与金银花、牛蒡子、薄荷等药同用,如银翘散。

此外,连翘可用于热淋涩痛。连翘清心利尿,多与车前子、白茅根、竹叶、木通等药配伍,治疗湿热壅滞所之小便不利或淋沥涩痛。

【用法用量】 煎服,6～15g。

【处方用名】 连翘、青翘、老翘、连翘心。

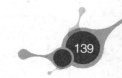

板 蓝 根

【药物来源】 本品为十字花科植物菘蓝的干燥根。生用。

【性味归经】 苦,寒。归心、胃经。

【功效应用】

（1）清热解毒:用于外感发热,温病初起。板蓝根善于清解实热火毒,可单用,如板蓝根颗粒;也可与金银花、连翘、牛蒡子等同用。

（2）凉血利咽:用于咽喉肿痛,温毒发斑,痄腮,大头瘟,丹毒,痈肿疮毒。板蓝根能解毒利咽散结,常与黄连、黄芩、连翘、玄参等同用。

【用法用量】 煎服,9~15g。

【处方用名】 板蓝根、蓝靛根、蓝根。

【使用注意】 体虚无实火、热毒者忌服,脾胃虚寒者慎用。

链 接

板蓝根不是感冒的万能药

板蓝根作为一种常用的清热解毒药,在几次病毒流行时受到热捧,价格大涨,甚至脱销。但是板蓝根并不是适合每种感冒的万能药,它只适用于风热感冒、流感等热性疾病的治疗,而风寒感冒、体虚感冒等并不宜使用。板蓝根对于由支原体、肺炎衣原体和军团菌等引起的上呼吸道感染无效。即使同为风热感冒,不同患者也存在夹湿、内热等个体差异,板蓝根较适用于体内蕴热的风热感冒,对于风热夹湿感冒的患者就不太适合了。

（二）其他清热解毒药

其他清热解毒药的具体内容如下(表10-6)。

表 10-6　其他清热解毒药

药名	性味归经	功效应用	用法用量	备注
鱼腥草	辛,微寒 归肺经	清热解毒,消痈排脓,利尿通淋。用于肺痈吐脓,痰热喘咳,热痢,热淋,痈肿疮毒	15~25g,不宜久煎。鲜品用量加倍,水煎或捣汁服。外用适量,捣敷或煎汤熏洗患处	治肺痈之要药
蒲公英	苦、甘,寒 归肝、胃经	清热解毒,消肿散结,利尿通淋。用于疔疮肿毒,乳痈,瘰疬,目赤,咽痛,肺痈,肠痈,湿热黄疸,热淋涩痛	煎服,10~15g	大量可致缓泻
射干	苦,寒 归肺经	清热解毒,消痰,利咽。用于热毒痰火郁结,咽喉肿痛,痰涎壅盛,咳嗽气喘	煎服,3~10g	孕妇忌服
白头翁	苦,寒 归胃、大肠经	清热解毒,凉血止痢。用于热毒血痢,阴痒带下	煎服,9~15g	治热毒血痢和阿米巴痢疾之要药
大青叶	苦,大寒 归心、胃经	清热解毒,凉血消斑。用于温病高热,神昏,发斑发疹,痄腮,喉痹,丹毒,痈肿	煎服,9~15g	脾胃虚寒者忌用

续表

药名	性味归经	功效应用	用法用量	备注
绵马贯众	苦,微寒 归肝、胃经	清热解毒,止血,杀虫。用于时疫感冒,风热头痛,温毒发斑,疮疡肿毒,崩漏下血,虫积腹痛	煎服,5~10g	脾胃虚寒者慎用;有小毒
土茯苓	甘、淡,平 归肝、胃经	解毒,除湿,通利关节。用于梅毒及汞中毒所致的肢体拘挛、筋骨疼痛;湿热淋浊,带下,痈肿,瘰疬,疥癣	煎服,15~60g	
大血藤 (红藤)	苦,平 归肝、大肠经	清热解毒,活血,祛风止痛。用于肠痈腹痛,热毒疮疡,经闭,痛经,跌仆肿痛,风湿痹痛	煎服,9~15g	
山豆根	苦,寒 归胃、肺经	清热解毒,消肿利咽。用于火毒蕴结,乳蛾喉痹,咽喉肿痛,齿龈肿痛,口舌生疮	煎服,3~6g	有毒;脾胃虚寒者慎用
青黛	咸,寒 归肝经	清热解毒,凉血消斑,泻火定惊。用于温毒发斑,血热吐衄,胸痛咳血,口疮,痄腮,喉痹,小儿惊痫	1~3g,宜入丸散用。外用适量	胃寒者慎用;不宜入汤剂
穿心莲	苦,寒 归心、肺、大肠、膀胱经	清热解毒,凉血,消肿。用于感冒发热,咽喉肿痛,口舌生疮,顿咳劳嗽,泄泻痢疾,热淋涩痛,痈肿疮疡,蛇虫咬伤	煎服,6~9g。外用适量	
紫花地丁	苦、辛,寒 归心、肝经	清热解毒,凉血消肿。用于疔疮肿毒,痈疽发背,丹毒,毒蛇咬伤	煎服,15~30g	治疗疮之要药;体质虚寒者忌用
半边莲	辛,平 归心、小肠、肺经	清热解毒,利尿消肿。用于痈肿疔疮,蛇虫咬伤,臌胀水肿,湿热黄疸,湿疹湿疮	煎服,9~15g	虚证水肿忌用
牛黄	甘,凉 归心、肝经	清心,豁痰,开窍,凉肝,息风,解毒。用于热病神昏,中风痰迷,惊痫抽搐,癫痫发狂,咽喉肿痛,口舌生疮,痈肿疔疮	0.15~0.35g,多入丸散用。外用适量,研末敷患处	孕妇慎用
马勃	辛,平 归肺经	清肺利咽,止血。用于风热郁肺咽痛,音哑,咳嗽;外治鼻衄,创伤出血	煎服,2~6g。外用适量,敷患处	
马齿苋	酸,寒 归肝、大肠经	清热解毒,凉血止血,止痢。用于热毒血痢,痈肿疔疮,湿疹,丹毒,蛇虫咬伤,便血,痔血,崩漏下血	煎服,9~15g。外用适量捣敷患处	
鸦胆子	苦,寒 归大肠、肝经	清热解毒,截疟,止痢;外用腐蚀赘疣。用于痢疾,疟疾;外治赘疣,鸡眼	0.5~2g,用龙眼肉包裹或装入胶囊吞服。外用适量	有小毒

四、清热凉血药

清热凉血药多为苦甘咸寒之品,以清解营分、血分热邪为主要作用,适用于温病热入营血,见热盛心烦、舌绛神昏、血热发斑和血热妄行的各种出血证。

清热凉血药应用时要注意配伍,如属气血两燔者,则需与清热泻火药同用;血热证而火毒炽盛者,可配伍清热解毒药。

（一）常用清热凉血药

地 黄

【药物来源】 本品为玄参科植物地黄的新鲜或干燥块根。生用或鲜用。

【性味归经】 甘,寒。归心、肝、肾经。

【功效应用】

（1）清热凉血:用于温热病热入营血证。地黄入营血分,为清热、凉血、止血之要药。治血热毒盛,斑疹紫黑,常与水牛角、牡丹皮、赤芍等同用;治血热妄行之吐血、衄血等,常配侧柏叶、艾叶、荷叶等;治阴虚内热,骨蒸劳热,与鳖甲、青蒿、知母、地骨皮等同用。

（2）养阴生津:用于热病津伤口渴,肠燥便秘。地黄既能清热养阴,又能生津止渴。生津常与麦冬、沙参、玉竹等同用;用于阴虚内热消渴,与山药、葛根、五味子等同用;若肠燥便秘者,常与玄参、麦冬等同用。

【用法用量】 鲜地黄12~30g,可捣汁入药;生地黄10~15g,煎服。鲜地黄长于清热生津,凉血,止血;生地黄长于清热凉血,养阴生津。

考点:鲜地黄、生地黄的功效。

【处方用名】 地黄、生地黄、生地、干地黄、大生地、鲜地黄。

【使用注意】 脾虚湿滞、腹满便溏及胸闷食少者慎用。

玄 参

【药物来源】 本品为玄参科植物玄参的干燥根。生用。

【性味归经】 苦、甘、咸,微寒。归肺、胃、肾经。

【功效应用】

（1）清热凉血:用于温热病热入营血症见口渴舌绛、烦躁、夜寐不安、神识不清或身发斑疹等。可配伍生地黄、麦冬、黄连、连翘、金银花、竹叶等。

（2）滋阴降火:用于阴虚发热,劳嗽咳血,消渴便秘。治阴虚发热,劳嗽咳血可与百合、川贝母配伍;治消渴便秘,可与麦冬、生地黄配伍。

（3）解毒散结:用于咽喉肿痛、目赤、瘰疬结核等证。咽喉肿痛有外感风热所致者,有阴虚、虚火上炎所引起者,玄参皆可治疗。外感风热者可配薄荷、牛蒡子等;玄参为喉科常用之品,尤以治虚火上炎者为佳,配合养阴药如生地、麦冬等品;目赤而有阴虚火旺者,可配合生地黄、石决明、夏枯草、青葙子、密蒙花等;治瘰疬结核,可配贝母、牡蛎等。

考点:生地黄、玄参的药物鉴别。

【用法用量】 煎服,9~15g。

【处方用名】 玄参、元参、乌参、黑玄参、润元参。

【使用注意】 脾虚便溏者慎用;反藜芦。

（二）其他清热凉血药

其他清热凉血药的具体内容如下(表10-7)。

表10-7 其他清热凉血药

药名	性味归经	功效应用	用法用量	备注
牡丹皮	苦、辛,微寒 归心、肝、肾经	清热凉血,活血化瘀。用于热入营血,温毒发斑,吐血衄血,夜热早凉,无汗骨蒸,经闭痛经,跌仆伤痛,痈肿疮毒	煎服,6~12g	孕妇慎用

续表

药名	性味归经	功效应用	用法用量	备注
赤芍	苦,微寒 归肝经	清热凉血,散瘀止痛。用于热入营血,温毒发斑,吐血衄血,目赤肿痛,肝郁胁痛,经闭痛经,癥瘕腹痛,跌仆损伤,痈肿疮疡	煎服,6～12g	不与藜芦同用
紫草	甘、咸,寒 归心、肝经	清热凉血,活血解毒,透疹消斑。用于血热毒盛,斑疹紫黑,麻疹不透,疮疡,湿疹,水火烫伤	煎服,5～10g。外用适量,熬膏或用植物油浸泡涂擦	脾虚便溏者忌用
水牛角	苦,寒 归心、肝经	清热凉血,解毒,定惊。用于温病高热,神昏谵语,发斑发疹,吐血衄血,惊风,癫狂	煎服,15～30g,宜先煎3h以上	脾胃虚寒者忌用

五、清虚热药

清虚热药性多寒凉,以凉血退虚热为主要作用,适用于阴虚内热的骨蒸潮热、午后发热、手足心热等症状;也适用于温热病后期的夜热早凉等。清虚热药常与养阴药配伍,标本兼顾。

(一)常用清虚热药

青 蒿

【药物来源】 本品为菊科植物黄花蒿的干燥地上部分。鲜用或生用。

【性味归经】 苦、辛,寒。归肝、胆经。

【功效应用】

(1)清虚热:用于温病后期,邪伏阴分,夜热早凉,热退无汗。青蒿清透阴分伏热,常与生地黄、鳖甲、牡丹皮等同用。

(2)除骨蒸:用于阴虚发热,骨蒸劳热等,与鳖甲、知母等同用。

(3)解暑热:用于暑热外感,发热口渴。青蒿清热解暑,治外感暑热,常配绿豆、西瓜翠衣、荷叶等。

(4)截疟:用于疟疾寒热。青蒿截疟之功甚强,尤善除疟之寒热,为治疟疾之良药,可单用大量鲜品加水捣汁服;或配桂心,如止疟方;兼呕恶,配黄芩、半夏、竹茹等。

此外,青蒿还可退黄,用于湿热黄疸。

【用法用量】 煎服,6～12g,后下;或鲜用绞汁服。

【处方用名】 青蒿、香蒿、香青蒿、青蒿梗、黄花蒿。

【使用注意】 脾胃虚弱、肠滑泄泻者慎用。

考点:青蒿的功效应用。

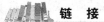 **链 接**

治疟特效药——青蒿素

青蒿素是从中药青蒿中提取的有过氧基团的倍半萜内酯药物,亦是当今世界上治疗疟疾的特效药之一。20世纪70年代初,首先由我国科研工作者在黄花蒿中提取出来,1995年载入国际药典,被WHO列为治疗凶险型疟疾的首选药,从而为我国中药现代化发展做出了巨大的贡献。原产于我国的青蒿,现已在世界范围内广泛种植。

地 骨 皮

【药物来源】 本品为茄科植物枸杞或宁夏枸杞的干燥根皮。生用。

【性味归经】 甘,寒。归肺、肝、肾经。

【功效应用】

(1)凉血除蒸:①用于血热妄行之吐血、衄血、尿血等。地骨皮入血分而凉血,可与白茅根、侧柏叶等配用。②用于阴虚骨蒸。地骨皮善于退虚热,除有汗之骨蒸,常与秦艽、鳖甲等配用。

(2)清肺降火:用于肺热咳嗽喘或痰中夹血等。地骨皮能清泄肺热,常与桑白皮等同用。

此外,地骨皮还可用于内热消渴。地骨皮能生津止渴,与生地黄、天花粉、五味子等同用。

【用法用量】 煎服,9~15g。

【处方用名】 地骨皮、骨皮。

【使用注意】 外感风寒发热及脾虚便溏者慎用。

(二)其他清虚热药

其他清虚热药的具体内容如下(表10-8)。

表10-8 其他清虚热药

药名	性味归经	功效应用	用法用量	备注
银柴胡	甘,微寒 归肝、胃经	清虚热,除疳热。用于阴虚发热,骨蒸劳热,小儿疳热	煎服,3~10g	风寒、血虚者慎用
胡黄连	苦,寒 归肝、胃、大肠经	退虚热,除疳热,清湿热。用于骨蒸潮热,小儿疳热,湿热泻痢,黄疸尿赤,痔疮肿痛	煎服,3~10g	脾胃虚寒者慎用
白薇	苦、咸,寒 归肝、胃、肾经	清热凉血,利尿通淋,解毒疗疮。用于温邪伤营发热,阴虚发热,骨蒸劳热,产后血虚发热,热淋,血淋,痈疽肿毒	煎服,5~10g	

小结

(1)清热药分为清热泻火药、清热燥湿药、清热解毒药、清热凉血药和清虚热药五类:①清热泻火药适用于高热烦渴、神昏、脉洪实有力、苔黄或燥等里热炽盛的证候。药物有石膏、知母、栀子、芦根、天花粉、夏枯草、决明子等。②清热燥湿药适用于湿热内蕴或湿邪化热所致的心烦口苦、小便短赤、泄泻、痢疾、黄疸、关节肿痛、耳肿疼痛、流脓等症状。药物有黄连、黄芩、黄柏、苦参、龙胆等。③清热解毒药适用于各种热毒证如丹毒、斑疹、疮痈、喉痹、痢疾等。药物有金银花、连翘、板蓝根、大青叶、紫花地丁、蒲公英、鱼腥草、土茯苓、牛黄、穿心莲、射干、白头翁、青黛、山豆根、马齿苋、绵马贯众等。④清热凉血药适用于血热妄行之吐血、衄血,血热发斑疹及温热病邪入营血、热甚心烦、舌绛神昏等症状。药物有地黄、牡丹皮、水牛角、玄参、赤芍等。⑤清虚热药适用于骨蒸潮热、低热不退等症状。药物有地骨皮、银柴胡、白薇、青蒿、胡黄连等。

(2)相似药物比较:清热药相似药物的比较如下(表10-9)。

(3)治痈专药:蒲公英善消乳痈;大血藤善治肠痈;鱼腥草善治肺痈。

小结

表 10-9　清热药相似药物的比较

序号	相似药物	相同点	不同点
1	石膏、知母	清热泻火,治温热病、气分热盛及肺热咳嗽等证	石膏清热泻火优,内服长于泻肺胃实火,又可煅制外用收敛生肌
			知母质润而长于清润,生津止渴,具有虚实两清之功
2	黄芩、黄连、黄柏、龙胆	清热燥湿、泻火解毒	黄芩泻肺火,清上焦湿热,又能止血安胎
			黄连泻心火,清中下焦湿热,又治痢止呕
			黄柏泻相火,清下焦湿热,又能退热除蒸
			龙胆泻肝火,清肝胆湿热,治黄疸
3	金银花、连翘	清热解毒,透热达表。用于外感风热、温病初起、热毒火毒之证	金银花甘寒芳香,疏散风热,解表效果好,又治血痢
			连翘苦寒微香,消肿散结作用好,又利小便
4	生地黄、玄参	清热凉血,滋阴	生地黄甘润滋养,偏宜真阴亏耗之纯虚证,偏入肝肾滋阴,养阴生津效果好
			玄参苦咸降泄,偏宜于阴虚火盛,偏入肺胃滋阴,解毒散结效果优

 目标检测

选择题

A 型题

1. 能清热燥湿,退虚热的药物是
   A. 黄柏　　B. 黄芩　　C. 石膏
   D. 知母　　E. 苦参

2. 能清热燥湿,泻肝胆火的是
   A. 黄柏　　B. 苦参　　C. 龙胆
   D. 白鲜皮　　E. 秦皮

3. 治气分实热证,最佳配伍是
   A. 石膏、生地　　B. 石膏、知母
   C. 知母、黄柏　　D. 石膏、麻黄
   E. 以上都不是

4. 下列哪项是连翘的功效
   A. 清热解毒,消肿散结,疏散风热
   B. 清热解毒,凉血利咽
   C. 清热解毒,消痈排脓
   D. 清热解毒,凉血止痢
   E. 清热解毒,止血杀虫

5. 湿热泻痢,首选
   A. 黄连　　B. 金银花　　C. 黄柏
   D. 黄芩　　E. 连翘

6. 滋阴降火的最佳配伍是
   A. 黄柏、栀子　　B. 黄柏、石膏
   C. 黄柏、知母　　D. 黄柏、苍术
   E. 黄柏、黄连

7. 清热解毒,并善于治疗肺痈、肺热咳嗽的是
   A. 鱼腥草　　B. 红藤　　C. 白头翁
   D. 大青叶　　E. 板蓝根

8. 长于解暑热,退虚热的药物是
   A. 大青叶　　B. 板蓝根　　C. 青蒿
   D. 地骨皮　　E. 金银花

9. 生地、玄参的共同功效是
   A. 润肠通便　　B. 滋阴降火
   C. 清热养阴　　D. 润燥软坚
   E. 清热解毒

10. 金银花、连翘的共同功效是
    A. 清热解毒　　B. 消痈散结
    C. 清热凉血　　D. 清热燥湿
    E. 凉血消痈

11. 治疗虚火上炎,咽喉肿痛的佳品是
    A. 玄参　　B. 牡丹皮　　C. 生地黄
    D. 赤芍　　E. 紫草

12. 下列哪一项不属清热药的作用
    A. 清退虚热　B. 清热泻下
    C. 清热凉血　D. 清热泻火
    E. 清热解毒

13. 清热泻火药主要用于
    A. 湿热证　　B. 血分实热证
    C. 虚热证　　D. 气分实热证
    E. 表热证

14. 治胃火牙痛应首选
    A. 生地　　　B. 玄参　　　C. 知母
    D. 石膏　　　E. 黄芩

15. 知母的功效是
    A. 清热泻火,除烦止渴
    B. 清热泻火,凉血解毒
    C. 清热泻火,燥湿解毒
    D. 清热泻火,解毒散结
    E. 清热泻火,滋阴润燥

16. 栀子的功效是
    A. 清热泻火,除烦止渴,燥湿解毒
    B. 泻火除烦,清热利湿,凉血解毒
    C. 清热泻火,燥湿解毒,消肿止痛
    D. 利水渗湿,清热解毒,除烦止呕
    E. 清热泻火,滋阴润燥,凉血解毒

17. 具有清热燥湿,泻火解毒,止血,安胎功效的药物是
    A. 黄连　　　B. 栀子　　　C. 黄芩
    D. 黄柏　　　E. 知母

18. 金银花、连翘、蒲公英、紫花地丁的共同功效是
    A. 清热利湿　　B. 清热燥湿
    C. 凉血消斑　　D. 清热解毒
    E. 消肿散结

19. 治疗热毒血痢的首选药是
    A. 白头翁　　B. 黄连　　　C. 黄柏
    D. 秦皮　　　E. 苦参

20. 清热凉血,养阴生津的要药是
    A. 水牛角　　B. 赤芍　　　C. 牡丹皮
    D. 紫草　　　E. 生地黄

21. 大青叶、板蓝根、青黛三药的共同功效是
    A. 清热解毒,活血
    B. 清热解毒,退虚热
    C. 清热凉血,定惊
    D. 清热解毒,凉血
    E. 清热解暑,止呕

B 型题

22、23 题共用备选答案
    A. 牡丹皮　　B. 地骨皮　　C. 生地黄
    D. 玄参　　　E. 水牛角

22. 用于除有汗之骨蒸的药是

23. 用于除无汗之骨蒸的药是

24～28 题共用备选答案
    A. 清热泻火药
    B. 清热燥湿药
    C. 清热凉血药
    D. 清热解毒药
    E. 清虚热药

24. 知母、栀子属于

25. 黄连、黄柏属于

26. 金银花、连翘属于

27. 生地黄、玄参属于

28. 胡黄连、银柴胡属于

29、30 题共用备选答案
    A. 黄芩　　　B. 黄连　　　C. 黄柏
    D. 苦参　　　E. 龙胆

29. 既能清热燥湿,又能安胎的是

30. 既能清热燥湿,又能利尿的是

(赵　微)

第3节　泻　下　药

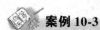
案例10-3

　　番泻叶是一种常用的泻下药,在很多减肥药中都有,通过泻下使人体重降低,如碧生源减肥茶、大印象减肥茶等,超市也将其命名为减肥叶出售,但是番泻叶的副作用也较大,番泻叶大剂量服用会出现呕吐、恶心、食欲不振等,且有些病过量服用或久服不但不能治愈便秘,反而会引起便秘。此外,哺乳期、月经期妇女也须慎用番泻叶。无论是单独使用,还是配伍合用番泻叶,最好在医生的指导下应用,不能

盲目乱用或久用。

思考与讨论

（1）泻下药是不是无毒就可以用？

（2）列举常见的泻下药。

凡能引起腹泻，或润滑大肠，促进排便的药物，称为泻下药。

泻下药多为沉降之品，主归大肠经，具有泻下通便、清热泻火、逐水退肿的功效，使肠内宿食、燥屎及水湿停饮从大便排出，也可使体内热毒积滞通过泻下而解。主要用于大便秘结、胃肠积滞、实热内结及水肿停饮等里实证。部分药兼有解毒、活血祛瘀等作用（图10-3）。

泻下药的使用一定要注意证候的虚实、使用禁忌，某些泻下药有毒，作用强烈，对于年老体虚、脾胃虚弱者应慎用；妇女胎前、产后及月经期忌用；奏效即止，严格控制有毒药

泻下药 { 泻下通便——胃肠积滞、大便秘结及燥屎等
清热泻火——实热壅滞
逐水退肿——水肿、臌胀、痰饮等

图10-3　泻下药的功效及适应证

物的剂量。对于部分毒性强烈的药物，一定要依法炮制后才可使用，确保用药安全。

一、常用泻下药

大　黄

【药物来源】　本品为蓼科植物掌叶大黄、唐古特大黄或药用大黄的干燥根及根茎。生用，或酒炒、酒蒸、醋制、炒炭用。

【性味归经】　苦，寒。归脾、胃、大肠、肝、心包经。

【功效应用】

（1）泻下攻积：用于积滞便秘。本品有较强的泻下作用，能荡涤肠胃，推陈出新，被称为"将军"，是治疗积滞便秘之要药。其药性苦寒沉降，善能泄热，对实热便秘尤为适宜。常与芒硝、厚朴、枳实等同用，如大承气汤。

（2）凉血解毒：用于血热吐衄，目赤咽肿，胃火牙痛。本品苦降，能使上炎之火下泄，又具清热泻火、凉血止血之功。治血热妄行之吐血、衄血、咯血，目赤咽肿，胃火牙痛，常与黄连、黄芩同用。用于热毒痈肿疔疮、烧烫伤，本品内服、外用均可。内服能清热解毒，并借其泻下通便的作用，常与金银花、蒲公英、连翘等同用；外用治烧烫伤，可单用粉，或配地榆粉，用麻油调敷患处。治疗肠痈腹痛，可与牡丹皮、桃仁、芒硝等同用，如大黄牡丹汤。

（3）逐瘀通经：用于瘀血证。本品有较好的活血逐瘀通经作用，既下瘀血，又清瘀热，为治疗瘀血证的常用药物。治妇女瘀血经闭，可与桃仁、桂枝等同用；治跌打损伤，瘀血肿痛，常与当归、红花、穿山甲等同用。

本品尚能清泻湿热，用于湿浊内蕴之黄疸、淋浊、湿热痢疾等。治黄疸常配茵陈蒿、栀子等。治淋浊常与木通、车前子、栀子等同用。治肠道湿热积滞的痢疾，单用一味大黄即可见效，或与黄连、黄芩、白芍等同用。

【用法用量】　煎服，3～15g；用于泻下不易久煎，或用开水泡服。外用适量，研末敷于患处。

【处方用名】　大黄、锦纹、川军、酒大黄、熟大黄、大黄炭等。

【使用注意】 本品易伤正气,若非实证,不宜妄用;本品苦寒,易伤胃气,脾胃虚弱者慎用;因其性沉降,且善活血祛瘀,故孕妇、月经期、哺乳期应慎用或忌用。

链接

有趣的大黄

生大黄泻下力强,久煎则泻下力减弱。因为大黄的泻下成分为蒽醌苷及双蒽酮苷,二者不耐热,久煎后易被破坏,所以大黄入煎剂应后下。大黄能增加肠蠕动,抑制肠内水分的吸收,促进排便,但大黄还含有鞣质,具收敛的作用,故久煎后引起便秘现象。酒制大黄善清上焦血分热毒,用于目赤咽痛、齿龈肿痛。熟大黄泻下力缓,泻火解毒,用于火毒疮疡。醋大黄以消瘀为主。大黄炭凉血化瘀止血,用于血热有瘀出血证。

芒　硝

【药物来源】 本品为硫酸盐类矿物芒硝族芒硝,经加工精制而成的结晶体,主含含水硫酸钠($Na_2SO_4 \cdot 10H_2O$)。将天然产品用热水溶解,滤过,放冷析出结晶,通称"皮硝"。再取萝卜洗净切片,置锅内加水与皮硝共煮,取上层液,放冷析出结晶,即芒硝。芒硝经风化失去结晶水而成白色粉末称玄明粉(元明粉)。

【性味归经】 咸、苦,寒。归胃、大肠经。

【功效应用】

(1) 泻下软坚:用于积滞便秘。本品能泻下攻积,且性寒能清热,味咸润燥软坚,对实热积滞,大便燥结者尤为适宜。常与大黄相须为用,以增强泻下通便的作用。

(2) 清火消肿:用于咽痛、口疮、目赤及痈疮肿痛。本品外用有清热消肿的作用。治咽喉肿痛,口舌生疮,可与硼砂、冰片、朱砂同用,或以芒硝置西瓜中制成的西瓜霜外用。治目赤肿痛,可用芒硝置豆腐上化水或用玄明粉配制眼药水,外用滴眼。治痔疮肿痛,可单用本品煎汤外洗。

考点:大黄与芒硝的功效异同比较。

【用法用量】 6~12g,一般不入煎剂,冲入药汁内或开水溶化后服用。外用适量。

【处方用名】 芒硝、朴硝、玄明粉、元明粉、风化硝等。

【使用注意】 孕妇及哺乳期妇女忌用或慎用。不宜与硫黄、三棱同用。

番　泻　叶

【药物来源】 本品为豆科植物狭叶番泻或尖叶番泻的干燥小叶。生用。

【性味归经】 甘、苦,寒。归大肠经。

【功效应用】

(1) 泻热通便:本品苦寒降泄,既能泻下导滞,又能清导实热,适用于热结便秘、习惯性便秘及老年便秘。大多单味泡服,小剂量可起缓泻作用,大剂量可攻下。若热结便秘,腹满胀痛者,可与枳实、厚朴配伍,以增强泻下导滞的作用。

(2) 利水:本品能泻下行水消胀,用于腹水肿胀,单味泡服,或与牵牛子、大腹皮同用。

【用法用量】 2~6g,后下,或开水泡服。

【处方用名】 番泻叶、泻叶等。

【使用注意】 本品攻下力猛,故哺乳期、月经期及孕妇忌用。用量过大,可引起恶心、呕吐、腹痛等。

火 麻 仁

【药物来源】 本品为桑科植物大麻的干燥成熟种子。生用或炒用,用时打碎。

【性味归经】 甘,平。归脾、胃、大肠经。

【功效应用】

润肠通便:用于血虚津亏,肠燥便秘。本品甘平,质润多脂,润肠通便,又兼滋养补虚的作用。适用于老人、产妇及体弱津血不足引起的肠燥便秘证。单用有效,用本品研碎,加米煮粥服。临床亦常与大黄、枳实、厚朴等配伍,以加强通便作用。

【用法用量】 煎服,10~15g。临床多炒用。

【处方用名】 火麻仁、大麻仁、大麻子、麻子仁、麻仁等。

【使用注意】 用量过大可引起中毒,一次内服60~120g以上,可出现吐泻、四肢麻木,甚至昏迷。

牵 牛 子

【药物来源】 本品为旋花科植物裂叶牵牛或圆叶牵牛的干燥成熟种子。生用或炒用,用时捣碎。

【性味归经】 苦、寒;有毒。归肺、肾、大肠经。

【功效应用】

(1)泻水通便:用于水肿、臌胀。本品苦寒,其性降泄,能通利二便以排泄水湿,其逐水作用虽较甘遂、京大戟稍缓,但仍属峻下逐水之品,以水湿停滞,正气未衰者为宜。治水肿臌胀,二便不利者,可单用研末服;或与茴香为末,姜汁调服;病情较重者,可与甘遂、京大戟等同用。

(2)消痰涤饮:用于痰饮喘咳。本品能泻肺气,逐痰饮,用治肺气壅滞,痰饮咳喘、面目浮肿者,可与大黄、槟榔为末服。

(3)杀虫攻积:用于虫积腹痛。本品能去积杀虫,并可借其泻下通便的作用以排出虫体。治蛔虫、绦虫及虫积腹痛者,可与槟榔、使君子同用,研末送服,以增强去积杀虫之功。

【用法用量】 3~6g。入丸散服,每次1.5~3g。

【处方用名】 牵牛子、黑丑、白丑、二丑、黑白丑等。

【使用注意】 孕妇禁用;不宜与巴豆、巴豆霜同用。

链 接

牵牛子苷

牵牛子苷的化学性质与泻根素相似,有强烈的泻下作用。牵牛子苷在肠内遇胆汁及肠液分解出牵牛子素,刺激肠道,增进蠕动,导致泻下。一般在服后3h即出现泻下,量大则泻出水样便。

巴 豆

【药物来源】 本品为大戟科植物巴豆的干燥成熟果实。生用去皮或制霜用。

【性味归经】 辛,热;有大毒。归胃、大肠经。

【功效应用】

(1)峻下冷积:本品辛热,能峻下冷积,开通肠道闭塞。可单用巴豆霜装入胶囊服,或配大黄、干姜制丸服,适用于寒邪食积,阻结肠道,大便不通,腹满胀痛,病起急骤,气血未衰者。

（2）逐水退肿：本品峻泻,有较强的逐水退肿作用。用治腹水臌胀,可用巴豆配杏仁为丸服。近代用本品配绛矾、神曲为丸,即含巴绛矾丸,用治晚期血吸虫病肝硬化腹水。

（3）祛痰利咽：本品能祛痰利咽以利呼吸。治喉痹痰涎壅塞气道,呼吸困难,甚则窒息欲死者,可单用巴豆,去皮,线穿纳入喉中,牵出即苏；近代用于白喉及喉炎引起的喉梗阻,用巴豆霜吹入喉部,引起呕吐,排出痰涎,使梗阻症状得以缓解。治痰涎壅塞、胸膈窒闷、肢冷汗出之寒实结胸者,常与贝母、桔梗同用。此外,小儿痰壅、乳食停积甚则惊悸者,可用本品峻药轻投,可祛痰、消积,常与胆南星、朱砂、六神曲等同用。

（4）外用蚀疮：本品外用有蚀腐肉、疗疮毒的作用。治痈肿成脓未溃者,常与乳香、没药、木鳖子等熬膏外敷,以蚀腐皮肤,促进破溃排脓；治恶疮,单用本品炸油,以油调雄黄、轻粉末,外涂疮面即可。

【用法用量】 0.1～0.3g,多入丸散用,内服用巴豆霜。外用适量,研末涂患处,或捣烂以纱布包擦患处。

【处方用名】 巴豆、巴豆霜、巴霜、焦巴豆等。

【使用注意】 孕妇禁用；不宜与牵牛子同用。

链　接

巴豆霜的制法

制霜是指药物经加工处理后,使之成粉末状或细小结晶,因形状与粉霜相似,故称为霜。取净巴豆仁碾成糊状,压榨去油,至松散成粉状,过筛,即得；或取净巴豆仁碾细后,测定脂肪油含量,加适量淀粉混匀,使含油量为18%～20%,过筛,即得。

二、其他泻下药

其他泻下药的具体内容如下(表10-10)。

表10-10　其他泻下药

药名	性味归经	功效应用	用量	备注
芦荟	苦、寒 归肝、胃、大肠经	泻下通便,清肝泻火,杀虫疗疳。用于热结便秘,惊痫抽搐,小儿疳积；外治癣疮	2～5g	孕妇慎用
郁李仁	辛、苦、甘、平 归脾、大肠、小肠经	润肠通便,下气利水。用于津枯肠燥,食积气滞,腹胀便秘,水肿,脚气,小便不利	6～10g	孕妇慎用
甘遂	苦,寒；有毒 归肺、肾、大肠经	泻水逐饮,消肿散结。用于水肿胀满,胸腹积水,痰饮积聚,气逆咳喘,二便不利,风痰癫痫,痈肿疮毒	0.5～1.5g	孕妇禁用；不宜与甘草同用
大戟	苦,寒；有毒 归肺、脾、肾经	泻水逐饮,消肿散结。用于水肿胀满,胸腹积水,痰饮积聚,气逆咳喘,二便不利,痈肿疮毒,瘰疬痰核	1.5～3g	孕妇禁用；不宜与甘草同用
芫花	苦、辛,温；有毒 归肺、脾、肾经	泻水逐饮；外用杀虫疗疮。用于水肿胀满,胸腹积水,痰饮积聚,气逆咳喘,二便不利,外治疥癣秃疮,痈肿,冻疮	1.5～3g	孕妇禁用；不宜与甘草同用

小结

泻下药相似药物的比较如下(表10-11~表10-14)。

表10-11 大黄与芒硝功效异同比较

药名	相同点	不同点
大黄	一则均善通便泻热,治实热积滞、大便燥结,常相须为用;二则均清热泻火,治目赤肿痛、口疮、牙龈肿痛、咽喉肿痛、肠痈等	大苦大寒,泻热攻积力强,又善治湿热积滞泻痢初起或见里急后重者;活血祛瘀,治疗血经闭、产后瘀阻腹痛、跌打损伤等;兼解毒,善清血分之热而止血,治血热妄行之吐、衄、咯、便血及水火烫伤
芒硝		味咸,长于润软坚硬燥屎,尤宜于燥屎坚结难下或热结旁流者;另外可用于回乳

表10-12 火麻仁与郁李仁功效异同比较

药名	相同点	不同点
火麻仁	均善润肠通便,凡年老、体虚、久病及产妇因津血不足所致肠燥便秘者即可选用	还可补虚,治疗体虚津枯、肠燥便秘
郁李仁		质润偏于降泄,通便力较强,兼有利尿的作用,可治疗水肿、脚气兼便秘者

表10-13 牵牛子与巴豆功效异同比较

药名	相同点	不同点
牵牛子	同为有毒之品,既均能泻下逐水,治水肿、臌胀,又均能去积,治食积便秘	性寒毒小力缓,大量用泻水,少量用去积,多用于治湿热积滞、大便秘结;又能杀虫,治虫积腹痛;兼治痰饮咳喘
巴豆		性热毒大力猛,多去油用霜,善攻下冷积,治寒积便秘腹满胀痛;又能祛痰利咽,治寒实结胸、痰阻喉痹;外用还能蚀疮祛腐,治痈肿脓成未溃、恶疮烂肉及疥癣等

表10-14 甘遂与大戟功效异同比较

药名	相同点	不同点
甘遂	均有毒而归肺、肾经,均善泻水逐饮,治身面浮肿、大腹水肿及胸胁积液,并常相须为用	药力较强,兼治风痰癫痫
大戟		兼治瘰疬痰核

 目 标 检 测

选择题

A型题

1. 大黄的功效为
   A. 泻热通肠,凉血清热,逐瘀通经
   B. 泻热通肠,泻火凉血,清热燥湿,活血止血
   C. 泻热通肠,凉血解毒,燥湿止痢
   D. 泻热通肠,泻火凉血,利水通淋,消肿散结
   E. 泻火通便,凉血解毒

2. 下列哪一项不属于大黄的用法
   A. 欲攻下宜生用
   B. 入汤剂宜先煎
   C. 活血宜酒制

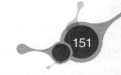

D. 止血宜炒炭

E. 入汤剂宜后下

3. 既可润肠通便, 又可利水消肿的药是

　　A. 郁李仁　　　B. 火麻仁

　　C. 牵牛子　　　D. 肉苁蓉

　　E. 大黄

4. 下列哪项不是甘遂的主治病证

　　A. 水肿胀满　　B. 肺热喘咳

　　C. 痰饮积聚　　D. 气逆喘咳

　　E. 胸腹积水

5. 功能泻下逐水, 消痰涤饮, 杀虫消积的是

　　A. 甘遂　　　　B. 大戟

　　C. 槟榔　　　　D. 牵牛子

　　E. 火麻仁

6. 下列哪味药是主治热结便秘的

　　A. 郁李仁　　　B. 芫花

　　C. 芒硝　　　　D. 莱菔子

　　E. 当归

B 型题

7～11 题共用备选答案

　　A. 化瘀止血　　　B. 清上焦热毒

　　C. 消瘀　　　　　D. 泻下通便

　　E. 泻火解毒

7. 生大黄功善

8. 熟大黄功善

9. 酒大黄功善

10. 醋大黄功善

11. 大黄炭功善

12～16 题共用备选答案

　　A. 热结便秘　　　B. 寒积便秘

　　C. 肠燥便秘　　　D. 泻水通便

　　E. 祛痰止咳

12. 巴豆用于

13. 牵牛子用于

14. 大黄用于

15. 火麻仁用于

16. 芒硝用于

（谷　勇）

第 4 节　祛　湿　药

案例 10-4

祁氏以茵陈五苓散加减, 药物组成有茵陈、茯苓、泽泻、猪苓、白术、黄芩等, 每日 1 剂, 水煎服, 一日 3 剂, 治疗急性黄疸型肝炎 51 例, 全部临床治愈出院。平均住院时间为 16.8 日, 最短者 10 日, 最长者 32 日。

　　思考与讨论

　　(1) 上方中哪些是祛湿药? 主要功效分别是什么?

　　(2) 常用祛湿药还有哪些?

　　凡以祛除湿邪为主要功效的药物称为祛湿药。本类药物用于风湿痹证之肢体疼痛、关节不利、肿大, 筋脉拘挛; 湿困脾阳, 运化失职引起的脾胃气滞; 水湿内停所致的小便不利、水肿、痰饮、黄疸、带下等病证。根据药物的主要功效, 可分为祛风湿药、芳香化湿药、利水渗湿药三类(图 10-4)。

祛湿药
- 祛风湿药——祛风除湿、通络止痛等
- 芳香化湿药——化湿醒脾、解暑、辟秽、开窍等
- 利水渗湿药——利水消肿、利尿通淋、利湿退黄等

图 10-4　祛湿药的分类及功效

一、常用祛湿药

（一）祛风湿药

凡以祛除风寒湿邪,治疗风湿痹证为主的药物,称为祛风湿药。

本类药物主要有祛风散寒,除湿的功效,适用于风寒湿邪侵袭后引起的肌肉、经络、筋骨、关节等处疼痛、酸楚、麻木、重着、屈伸不利等症状,其中部分药物还具有舒筋通络止痛和强筋骨的作用。

使用本类药物时,应根据痹证的类型、病程的新久,或邪犯部位的不同,做相应的配伍。如病邪在表,或疼痛偏于上部者,配祛风解表药;病邪入络,血凝气滞者,配活血通络药;寒湿偏重者,配温里药;郁久化热关节红肿者,配清热和除湿药;久病气血不足肝肾亏损,腰痛脚弱者,配补养气血、补益肝肾药。

辛温性燥的祛风湿药,易伤阴耗血,阴血亏虚者慎用。

独 活

【药物来源】 本品为伞形科植物重齿毛当归的干燥根。切片,生用。

【性味归经】 辛、苦,微温。归肾、膀胱经。

【功效应用】

（1）祛风湿:用于风寒湿痹。本品辛散苦燥,气香温通,功善祛风湿,止痹痛,为治风湿痹痛的主药,凡风寒湿邪所致之痹证,无论新久,均可应用;因其性善下行,尤以腰膝、腿足关节疼痛属下部寒湿者为宜。治感受风寒湿邪的风寒湿痹,常与当归、白术、牛膝等同用。治痹证日久正虚,常与桑寄生、杜仲、人参等同用。

（2）解表:用于风寒夹湿表证。本品辛散温通苦燥,能散风寒湿邪而解表,治外感风寒夹湿所致之头痛头重、一身尽痛,常与羌活、藁本、防风等同用。

（3）止痛:用于少阴头痛。本品善入肾经而搜伏风,可治少阴头痛,常与细辛、川芎等同用。

此外,其祛风湿之功,亦治皮肤瘙痒,内服或外洗皆可。

【用法用量】 煎服,3~10g。外用,适量。

【处方用名】 独活、大活、川独活、香独活等。

考点:独活与羌活功效异同比较。

链 接

现代研究

独活有抗炎、镇痛及镇静作用;对血小板聚集有抑制作用;并有降压作用,但不持久;所含香柑内酯、花椒毒素等有光敏及抗肿瘤作用。

威 灵 仙

【药物来源】 本品为毛茛科植物威灵仙、棉团铁线莲或东北铁线莲的干燥根及根茎。切段,生用。

【性味归经】 辛、咸,温。归膀胱经。

【功效应用】

（1）祛风除湿，通络止痛：用于风湿痹证。本品辛散温通，性猛善走，通行十二经，既能祛风湿，又能通经络而止痛，为治风湿痹痛之要药。凡风湿痹痛，肢体麻木，筋脉拘挛，屈伸不利者，无论上下皆可应用，尤宜于风邪偏盛，拘挛掣痛者。可单用为末服，或与当归、肉桂等同用。

（2）消骨鲠：用于骨鲠咽喉。本品味咸，能软坚而消骨鲠，可单用或与砂糖、醋煎后慢慢咽下；或与砂仁、砂糖煎服。

【用法用量】 煎服，6~10g；治疗骨鲠可用 30~50g。外用适量。

【处方用名】 威灵仙、铁脚威灵仙、赤茎威灵仙等。

【使用注意】 气血虚弱者慎用。

📚 **链 接**

威灵仙与骨鲠

威灵仙对骨鲠的作用，可能由于①直接作用于平滑肌，使兴奋性增强，由节律收缩变成蠕动。②骨鲠后局部挛缩，应用威灵仙后，使局部松弛，蠕动改变，从而使骨易于松脱。食管上端为横纹肌，中下端为平滑肌，骨鲠于中下端者收效较好，可能与此有关。③威灵仙对骨鲠无直接软化作用，但喉咽食管之分泌液带酸性，有助于其发挥疗效。

秦　艽

【药物来源】 本品为龙胆科植物秦艽、麻花秦艽、粗茎秦艽或小秦艽的干燥根。前三种按性状不同分别习称"秦艽"和"麻花艽"，后一种习称"小秦艽"。切片，生用。

【性味归经】 辛、苦，平。归胃、肝、胆经。

【功效应用】

（1）祛风湿：用于风湿痹证。本品辛散苦泄，质偏润而不燥，为风药中之润剂。风湿痹痛，筋脉拘挛，骨节酸痛，不论寒热、新久均可配伍应用。其性偏寒，兼有清热的作用，故对热痹尤为适宜，常与防己、牡丹皮、络石藤、忍冬藤等同用。用于风寒湿痹，常与天麻、羌活、当归、川芎等同用。

（2）通络止痛：用于中风不遂。本品既能祛风邪，舒筋络，又善"活血荣筋"，可用于中风半身不遂，口眼㖞斜，四肢拘急，舌强不语等，单用大量水煎服即能奏效。用治中风口眼㖞斜，言语不利，恶风恶寒者，常与升麻、葛根、防风、芍药等同用。治血虚中风，多与当归、熟地、白芍、川芎等同用。

（3）退虚热：用于骨蒸潮热，疳积发热。本品能退虚热，除骨蒸，亦为治虚热之要药。治骨蒸日晡潮热，常与青蒿、地骨皮、知母等同用。用于肺痿骨蒸劳嗽，常与人参、鳖甲、柴胡等同用。治小儿疳积发热，多与薄荷、炙甘草等同用。

（4）清湿热：用于湿热黄疸。本品苦以降泄，能清肝胆湿热而退黄，可单用为末服；或与茵陈蒿、栀子、大黄等同用。

此外，本品尚能治痔疮、肿毒等。

【用法用量】 煎服，3~9g。

【处方用名】 秦艽、西秦艽、左秦艽等。

桑　寄　生

【药物来源】 本品为桑寄生科植物桑寄生的干燥带叶茎枝。切厚片，生用。

【性味归经】 苦、甘,平。归肝、肾经。

【功效应用】

(1) 祛风湿,补肝肾,强筋骨:用于风湿痹证。本品苦能燥,甘能补,祛风湿又长于补肝肾、强筋骨,对痹证日久,伤及肝肾,腰膝酸软,筋骨无力者尤宜,常与独活、杜仲、牛膝、桂心等同用。

(2) 安胎:用于崩漏经多,妊娠漏血,胎动不安。本品能补肝肾,养血而固冲任,安胎。治肝肾亏虚,月经过多,崩漏,妊娠下血,胎动不安者,常与阿胶、续断、当归、香附等同用。

此外,本品还有平肝阳的作用。用于肝阳上亢型高血压,头昏目眩,常与钩藤、夏枯草等同用。

【用法用量】 煎服,9~15g。

【处方用名】 桑寄生、寄生、杜寄生、北寄生等。

【使用注意】 无风湿者慎用。

(二) 芳香化湿药

凡气味芳香,性偏温燥,以化湿运脾为主要作用的药物,称为芳香化湿药。

本类药物辛香温燥,主入脾、胃经,能促进脾胃运化,消除湿浊,前人称为"醒脾"。同时,其辛能行气,香能通气,能行中焦之气机,以解除因湿浊而引起的脾胃气滞之症状。此外,部分药还兼有解暑、辟秽、开窍、截疟等作用。

化湿药主要适用于湿浊内阻,脾为湿困,运化失常所致的脘腹痞满、呕吐泛酸、大便溏薄、食少体倦、口甘多涎、舌苔白腻等症状。此外,本类药物有芳香解暑之功,湿温、暑湿等证,亦可选用。

使用化湿药,应根据湿困的不同情况及兼证而进行适当的配伍应用。如湿阻气滞,脘腹胀满痞闷者,常与行气药配伍;如湿阻而偏于寒湿,脘腹冷痛者,可配伍温中祛寒药;如脾虚湿阻,脘腹纳呆,神疲乏力者,常配伍补气健脾药;如用于湿温、湿热、暑湿者,常与清热燥湿、解暑、利湿之品同用。

芳香化湿药气味芳香,多含挥发油,一般以作为散剂服用疗效较好,入汤剂应后下,不应久煎;本类药物多属辛温香燥之品,易于耗气伤阴,故阴虚血燥及气虚者宜慎用。

广 藿 香

【药物来源】 本品为唇形科植物广藿香的地上部分。切段,生用。

【性味归经】 辛,微温。归脾、胃、肺经。

【功效应用】

(1) 芳香化浊:用于湿阻中焦。本品气味芳香,为芳香化湿浊之要药。又因其性微温,故多用于寒湿困脾所致的脘腹痞闷、少食作呕、神疲体倦等症状,常与苍术、厚朴等同用。

(2) 和中止呕:用于呕吐。本品既能化湿,又能和中止呕,常与半夏、丁香等同用;若偏于湿热者,配黄连、竹茹等;用于妊娠呕吐,配砂仁、苏梗等;用于脾胃虚弱者,配党参、白术等。

(3) 发表解暑:用于暑湿、湿温。本品既能化湿,又可解暑。治暑月外感风寒,内伤生冷而致的恶寒发热、头痛脘闷、呕恶吐泻之暑湿证,常与紫苏、厚朴、半夏等同用;若用于湿温病初起,湿热并重者,多与黄芩、滑石、茵陈等同用。

【用法用量】 煎服,3~10g。鲜品加倍。

【处方用名】　广藿香、藿香、苏藿香、藿香叶、藿香梗等。

【使用注意】　阴虚血燥者不宜用。

链　接

药 理 作 用

藿香所含的挥发油能促进胃液分泌，增强消化力，对胃肠有解痉作用，有防腐和抗菌作用；此外，尚有收敛止泻、扩张微血管而略有发汗等作用。

苍　术

【药物来源】　本品为菊科植物茅苍术或北苍术的干燥根茎。以产于江苏茅山者质量最好，故名茅苍术。切片，生用、麸炒或米泔水炒用。

【性味归经】　辛，苦，温。归脾、胃、肝经。

【功效应用】

（1）燥湿健脾：用于湿阻中焦证。本品苦温燥湿以祛湿浊，辛香健脾以和脾胃。对湿阻中焦，脾失健运而致脘腹胀闷、呕恶食少、吐泻乏力、舌苔白腻等症状，最为适宜，常与厚朴、陈皮等同用；用于脾虚湿聚，水湿内停的痰饮或外溢的水肿，常与茯苓、泽泻、猪苓等同用。

（2）祛风除湿：用于风湿痹证。本品辛散温燥，长于祛湿，故痹证湿胜者尤宜，可与薏苡仁、独活等祛风湿药同用；治湿热痹痛，可配石膏、知母等；用于湿热痿证、湿浊带下、湿疮、湿疹等，常与黄柏、薏苡仁、牛膝等同用。

（3）发汗解表：用于风寒夹湿表证。本品辛香燥烈，能开肌腠而发汗，祛肌表之风寒表邪，其中以风寒表证夹湿者最为适宜，常与羌活、白芷、防风等同用。

此外，本品尚能明目，用于夜盲及眼目干涩，可单用，或与羊肝、猪肝蒸煮同食。

【用法用量】　煎服，3~9g。

【处方用名】　苍术、茅苍术、炒苍术、焦苍术等。

【使用注意】　阴虚内热、气虚多汗者忌用。

砂　仁

【药物来源】　本品为姜科植物阳春砂、绿壳砂或海南砂的干燥成熟果实。生用，用时打碎。

【性味归经】　辛，温。归脾、胃、肾经。

【功效应用】

（1）化湿行气：用于湿阻中焦及脾胃气滞证。本品辛散温通，气味芬芳，其化湿醒脾，行气温中之效均佳，为醒脾调胃之要药，尤其是寒湿气滞者最为适宜。用于湿阻中焦者，常与厚朴、陈皮、枳实等同用；若用于脾胃气滞，可与木香、枳实等同用；用于脾胃虚弱之证，可配健脾益气之党参、白术、茯苓等。

（2）温中止泻：用于脾胃虚寒吐泻。本品善能温中暖胃以达止呕止泻之功，但其重在温脾，可单用研末吞服，或与干姜、附子等同用。

（3）安胎：用于气滞妊娠恶阻及胎动不安。本品能行气和中而止呕安胎。若用于妊娠呕逆不能食，可单用，或与苏梗、白术等同用；若用于气血不足之胎动不安者，可与人参、白术、熟地等同用。

【用法用量】　煎服，3~6g，入汤剂宜后下。

【处方用名】 砂仁、盐砂仁、阳春砂等。

【使用注意】 阴虚血燥者慎用。

考点：砂仁与豆蔻功效异同比较。

📚 链 接

砂仁壳

砂仁壳为砂仁之果壳。其性味功效与砂仁相似,而温性略减,药力薄弱,适用于脾胃气滞,脘腹胀痛、呕恶食少等症状。用量同砂仁。

厚　朴

【药物来源】 本品为木兰科植物厚朴或凹叶厚朴的干燥干皮、根皮及枝皮。切丝,姜制用。

【性味归经】 苦、辛,温。归脾、胃、肺、大肠经。

【功效应用】

（1）燥湿消痰：用于湿阻中焦,脘腹胀满。本品苦燥辛散,能燥湿,又下气除胀满,为消除胀满之要药,常与苍术、陈皮等同用。

（2）下气除满：用于食积气滞,腹胀便秘。本品可下气宽中,消积导滞,常与大黄、枳实等同用。用于热结便秘,常与大黄、芒硝、枳实等同用。

（3）平喘：用于痰饮喘咳。用治痰饮阻肺,肺气不降,咳喘胸闷者,可与苏子、陈皮、半夏等同用；用于寒饮化热,胸闷气喘、喉间痰声漉漉、烦躁不安者,常与麻黄、石膏、杏仁等同用。

此外,本品用于七情郁结,痰气互阻,咽中如有物阻,咽之不下,吐之不出的梅核气证,可配伍半夏、茯苓、苏叶、生姜等。

【用法用量】 煎服,3～10g;或入丸、散。

【处方用名】 厚朴、川厚朴、姜厚朴等。

【使用注意】 本品辛苦温燥,易耗气伤津,故气虚津亏者及孕妇当慎用。

（三）利水渗湿药

凡能通利水道,渗泄水湿,治疗水湿内停病证为主的药物,称为利水渗湿药。

本类药物味多甘淡,主归膀胱、小肠经,作用趋向偏于下行,具有利水消肿、利尿通淋、利湿退黄等功效。

利水渗湿药主要用于小便不利、水肿、泄泻、痰饮、淋证、黄疸、湿疮等证。使用本类药物时,须视不同病证,选用适当的药物配伍。如水肿兼有表证者,配宣肺解表药；水肿日久,脾肾阳虚者,应配温补脾肾药；湿热者,配清热药；寒湿相并者,配温里祛寒药；热伤血络而尿血者,配凉血止血药。

此外,气行则水行,气滞则水停,故利水渗湿药常与行气药配伍使用。

本类药物易耗伤津液,对阴亏津少、肾虚遗精遗尿者,宜慎用或忌用。有些药物有较强的通利作用,孕妇应慎用。

茯　苓

【药物来源】 本品为多孔菌科真菌茯苓的干燥菌核。云南产者称"云苓",质较优。生用或朱砂拌用。

【性味归经】 甘、淡,平。归心、脾、肾经。

【功效应用】

(1) 利水渗湿:用于水肿。本品味甘而淡,可用治寒热虚实各种水肿。治疗水湿内停所致之水肿、小便不利,常与泽泻、猪苓、白术、桂枝等同用;治脾肾阳虚之水肿,可与附子、生姜等同用;用于水热互结,阴虚小便不利之水肿,与滑石、阿胶、泽泻合用。

(2) 健脾和中:用于脾虚湿盛泄泻、痰饮。本品健脾渗湿而止泻,可与山药、白术、薏苡仁等同用;味甘,善入脾经,能健脾补中,治疗脾胃虚弱,倦怠乏力,食少便溏,常与人参、白术、甘草等同用;善渗泄水湿,治痰饮之目眩心悸,配以桂枝、白术、甘草等;用于饮停于胃而呕吐者,多与半夏、生姜等同用。

(3) 宁心安神:用于心脾两虚,气血不足之心悸、失眠、健忘。本品益心脾而宁心安神,多与黄芪、当归、远志等同用;用于惊恐而不安卧者,常与人参、龙齿、远志等同用。

考点:茯苓的功效应用,与猪苓功用比较。

【用法用量】 煎服,10~15g。

【处方用名】 茯苓、白茯苓、云茯苓、云苓等。

【使用注意】 虚寒精滑者忌服。

链 接

茯苓家族

茯苓皮:为茯苓菌核的黑色外皮,性能同茯苓,功效利水消肿,长于行皮肤水湿,多治皮肤水肿,用量为15~30g。

茯神:为茯苓菌核中间带有松根的部分,性能同茯苓,功效宁心安神,专治心神不安、惊悸、健忘等,用量同茯苓。

泽 泻

【药物来源】 本品为泽泻科植物泽泻的干燥块茎。麸炒或盐水炒用。

【性味归经】 甘、淡,寒。归肾、膀胱经。

【功效应用】

(1) 利水渗湿:用于水肿、小便不利、泄泻。本品淡渗,其利水作用较强,治疗水湿停蓄之水肿、小便不利,常与茯苓、猪苓、桂枝等同用;能利小便而实大便,治脾胃伤冷,水谷不分,泄泻不止,常与厚朴、苍术、陈皮等同用。

(2) 泄热:用于淋证、遗精。本品性寒,既能清膀胱之热,又能泄肾经之虚火,下焦湿热者尤为适宜。故用治湿热淋证,常与木通、车前子等同用;对肾阴不足,相火偏亢之遗精、潮热,则与熟地黄、山茱萸、牡丹皮等同用。

【用法用量】 煎服,5~10g。

【处方用名】 泽泻、建泽泻、盐泽泻、炒泽泻等。

茵 陈

【药物来源】 本品为菊科植物滨蒿或茵陈蒿的干燥地上部分。春季采收的习称"绵茵陈",秋季采割的称"茵陈蒿"。生用。

【性味归经】 苦、辛,微寒。归脾、胃、肝、胆经。

【功效应用】

(1) 利湿退黄:用于黄疸。本品苦泄下降,性寒清热,善清利脾胃肝胆湿热,为治黄疸之要药。用治阳黄证,常与栀子、黄柏、大黄等同用;若用于黄疸湿重于热者,可与茯苓、猪苓等同用;若用于脾胃寒湿郁滞之阴黄,多与附子、干姜等同用。

(2) 解毒疗疮:用于湿热内蕴之风疹瘾疹、湿疮瘙痒。本品苦微寒,有解毒疗疮之功,故可单味煎汤外洗,也可与黄柏、苦参、地肤子等同用。

【用法用量】 煎服,6~15g。外用适量。煎汤熏洗。

【处方用名】 茵陈、茵陈蒿、绵茵陈等。

【使用注意】 蓄血发黄者及血虚萎黄者慎用。

虎　杖

【药物来源】 本品为蓼科植物虎杖的干燥根茎和根。生用或鲜用。

【性味归经】 微苦,微寒。归肝、胆、肺经。

【功效应用】

(1) 利湿退黄:用于湿热黄疸、淋浊、带下。本品苦寒,有清热利湿之功,治湿热黄疸,可单用本品煎服即效,亦可与茵陈、黄柏、栀子配伍,效力更加;治湿热蕴结膀胱之小便涩痛、淋浊带下等,单用即效,以此为末,米饮送下;治五淋,亦可配利尿通淋药。

(2) 清热解毒:用于水火烫伤、痈肿疮毒、毒蛇咬伤。本品入血分,有凉血清热解毒的作用。若用于水火烫伤而致肤腠灼痛或溃后流黄水者,单用研末,香油调敷,亦可与地榆、冰片共研末,调油敷患处;若用于湿毒蕴结肌肤所致的痈肿疮毒,以虎杖根烧灰贴,或煎汤洗患处;若治毒蛇咬伤,可取鲜品捣烂敷患处,亦可煎浓汤内服。

(3) 散瘀止痛:用于经闭、跌打损伤。虎杖有活血散瘀止痛之功。治经闭、痛经,常与桃仁、延胡索、红花等同用;治跌打损伤疼痛可与当归、乳香、没药、三七等同用。

(4) 化痰止咳:用于肺热咳嗽。本品既能苦降泄热,又能化痰止咳,治肺热咳嗽,可单味煎服,也可与贝母、枇杷叶、杏仁等配伍应用。

【用法用量】 煎服,9~15g。外用适量。

【使用注意】 孕妇忌服。

车　前　子

【药物来源】 本品为车前科植物车前或平车前的干燥成熟种子。生用或盐水炒用。

【性味归经】 甘,寒。归肝、肾、肺经。

【功效应用】

(1) 利尿通淋:用于淋证、水肿、小便不利。本品甘寒而利,善通利水道,清膀胱热结。治疗湿热下注于膀胱而致的小便淋沥涩痛者,常与木通、滑石、瞿麦等同用;用于水湿停滞之水肿、小便不利,可与猪苓、茯苓、泽泻等同用;若用于病久肾虚,腰重脚肿,可与牛膝、熟地黄、山茱萸、肉桂等同用。

(2) 渗湿止泻:用于泄泻、小便不利。本品能利水湿,分清浊而止泻,即利小便以实大便,尤宜于小便不利之水泻,可单用本品研末,米饮送服;用于脾虚湿盛泄泻,可配白术同用;若用于暑湿泄泻,常与香薷、茯苓、猪苓等同用。

(3) 清肝明目:用于目赤肿痛、目暗昏花、翳障。车前子善清肝热而明目,故治目赤涩痛,多与菊花、决明子等同用;若用于肝肾阴亏,两目昏花,则与熟地黄、菟丝子等同用。

(4) 清肺化痰:用于痰热咳嗽。本品入肺经,能清肺化痰止咳。治肺热咳嗽痰多,多与瓜蒌、浙贝母、枇杷叶等同用。

【用法用量】 煎服,9~15g。宜包煎。

【处方用名】 车前子、车前仁、炒车前子、炙车前子、盐车前子等。

【使用注意】 肾虚精滑者慎用。

考点：车前子与滑石功效异同比较。

二、 其他祛湿药

其他祛湿药的具体内容如下(表 10-15)。

表 10-15　其他祛湿药

药名	性味归经	功效应用	用量	备注
防己	苦、辛,寒 归膀胱、肺经	祛风湿,止痛,利水消肿。用于风湿痹痛,水肿,小便不利,脚气,湿疹疮毒	5~10g	胃纳不佳及阴虚体弱者慎服
木瓜	酸,温 归脾经	舒筋活络,和胃化湿。用于湿痹拘挛,腰膝关节酸重疼痛,暑湿吐泻,转筋挛痛,脚气水肿	6~9g	内有郁热,小便短赤者忌服
五加皮	辛、苦,温 归肝、肾经	祛风湿,补肝肾,强筋骨,利水。用于风湿痹病,筋骨痿软,小儿行迟,体虚乏力,水肿,脚气	5~10g	
蕲蛇	甘、咸,温;有毒 归肝经	祛风,通络,止痉。用于风湿顽痹,麻木拘挛,中风口眼㖞斜,半身不遂,抽搐痉挛,破伤风,麻风,疥癣	3~9g,研末吞服 1~1.5g	阴虚内热者忌服
络石藤	苦,微寒 归心、肝、肾经	祛风通络,凉血消肿。用于风湿热痹,筋脉拘挛,腰膝酸痛,喉痹,跌仆损伤	6~12g	
桑枝	微苦,平 归肝经	祛风湿,利关节。用于风湿痹病,肩臂、关节酸痛麻木,白癜风,皮肤瘙痒,消渴	9~15g	
佩兰	辛,平 归脾、胃、肺经	芳香化湿,醒脾开胃,发表解暑。用于湿浊中阻,脘痞呕恶,口中甜腻,口臭,多涎,暑湿表证,湿温初起,发热倦怠,胸闷不舒	3~10g	
豆蔻	辛,温 归肺、脾、胃经	化湿行气,温中止呕,开胃消食。用于湿浊中阻,不思饮食,湿温初起,胸闷不饥,寒湿呕逆,胸腹胀痛,食积不消	3~6g	后下
金钱草	甘、咸,微寒 归肝、胆、肾、膀胱经	利湿退黄,利尿通淋,解毒消肿。用于湿热黄疸,石淋,肝胆结石,热淋,痈肿疔疮,毒蛇咬伤	15~60g	
薏苡仁	甘、淡,凉 归脾、胃、肺经	利水渗湿,健脾,除痹,清热排脓。用于水肿,小便不利,脚气,湿痹拘挛,肺痈,肠痈,脾虚湿困,泄泻带下	9~30g	利湿生用,健脾炒用
滑石	甘、淡,寒 归膀胱、肺、胃经	利尿通淋,清热解暑,收湿敛疮。用于热淋,石淋,尿热涩痛,暑湿,湿温,湿疮,湿疹,痱子	10~20g	包煎。脾虚、热病伤津及孕妇忌用
川木通	苦,寒 归心、小肠、膀胱经	利尿通淋,清心除烦,通经下乳。用于淋证,水肿,心烦尿赤,口舌生疮,经闭乳少,湿热痹痛	3~6g	
猪苓	甘、淡,平 归肾、膀胱经	利水渗湿。用于水肿,小便不利,泄泻,淋浊,带下	6~12g	

续表

药名	性味归经	功效应用	用量	备注
通草	甘、淡、微寒 归肺、胃经	利尿通淋,通气下乳。用于淋证,水肿,产后乳汁不下	3~5g	孕妇慎用
石韦	甘、苦、微寒 归肺、膀胱经	利尿通淋,清肺止咳,凉血止血。用于热淋,血淋,石淋,小便不通,淋沥涩痛,肺热喘咳,吐血,衄血,尿血,崩漏	6~12g	
地肤子	辛、苦、寒 归肾、膀胱经	清热利湿,祛风止痒。用于小便涩痛,阴痒带下,风疹,湿疹,皮肤瘙痒	9~15g	外用适量,煎汤熏洗

 小结

祛湿药主要有祛除湿邪的功效,分为祛风湿药、芳香化湿药、利水渗湿药三类。

1. 祛风湿药　祛风湿药相似药物的比较如下(表10-16~表10-19)。

表10-16　独活与羌活功效异同比较

药名	相同点	不同点
独活	均辛散苦燥温通,善祛风散寒、胜湿止痛、发表,主治风寒湿痹、风寒表证、表证夹湿及头风头痛等	性微温,药力较缓,主散在里之伏风及寒湿而通利关节止痛,主治腰以下的风寒湿痹及少阴伏风头痛
羌活		性温,作用较强,主散肌表游风及寒湿而通利关节止痛,主治上半身风寒湿痹、太阳经头痛及项背强痛

表10-17　秦艽与防己功效异同比较

药名	相同点	不同点
秦艽	同为行散清利之品,均能祛风湿、止痹痛,治风湿痹痛	性微寒,清热力小,药力平和,兼退虚热,清利湿热,透表邪,治骨蒸劳热、湿热黄疸、表证夹湿等
防己		性寒,清热力强,尤宜热痹,善清利下焦湿热而利水消肿,治水肿、小便不利、痰饮及脚气浮肿等

表10-18　五加皮与桑寄生功效异同比较

药名	相同点	不同点
五加皮	均能祛风湿、补肝肾、强筋骨,善治风湿痹痛兼肝肾不足、腰膝酸软者	性温,补肝肾之力较强,还能利水,治水肿、小便不利及脚气浮肿等
桑寄生		性平,长于养血而补肝益之肾,又治血虚兼风湿者;还能固冲任安胎,治胎漏下血及胎动不安

表10-19　桑枝与络石藤功效异同比较

药名	相同点	不同点
桑枝	均能祛风湿、通经络	性平,利关节,寒热均可,宜上肢热痹,兼有利水消肿、生津的作用
络石藤		性微寒,又能凉血消肿,清肺化痰

2. 芳香化湿药　芳香化湿药相似药物的比较如下(表10-20~表10-22)。

小结

表10-20 广藿香与佩兰功效异同比较

药名	相同点	不同点
广藿香	均芳香入脾胃而善化湿解暑,治湿阻中焦、湿温及暑湿等证,常相须为用	性微温,化湿力较强,兼发表、止呕,善治夏月感寒饮冷之阴寒闭暑证,并治寒湿等所致的恶心呕吐
佩兰		性平偏凉,药力平和,善治湿热困脾之口甜或口苦、多涎等

表10-21 苍术与厚朴功效异同比较

药名	相同点	不同点
苍术	均辛苦温燥,善燥湿,治湿阻中焦诸证	祛湿力强,能祛风湿而除痹,治风湿痹痛,兼发表、明目,治表证夹湿、夜盲及目昏眼涩
厚朴		能行气、消积、平喘,用于胃肠气滞胀满、大便秘结及咳喘痰多等

表10-22 砂仁与豆蔻功效异同比较

药名	相同点	不同点
砂仁	均芳香辛温,善化湿行气、温中止呕,治湿阻中焦、脾胃气滞及胃寒呕吐等	唯入中焦脾胃而力稍强,兼止泻、安胎,善治湿滞或虚寒泄泻,以及妊娠气滞恶阻与胎动不安
豆蔻		既入中焦脾胃,又入上焦肺,可治气滞胸闷,药力较缓,兼治湿温初起

3. 利水渗湿药 利水渗湿药相似药物的比较如下(表10-23~表10-26)。

表10-23 茯苓、猪苓与泽泻功效异同比较

药名	相同点	不同点
茯苓	均甘淡而善利水渗湿,治小便不利、水肿、痰饮、泄泻等水湿内停证	性平,能健脾安神,治脾虚诸证、心悸、失眠
猪苓		性平,功专渗利而力强
泽泻		性寒,水湿内停兼热者尤佳,治相火妄动

表10-24 茵陈与金钱草功效异同比较

药名	相同点	不同点
茵陈	均性微寒,能清热利湿退黄,为治湿热黄疸之要药	味苦,又治寒湿黄疸(阴黄),兼治湿疹、湿疮
金钱草		味甘淡,又善利尿通淋、排石,兼解毒消肿,治肝胆结石、砂淋、石淋、热淋、热毒疮肿、毒蛇咬伤等

表10-25 车前子与滑石功效异同比较

药名	相同点	不同点
车前子	均甘淡性寒,功效清热利尿通淋,主治湿热淋痛、小便不利、水肿兼热及暑湿泄泻	长于渗湿止泻,又善清肝明目、清肺化痰,治肝热目赤肿痛、肺热咳嗽
滑石		长于清解暑热,又能祛湿敛疮,治暑热烦渴、湿温胸闷、湿疮、湿疹及痱子等

小结

表10-26　木通与通草功效异同比较

药名	相同点	不同点
木通	均能利尿通淋、下乳，治湿热淋痛、水肿及乳汁不下	苦寒降泄，清心火的作用较强，并能通血脉，治湿热痹痛，痛经而下乳
通草		甘淡微寒，利尿通淋之力较缓和，通气而下乳

 目标检测

选择题

A 型题

1. 阴亏血虚者应慎用的药是
   A. 止血药　　　　　B. 消食药
   C. 退虚热药　　　　D. 祛风湿药
   E. 清热凉血药

2. 善治下半身风寒湿痹的药物是
   A. 白芷　　　B. 独活　　　C. 牛膝
   D. 姜黄　　　E. 羌活

3. 功能祛风湿，通经络，消骨鲠的药物是
   A. 羌活　　　B. 川乌　　　C. 威灵仙
   D. 白花蛇　　E. 木瓜

4. 长于补肝肾、安胎的药物是
   A. 桑寄生　　B. 白术　　　C. 砂仁
   D. 黄芩　　　E. 枸杞子

5. 下列除哪项外均可用治风湿痹痛
   A. 羌活　　　B. 独活　　　C. 苍术
   D. 防己　　　E. 藿香

6. 茯苓的主治证是
   A. 湿热黄疸　B. 肺痈　　　C. 肠痈
   D. 水肿心悸　E. 肺热咳嗽

7. 用治水肿、淋证、肝热目赤宜用
   A. 车前子　　B. 泽泻　　　C. 金钱草
   D. 薏苡仁　　E. 萆薢

8. 治疗肾阴不足，相火偏亢之遗精的药物是
   A. 土茯苓　　B. 猪苓　　　C. 薏苡仁
   D. 泽泻　　　E. 木通

9. 用治水肿、肺痈、肠痈，宜选用
   A. 猪苓　　　B. 茯苓　　　C. 薏苡仁
   D. 泽泻　　　E. 冬瓜皮

10. 下列能清热利湿、退黄疸的药组是
    A. 芦根、葛根　　　B. 苍术、白术
    C. 陈皮、栀子　　　D. 茵陈、陈皮

    E. 茵陈、金钱草

11. 能行气、燥湿、消积、平喘的药物是
    A. 豆蔻　　　B. 羌活　　　C. 白术
    D. 厚朴　　　E. 独活

12. 用治中焦湿滞证兼风湿痹证宜选
    A. 独活　　　B. 防己　　　C. 五加皮
    D. 苍术　　　E. 狗脊

13. 用治外有风寒表证内兼湿阻中焦证宜选
    A. 金钱草　　B. 夏枯草　　C. 藿香
    D. 栀子　　　E. 天花粉

14. 砂仁不具有的功效是
    A. 化湿　　　B. 行气　　　C. 解暑
    D. 温中　　　E. 安胎

15. 具有利湿退黄、清热解毒、散瘀止痛、化痰止咳功效的药物是
    A. 金钱草　　B. 虎杖　　　C. 车前子
    D. 苍术　　　E. 桑寄生

B 型题

16～18 题共用备选答案
    A. 猪苓　　　B. 夏枯草　　C. 薏苡仁
    D. 茯苓　　　E. 泽泻

16. 既能渗泄水湿，又能健脾宁心的药物是

17. 利水渗湿作用较强，而无补益之功的药物是

18. 既可利水渗湿，又能健脾、除痹、清热排脓的药物是

19、20 题共用备选答案
    A. 化湿，解暑　B. 化湿，行气
    C. 化湿，安胎　D. 燥湿，利尿
    E. 燥湿，降逆

19. 广藿香的功效是

20. 豆蔻的功效是

（谷　勇）

第5节 温 里 药

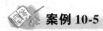

案例 10-5

将 105 例 2 型糖尿病伴高胰岛素血症而中医辨证属脾肾阳虚的患者按 2∶1 的比例随机分为观察组(70 例)和对照组(35 例)。两组均服用二甲双胍片,观察组加服温阳健脾汤(药物组成:熟附子、生黄芪、干姜、炙甘草、红参、肉桂、白术、茯苓、熟地、山茱萸、山药、吴茱萸、当归、柴胡、白芍、鬼箭羽),8 周为 1 个疗程,检测两组患者治疗前后胰岛素敏感性指标和血脂水平的变化,并观察两组的临床疗效和毒副反应情况。在改善胰岛素敏感性指标方面,治疗后两组空腹血糖均下降。

思考与讨论

(1) 附子的作用是什么?

(2) 以上哪些是温里药?

凡以温里祛寒,治疗里寒证为主的药物,称为温里药,又称祛寒药。

温里药味辛,性温热,主入脾、肾、心经,有温里散寒之功,主治里寒证。里寒证多由阴盛或阳虚引起,症见畏寒喜暖、口不渴、喜热饮、面白肢凉、尿清便溏。本类药物因归经不同而有多种效用:主入脾胃经者,能温中散寒止痛,治疗外寒内侵,直中脾胃或脾胃虚寒证,症见脘腹冷痛、呕吐泄泻;主入肺经者,能温肺化饮,治疗肺寒痰饮证,症见痰鸣咳喘、痰白清稀;主入肾经者,能温肾助阳,治疗肾阳不足证,症见阳痿宫冷、夜尿频多;主入心肾经者,能温阳通脉、回阳救逆,治疗心肾阳虚证、亡阳厥逆证,症见心悸怔忡、脉微欲绝等;主入肝经者,能暖肝散寒止痛,治疗寒侵肝经的少腹痛或寒疝腹痛(图 10-5)。

温里药 {
温里祛寒——脘腹冷痛、呕吐泻泄、舌淡苔白等
散寒止痛——少腹疼痛、寒疝腹痛、厥阴头痛等
温肺化饮——痰鸣咳喘、痰白清稀、舌淡苔白滑等
温肾助阳——阳痿宫冷、腰膝冷痛、夜尿频多、滑精遗尿等
回阳救逆——畏寒蜷卧、汗出神疲、四肢厥逆、脉微欲绝等
}

图 10-5 温里药的功效及适应证

考点:温里药的功效。

温里药多辛热燥烈,易耗阴动火,故天气炎热时或素体火旺者当减少用量;热伏于里、热深厥深、真热假寒证禁用;凡实热证、阴虚火旺、津血亏虚者禁用;孕妇慎用。

一、 常用温里药

附 子

【药物来源】 本品为毛茛科植物乌头的子根加工品。加工炮制为盐附子、黑附片(黑顺片)、白附片、淡附片、炮附片。

【性味归经】 辛、甘,大热;有毒。归心、肾、脾经。

【功效应用】

（1）回阳救逆：用于亡阳证。本品能上助心阳、中温脾阳、下补肾阳，为回阳救逆第一要药。用治阳气衰微、阴寒内盛，大汗、大吐、大泻所致的四肢厥冷、脉微欲绝、冷汗自出之亡阳证，常与干姜、甘草同用，如四逆汤。本品能回阳救逆，人参能大补元气，二者同用，可治亡阳兼气脱者。若寒邪入里，直中三阴而见四肢厥冷、恶寒倦卧、吐泻腹痛、脉沉迟无力或无脉者，可与干姜、肉桂、人参同用。

（2）补火助阳：用于阳虚证。本品辛甘温煦，有峻补元阳、益火消阴之效，凡肾、脾、心诸脏阳气衰弱者均可应用。治肾阳不足，腰膝冷痛、夜尿频多者，可配肉桂、山茱萸、熟地等；治脾肾阳虚，寒湿内盛所致的脘腹冷痛、大便溏泻等，配党参、白术、干姜等；若治心阳衰弱，心悸气短、胸痹心痛者，可与人参、桂枝等同用；治阳虚兼外感风寒者，常与麻黄、细辛同用。

（3）散寒止痛：用于寒痹证。本品气雄性悍，走而不守，能逐经络中风寒湿邪，故有较强的散寒止痛作用。凡风寒湿痹，周身骨节疼痛者均可用之，尤善治寒痹痛剧者，常与肉桂、干姜、吴茱萸等同用，或与桂枝、白术、甘草同用。

【用法用量】 煎服，3～15g；本品有毒，宜先煎0.5～1h，至口尝无麻辣感为度。

【处方用名】 附片、制附片、炮附片、淡附片、黑顺片、盐附子等。

【使用注意】 孕妇及阴虚阳亢者忌用。反半夏、瓜蒌、贝母、白蔹、白及。生品外用，内服须炮制。若内服过量，或炮制、煎煮方法不当，可引起中毒。

考点：附子的煎服方法、附子与肉桂功效异同比较。

链 接

附子的两面性

附子为回阳救逆第一要药，古人云："附子乃命门主药，能入其窟穴而招之，引火归原，则浮游之火自熄矣。凡属阳虚阴极之候，肺肾无热证者，服之有起死之殊功"（《本草汇言》）。现代临床研究表明，附子治疗胃痛、心律失常、心力衰竭、休克、支气管哮喘等。附子的另一面则是毒性大，可致心律紊乱、血压下降、体温降低、呼吸抑制、肌肉麻痹和中枢神经功能紊乱，严重者可致死亡。附子中毒主要是误食或用药不慎（如剂量过大、煎煮不当、配伍失宜等）或个体差异。附子中含多种乌头碱类化合物，具有较强的心脏毒性。但经加热水解后毒性则大大降低，所以附子宜久煎。

干 姜

【药物来源】 本品为姜科植物姜的干燥根茎。生用。

【性味归经】 辛，热。归脾、胃、肾、心、肺经。

【功效应用】

（1）温中散寒：用于腹痛、呕吐、泄泻。本品辛热燥烈，主入脾胃而长于温中散寒、健运脾阳，为温暖中焦之主药。治脾胃虚寒，脘腹冷痛等，多与党参、白术等同用；治寒邪直中脏腑所致之腹痛，可单用本品研末服。

（2）回阳通脉：用于亡阳证。本品辛热，入心、脾、肾经，有温阳守中、回阳通脉的功效。用治心肾阳虚，阴寒内盛所致之亡阳厥逆，脉微欲绝者，每与附子相须为用，如四逆汤。

考点：干姜与生姜功效异同比较。

（3）温肺化饮：用于寒饮喘咳。本品辛热，入肺经，善能温肺散寒化饮。治寒饮喘咳，形寒背冷、痰多清稀之证，常与麻黄、桂枝、细辛等同用。

【用法用量】　煎服,3~10g。

【处方用名】　干姜、炒姜、干姜片等。

【使用注意】　本品辛热燥烈,阴虚内热、血热妄行者忌用。

链接

药用干姜与菜姜的区别

姜,药食兼用,入药分为生姜、干姜两种。生姜多由患者自备,干姜为药房常用中药。目前市场上常见有形质迥异的两种干姜饮片:一种外形肥大,质坚体重,色泽明亮,折断面黄白色,粉性大,辛辣味浓,本品为佳;另一种外形瘦小,质松体轻,色泽土暗,折断面土褐色,粉性小,纤维性强,辛辣味淡。二者优劣十分明显,临床实有正名辨伪之必要。调查表明,劣质干姜主要由菜姜(食用鲜姜)切片晒干而得;优质干姜是四川药姜炕干而得。药姜和菜姜在植物学上虽系同种,但在产地、栽培方法、采收季节等方面存在明显的差异,是两种不同的栽培品种。

肉　桂

【药物来源】　本品为樟科植物肉桂的干燥树皮。因剥取部位及品质不同而加工成多种规格,常见的有企边桂、板桂、油板桂等。生用。

【性味归经】　辛、甘,大热。归肾、脾、心、肝经。

【功效应用】

(1) 补火助阳:用于阳痿、宫冷。本品辛甘大热,能补火助阳,益阳消阴,作用温和持久,为治命门火衰之要药。常配附子、熟地、山茱萸等,用治肾阳不足,腰膝冷痛、夜尿频多、滑精遗尿等,如肾气丸。

(2) 散寒止痛:用于腹痛、寒疝。本品甘热助阳以补虚,辛热散寒以止痛,善去痼冷沉寒。治寒邪内侵或脾胃虚寒的脘腹冷痛,可单用研末,酒煎服,或与党参、附子等配伍;治寒疝腹痛,多与吴茱萸、小茴香等同用。

(3) 温经通脉:用于腰痛、胸痹、阴疽、闭经、痛经。本品辛散温通,能行气血、运经脉、散寒止痛。治风寒湿痹,尤以治寒痹腰痛为主,常与独活、桑寄生、杜仲等同用;治胸阳不振,寒邪内侵的胸痹心痛,常与附子、干姜、川椒等同用;治阳虚寒凝,血滞痰阻的阴疽、流注等,与鹿角胶、炮姜、麻黄等同用;若治冲任虚寒,寒凝血滞的闭经、痛经等证,可与当归、川芎、小茴香等同用。

(4) 引火归元:用于虚阳上浮诸症。本品大热入肝肾,能使因下元虚衰所致上浮之虚阳回归故里,所以叫引火归元。用治元阳亏虚,虚阳上浮之面赤、虚喘、汗出、心悸、失眠、脉微弱者,常与山茱萸、五味子、人参、牡蛎等同用。此外,久病体虚,气血不足者,在补气益血方中加入少量肉桂,有鼓舞气血生长之效。

考点:肉桂与桂枝功效异同比较。

【用法用量】　煎服,1~4.5g,宜后下;研末冲服,每次1~2g。

【处方用名】　肉桂、肉桂皮、桂皮等。

【使用注意】　阴虚火旺、里有实热、血热妄行出血及孕妇忌用。畏赤石脂。

链接

用好肉桂

(1) 肉桂香气馥郁,可使肉类菜肴祛腥解腻,令人食欲大增。

（2）菜肴中适量添加肉桂，有助于预防或延缓因年老而引起的2型糖尿病。

（3）肉桂中含苯丙烯酸类化合物，对前列腺增生有治疗作用。

注意事项：

（1）受潮发霉的肉桂勿用，夏季忌食。

（2）肉桂含有可以致癌的黄樟素，所以食用量越少越好，且不宜长期食用。

（3）挑选肉桂：优质肉桂，外表呈灰褐色，内里赭赤色，用口嚼时，有先甜后辛辣味道的为好。

肉桂适合人群：一般人群均可食用。适宜食欲不振、腰膝冷痛、风湿性关节炎、心动过慢的人食用；不适宜便秘、痔疮患者，孕妇食用。

二、 其他温里药

其他温里药的具体内容如下（表10-27）。

表10-27 其他温里药

药名	性味归经	功效应用	用量	备注
吴茱萸	辛、苦，热；有小毒 归肝、脾、胃、肾经	散寒止痛，降逆止呕，助阳止泻。用于厥阴头痛，寒疝腹痛，寒湿脚气，经行腹痛，脘腹胀痛，呕吐吞酸，五更泄泻；外治口疮，高血压	2~5g	不宜多用、久服。阴虚有热者忌用
丁香	辛，温 归脾、胃、肺、肾经	温中降逆，散寒止痛，温肾助阳。用于脾胃虚寒，呃逆呕吐，食少吐泻，心腹冷痛，肾虚阳痿	1~3g	热证及阴虚内热者忌用。畏郁金
小茴香	辛，温 归肝、肾、脾、胃经	散寒止痛，理气和胃。用于寒疝腹痛，睾丸偏坠，痛经，少腹冷痛，脘腹胀痛，食少吐泻，睾丸鞘膜积液	3~6g	阴虚火旺者慎用
胡椒	辛，热 归胃、大肠经	温中散寒，下气消痰。用于胃寒呕吐，腹痛泄泻，食欲不振，癫痫痰多	0.6~1.5g	研粉吞服
花椒	辛，温 归脾、胃、肾经	温中止痛，杀虫止痒。用于脘腹冷痛，呕吐泄泻，虫积腹痛；外治湿疹，阴痒	3~6g	

📚 **链 接**

与其他温里药相关的中药

（1）公丁香和母丁香：丁香为桃金娘科植物丁香的干燥花蕾，习称公丁香，通常于9月至次年3月，花蕾由绿转红时采收，晒干，生用。母丁香为丁香的成熟果实，又名鸡舌香，性味功效与公丁香相似，但气味较淡，功力较逊，用法用量与公丁香同。

（2）八角茴香：为木兰科植物八角茴香的成熟果实，又名大茴香、八角。生用或盐水炒用。性味、功效与小茴香相似，但功力较弱，主要用作食物调味品。用法用量与小茴香同。

（3）红豆蔻：为姜科植物大高良姜的干燥成熟果实。性味辛温，归脾、胃经，功效散寒燥湿，醒脾消食，用于脘腹冷痛，食积胀满，呕吐泄泻，饮酒过多。亦可研末掺牙，治疗风寒牙痛。阴虚有热者忌用。

小结

温里药相似药物的比较如下（表10-28～表10-31）

表10-28　附子与肉桂功效异同比较

药名	相同点	不同点
附子	同为辛热纯阳之品，既补火助阳，又散寒止痛，用于肾阳虚衰或脾阳虚衰所致之诸证，以及寒邪直中、寒湿痹痛等证	有毒力强，又善回阳救逆，治亡阳欲脱及阳虚自汗、阳虚外感等
肉桂		无毒力缓，长于引火归元、益阳消阴，治下元虚冷、虚阳上浮所致之诸证；又入血分，善温经通脉，治经血滞痛经、经闭等

表10-29　附子与干姜功效异同比较

药名	相同点	不同点
附子	同为辛热之品，均善回阳、散寒止痛，治亡阳欲脱、脾肾阳虚或外寒直中、寒湿痹痛等	为回阳救逆第一要药，治亡阳证之首选；又善补火助阳，治命门火衰之阳痿、宫冷、遗尿、尿频等
干姜		治亡阳证须配附子方效；又长于温脾阳，善治脾阳不足之脘腹冷痛吐泻；还能温肺化饮，治寒饮咳喘

表10-30　干姜与生姜功效异同比较

药名	相同点	不同点
干姜	均味辛而能温中散寒，治中寒诸证	性热而药力较强，功专走里，善温中散寒、回阳通脉、温肺化饮，治阳虚中寒之腹痛吐泻、亡阳欲脱及痰饮咳喘
生姜		性微温而药力较缓，既走表又走里；走表能发汗解表，治风寒感冒轻证；走里能温中止呕开胃、温肺止咳，治胃寒呕吐及风寒咳嗽；还能解鱼蟹及生半夏、生南星之毒

表10-31　肉桂与桂枝功效异同比较

药名	相同点	不同点
肉桂	同为辛甘温热之品，均能助阳散寒、温经通脉、止痛，均可治脘腹冷痛、风寒湿痹、阳虚水肿、痰饮、胸痹，以及经寒血滞之痛经、经闭	性热力强，温散肠胃寒邪而止痛、止呕、止泻，功专走里，又善补火助阳、引火归元，治阳虚火衰诸证、下元虚阳上浮诸证、寒疝腹痛、阴疽流注等
桂枝		性温力缓，既走表又走里；又善发汗解表，治风寒表证有汗或无汗

 目标检测

选择题

A型题

1. 被称为回阳救逆第一要药的药物是
A. 干姜　　B. 吴茱萸　　C. 丁香
D. 附子　　E. 人参

2. 附子的功效为
A. 回阳救逆，补火助阳，温经通脉

B. 回阳救逆，补火助阳，温肺化饮
C. 回阳救逆，补火助阳，暖肝散寒
D. 回阳救逆，补火助阳，散寒止痛
E. 回阳救逆，大补元气，生津助阳

3. 下列哪一项不是干姜的功效
A. 行气活血　　B. 温中散寒
C. 温肺化饮　　D. 回阳

E. 通脉

4. 肉桂入汤剂应

  A. 后下   B. 先煎   C. 另煎

  D. 包煎   E. 久煎

5. 附子入汤剂需先煎 30~60min,其目的是

  A. 增强疗效   B. 降低毒性

  C. 改变药性   D. 便于制剂

  E. 改善口感

B 型题

6~8 题共用备选答案

  A. 既能散寒止痛,又能回阳救逆

  B. 既能散寒止痛,又能温通经脉

  C. 既能散寒止痛,又能助阳止泻

  D. 既能散寒止痛,又能温肺化饮

  E. 既能温中散寒,又能活血化瘀

6. 肉桂具有的功效是

7. 吴茱萸具有的功效是

8. 附子具有的功效是

9、10 题共用备选答案

  A. 藿香   B. 丁香   C. 木香

  D. 小茴香   E. 八角茴香

9. 功效祛寒止痛,理气和胃的药物是

10. 功效温中降逆,温肾助阳的药物是

（谷　勇）

第6节　理　气　药

 案例 10-6

李同学,某卫校实习护士,在医院实习期间学习压力大,加之近期临近护士执业资格考试,父母和老师都施压。从前个月起出现月经的前几天小腹胀痛难忍,乳房及两胁肋部胀痛,心烦,月经量少夹有少量血块。使用各种热敷、电暖宝痛症状不缓解。经后疼痛消失。妇科检查无异常。此次月经又发作疼痛,求治于中医。予香附丸口服,1 日后疼痛缓解。香附丸组成:香附(醋制)、当归、川芎、白芍(炒)、熟地黄、白术(炒)、砂仁、陈皮、黄芩。

思考与讨论

(1) 请分析方中香附、陈皮有何功效?

(2) 常用的理气药有哪些?

凡以疏理气机为主要功效,常用以治疗气机不畅的药物,称为理气药,也称行气药。其中行气作用较强者称为破气药。

本类药物多性味辛、苦,温,气味芳香,味辛能行,味苦能泄,芳香走窜,性温能行。主入脾、胃、肝、肺经(图 10-6)。

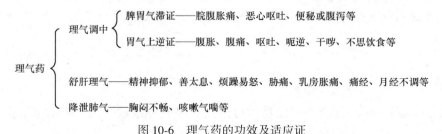

图 10-6　理气药的功效及适应证

本类药物大多辛香温燥,易耗气伤阴,所以气阴不足者慎用;部分药物含有挥发油,不宜久煎。

现代药理研究表明,理气药具有抑制或兴奋胃肠平滑肌、促进消化液分泌、调节子宫平滑肌、祛痰、平喘、增加冠状动脉血流量等作用。

一、常用理气药

陈 皮

【药物来源】 本品为芸香科植物橘及其栽培变种的成熟干燥果皮。以陈久者为佳,故称陈皮。产于广东新会者称新会皮、广陈皮。切丝,生用。

【性味归经】 辛、苦,温。归脾、肺经。

【功效应用】

(1)理气健脾:用于脾胃气滞证。本品辛行温通,有行气止痛、健脾和中之功。因其苦温而燥,故寒湿中阻之气滞最宜。治疗中焦寒湿脾胃气滞,脘腹胀痛、恶心呕吐、泄泻等,常与苍术、厚朴等同用,如平胃丸;若治外感风寒,内伤湿滞之腹痛、呕吐、泄泻,配藿香、紫苏等,如藿香正气口服液;若治食积不化,胃失和降,脘腹胀痛、嗳腐呕逆者,可与山楂、神曲、半夏等相配,如保和丸。

(2)燥湿化痰:用于湿痰、寒痰咳嗽。本品既能燥湿化痰,又能温化寒痰,且辛行苦泄而能宣肺止咳,为治痰之要药。治湿痰咳嗽,多与半夏、茯苓等同用,如二陈丸;若治寒痰留饮,胸闷咳嗽者,宜与干姜、良姜等同用,以温中化痰止咳,如温中化痰丸。

【用法用量】 3~10g,入汤剂。

【处方用名】 陈皮、桔皮、广陈皮、陈橘皮、新会皮等。

📚 链 接

陈皮家族

(1)橘核:为橘的种子,性味苦,平,归肝经。功能理气散结,止痛。适用于疝气疼痛、睾丸肿痛及乳房结块等。3~10g,入汤剂。

(2)橘络:为橘的中果皮及内果皮之间的纤维束群,性味甘、苦,平,归肝、肺经。功能行气通络,化痰止咳。适用于痰滞经络之胸痛、咳嗽、痰多。3~5g,入汤剂。

(3)橘叶:为橘树的叶,性味辛、苦,平,归肝经。功能疏肝行气,散结消肿。适用于胁肋作痛、乳痈、乳房结块等。6~10g,入汤剂。

(4)化橘红:为芸香科植物化州柚或柚的未成熟的或接近成熟的外层果皮,性味辛、苦,温,归肺、脾经。功能理气宽中,燥湿化痰。适用于湿痰或寒痰咳嗽、食积呕恶、胸闷等。3~6g,入汤剂。

枳 实

【药物来源】 本品为芸香科植物酸橙及其栽培变种或甜橙的干燥幼果。生用或麸炒用。

【性味归经】 苦、辛、酸,温。归脾、胃、大肠经。

【功效应用】

(1)破气除痞:用于胃肠积滞、湿热泻痢、胸胁疼痛。本品辛行苦降,善破气除痞、消积导滞,为破气消痞之要药。若用于饮食积滞、湿热内阻所致的脘腹胀痛、不思饮食、大便秘结、痢疾里急后重,与大黄、黄连、神曲同用,如枳实导滞丸;若用于胃肠积滞,热结便秘、腹满胀痛,则与大黄、芒硝、厚朴等同用,如大承气汤;若用于脾虚气滞,心下痞满、不欲饮食、倦怠乏力、腹部畏寒、大便不调,则与人参、白术、茯苓等同用,如枳实消痞丸。

（2）化痰消积:用于胸痹、结胸。本品能行气化痰以消痞,破气除满而止痛。治胸阳不振、痰阻胸痹之胸中满闷、疼痛,多与薤白、桂枝、瓜蒌等同用,如瓜蒌薤白白酒汤。

此外,本品尚可用治胃扩张、胃下垂、子宫脱垂、脱肛等脏器下垂病证,可单用本品,或与黄芪、人参、升麻、柴胡等同用。

【用法用量】　3~9g,入汤剂;大量可用至30g。炒后性较平和。

【处方用名】　枳实、川枳实、炒枳实、江枳实等。

【使用注意】　孕妇慎用。

香　附

【药物来源】　本品为莎草科植物莎草的干燥根茎。生用,或醋炙用。用时碾碎。

【性味归经】　辛、微苦、微甘,平。归肝、脾、三焦经。

【功效应用】

（1）疏肝解郁:用于肝郁气滞胁痛、腹痛。本品善散肝气之郁结,味苦疏泄以平肝之气,故为疏肝解郁,行气止痛之要药。治肝气郁结之胁肋胀痛,多与柴胡、川芎、枳壳等同用,如柴胡疏肝散;用治寒凝气滞、肝气犯胃之胃脘疼痛,可配高良姜用;若治寒疝腹痛,多与小茴香、乌药、吴茱萸等同用;治气、血、痰、火、湿、食六郁所致的胸膈痞满、脘腹胀痛、呕吐吞酸、饮食不化等,可配川芎、苍术、栀子等,如越鞠丸。

（2）调经止痛:本品辛散苦泄,芳香疏缓,性平不烈,善解肝郁而除三焦气滞,兼可调经。故有"气病之总司,女科之主帅"的说法,为妇科调经之要药。治月经不调、痛经,可单用,或与柴胡、川芎、当归等同用,如香附归芎汤;治气滞血虚,胸闷胁痛、经期腹痛、月经不调,与当归、川芎、白芍同用,如香附丸;若治乳房胀痛,多与柴胡、青皮、瓜蒌皮等同用。

（3）理气调中:用于脾胃气滞腹痛。本品味辛能行而长于止痛,除善疏肝解郁之外,还能入脾经,能宽中、消食下气,故临床上也常用于脾胃气滞证。治疗脘腹胀痛、胸膈噎塞、嗳气吞酸、纳呆,可配伍砂仁、甘草,如香附砂仁散。

考点:木香和香附、青皮和陈皮的药物鉴别。

【用法用量】　6~9g,入汤剂。醋炙止痛之力增强。

【处方用名】　香附、炙香附、醋香附、酒香附。

链　接

香附研究新进展

近来,国外报道香附水醇提取物具有降血脂、抗血栓和抑制平滑肌增生的作用,可以用于治疗高脂血症导致的动脉粥样硬化。香附甲醇提取物具有明显的抗氧化、抗炎作用。

二、其他理气药

其他理气药的具体内容如下（表10-32）。

表 10-32　其他理气药

药名	性味归经	功效应用	用量	备注
沉香	辛、苦，微温 归脾、胃、肾经	行气止痛，温中止呕，纳气平喘。用于胸腹胀痛，胃寒呕吐，虚喘证	1.5~4.5g，宜后下	
川楝子	苦，寒；有小毒 归肝、胃、小肠、膀胱经	行气止痛，杀虫。用于虫积腹痛。杀虫而疗癣	4.5~9g	不宜过量或持续服用；脾胃虚寒者慎用
木香	辛、苦，温 归脾、胃、大肠、胆、三焦经	行气止痛，健脾消食。用于脘腹胀痛，泻痢里急后重；腹痛胁痛，黄疸，疝气疼痛，气滞血瘀之胸痹	1.5~6g	
青皮	苦、辛，温 归肝、胆、胃经	疏肝破气，消积化滞。用于气滞脘腹疼痛，食积腹痛，癥瘕积聚、久疟痞块	3~9g	
薤白	辛、苦，温 归肺、胃、大肠经	通阳散结，行气导滞。用于胸痹证，脘腹痞满胀痛，泻痢里急后重	5~9g	

小结

理气药相似药物的比较如下（表10-33、表10-34）。

表 10-33　木香与香附功效异同比较

药名	相同点	不同点
木香	味辛气香，能理气止痛。主治气滞疼痛	药性偏燥，主入脾胃，善治脾胃气滞之食积不化，兼可用于治疗胁痛、黄疸、疝气疼痛及胸痹心痛。为理气止痛之要药
香附		性质平和，主入肝经，以疏肝解郁、调经止痛见长，主治肝气郁结之胁肋胀痛、乳房胀痛、月经不调等症状，为妇科调经之要药

表 10-34　青皮与陈皮功效异同比较

药名	相同点	不同点
陈皮	同出一源，味辛苦气温，理气健脾。治脾胃气滞，脘腹胀痛及食少吐泻	性缓质轻上浮，长于理气调中健脾，燥湿化痰。主治脾胃气滞，脘腹胀痛；寒湿中阻；胃气上逆，呕吐、呃逆
青皮		性猛沉降下行，长于疏肝破气，消积化滞。主治肝郁乳房胀痛或结块、胁肋胀痛、疝气疼痛、食积腹痛、癥瘕积聚等症状

 目标检测

选择题

A 型题

1. 治疗寒湿中阻之气滞最宜用

A. 香附　　　　B. 沉香

C. 陈皮　　　　D. 枳实

E. 莱菔子

2. 可以破气除痞,化痰消积的是
　　A. 薤白　　　　B. 香附
　　C. 枳实　　　　D. 木香
　　E. 厚朴

3. 香附的功效是
　　．
　　A. 疏肝理气,调经止痛
　　B. 疏肝理气,活血调经
　　C. 疏肝理气,燥湿化痰
　　D. 理气健脾,活血祛瘀
　　E. 疏肝理气,化痰消积

4. 陈皮主要用于治疗的病证是
　　A. 肝气郁滞证
　　B. 脾胃气滞证
　　C. 食积气滞证
　　D. 寒凝气滞证
　　E. 血瘀气滞证

5. 陈皮、枳实的共同功效是
　　A. 燥湿　　　　B. 化痰
　　C. 散寒　　　　D. 止痛
　　E. 止咳

6. 在下列药物中,擅治肝郁气滞证的药物是
　　A. 沉香　　　　B. 枳实
　　C. 木香　　　　D. 青皮
　　E. 薤白

7. 陈皮以广东新会产者为佳,功效为
　　A. 行气宽中,燥湿,化痰,解表散寒
　　B. 理气健脾,燥湿化痰
　　C. 通络化痰,顺气活血
　　D. 行气宽中,燥湿化痰,消食
　　E. 行气止痛,纳气平喘,温中止呕

8. 功能破气消积、化痰除痞,上能治胸痹,中能消食积,下可通便秘,兼治脏器下垂的药物是
　　A. 厚朴　　　　B. 大黄

　　C. 瓜蒌　　　　D. 枳实
　　E. 山楂

9. 功专行气调中止痛,治胃肠气滞的药是
　　A. 陈皮　　　　B. 香橼
　　C. 木香　　　　D. 青木香
　　E. 香附

10. 既能疏肝理气,又能调经止痛的药物是
　　A. 青皮　　　　B. 当归
　　C. 佛手　　　　D. 香附
　　E. 当归

B 型题

11~14 题共用备选答案
　　A. 香附　　　　B. 木香
　　C. 陈皮　　　　D. 枳实
　　E. 薤白

11. 既能燥湿化痰,又能温化寒痰,为治痰之要药的是

12. 功能行气止痛,健脾消食的是

13. 功能破气除痞,化痰消积,用于胃肠积滞,湿热泻痢的是

14. 善于疏理肝气,调经止痛,为妇科调经之要药的是

15、16 题共用备选答案
　　A. 行气止痛,活血
　　B. 行气止痛,健脾消食
　　C. 行气止痛,祛风活络
　　D. 行气止痛,杀虫疗癣
　　E. 行气止痛,纳气平喘

15. 川楝子具有的功效是

16. 木香具有的功效是

（宋建军）

第7节　理　血　药

案例 10-7

　　童某,女,16 岁。每月行经前腹痛,需服止痛药才能缓解。医生诊断为气滞血瘀型痛经。给予复方丹参片口服,每次 2 片,每日 3 次。连服 20 日为 1 个疗程,隔 10 日再进行第 2 个疗程,间隔时间是行经期。治疗 2 个疗程后痊愈。

思考与讨论

（1）该方中丹参属于哪类中药?

（2）丹参的功效是什么？

考点：理血
药的分类。

凡以补血、活血、止血、凉血为主要功效，用于治疗瘀血证，或出血病证的药物，称为理血药。

理血药根据药物功效的不同，可分为补血药、活血化瘀药、止血药、凉血药四类（图10-7）。补血药、凉血药分别在补益药、清热药中介绍。本节中主要介绍活血化瘀药与止血药。

理血药 ┤

补血 → 血虚证 ← 血液不足，濡养功能减退

活血 → 血瘀证 ← 血液运行迟缓，停滞不畅

止血 → 出血证 ← 血液不循常道，逸出脉外

凉血 → 血热证 ← 营分血分有热，扰神动血

图10-7 理血药的功效及适应证

一、活血化瘀药

（一）常用活血化瘀药

凡以通利血脉，促进血行，消散瘀血为主要功效的药物，称为活血化瘀药，或活血祛瘀药。其中活血作用较强者，又称为破血逐瘀药。

活血化瘀药具有活血化瘀，消肿止痛，通经除痹之功效。适用于血行不畅，瘀血阻滞所致的痛经、经闭、产后瘀阻腹痛，以及心腹刺痛、癥瘕积聚、跌打损伤等病证。

气行则血行，气滞则血瘀。故活血化瘀药常与行气药配伍使用，以增强疗效。应用活血化瘀药，还应针对形成瘀血的不同病因病机，随证配伍。如寒凝血瘀者，宜配伍温里散寒药；热瘀互结者，宜配伍清热凉血药；风湿痹阻，经脉不通者，宜配伍祛风胜湿药；癥瘕积聚证，宜配伍软坚散结药；正虚夹瘀证，可酌情配伍补虚药。

本类药物易耗血动血，且能催产下胎，故妇女月经过多、血虚经闭者忌用，孕妇慎用或忌用。

川　芎

【药物来源】　本品为伞形科多年生草本植物川芎的根茎。生用或炒用。

【性味归经】　辛，温。归肝、胆、心包经。

【功效应用】

（1）活血行气：用于多种瘀血痛证。本品辛温香窜，既能活血化瘀，又能止痛，为"血中气药"，尤宜于治疗血瘀兼气滞的痛证。善"下行血海"而"下调经水"，为妇科活血调经之要药。可治疗月经不调、痛经、闭经、产后瘀阻腹痛等多种妇科瘀血证，常与当归、桃仁、炮姜同用；又善"中开郁结"，可广泛用于治疗血瘀气滞所致的胸、胁、腹诸痛证。治疗胸痹心痛，可单味为末，酒调服；治疗肝郁胁痛，常与柴胡、白芍、香附同用；亦用于治疗跌打损伤、疮疡痈肿，可与三七、乳香、没药同用。

（2）祛风止痛：用于治疗各种头痛。本品秉性升散，可祛风止痛，为治头痛之要药。治风寒头痛，常与白芷、防风、细辛同用；治风热头痛，常与菊花、僵蚕、石膏同用；治风湿头痛，常与羌活、防风、藁本同用；治血虚头痛，常与当归、白芍、桑寄生等同用；其他如火郁头痛等，亦可使用。故有"头痛不离芎"之说。

【用法用量】　煎服，3～9g。

【处方用名】　川芎、炒川芎、炙川芎、酒川芎。

【使用注意】　阴虚火旺者慎用。孕妇忌用。

川芎的现代研究

本品含挥发油、生物碱(川芎嗪等)、酚性物质(阿魏酸等)。川芎嗪能扩张血管、预防血栓形成,并有镇痛、镇静、解痉、降压、抗肿瘤等作用;阿魏酸能调节免疫,抗放射。近年来多用于冠心病、心绞痛、脑血栓、偏头痛的治疗,疗效较好。

丹 参

【药物来源】 本品为唇形科多年生草本植物丹参的根。生用或酒炙用。

【性味归经】 苦,微寒。归心、肝经。

【功效应用】

(1)活血祛瘀:用于各种瘀血病证。本品能祛瘀生新,活血不伤正。治胸痹、脘腹疼痛,常与砂仁、檀香同用;治癥瘕积聚,常与三棱、莪术、鳖甲同用;治风湿痹痛,常与防风、秦艽同用;治跌打伤痛,常与当归、乳香、没药同用。本品尤善调经水,为妇科调经之要药,有"一味丹参散,功同四物汤"之说。治疗瘀血所致的月经不调、痛经、闭经、产后瘀阻腹痛等病证,可单味为末,酒调服,亦可与益母草、当归同用。

(2)凉血消痈:用于血热瘀滞、疮疡痈肿,可与金银花、连翘同用。

(3)清心除烦:用于热入营血、心悸失眠,可与柏子仁、首乌藤同用。

近年来,本品多用于冠心病、心绞痛的治疗,疗效较好。

【用法用量】 煎服,5~15g。活血化瘀宜酒炙用;祛瘀止痛宜生用。

【处方用名】 丹参、赤参、紫丹参、炒丹参、酒丹参、醋丹参。

【使用注意】 反藜芦。

红 花

【药物来源】 本品为菊科植物红花的干燥花。晒干生用。

【性味归经】 辛,温。归心、肝经。

【功效应用】

(1)活血通经:用于血瘀经闭、痛经、产后瘀阻腹痛等证。本品主入血分,善于活血祛瘀,通调经脉,为治疗血瘀证的常用之品,可单用酒煎,或与当归、桃仁等药同用。

(2)祛瘀止痛:用于癥瘕积聚、心腹刺痛、跌打损伤等证。用治癥瘕积聚,常与三棱、莪术同用;用治心腹刺痛,常与丹参、瓜蒌同用;用治跌打损伤,可与乳香、乳药等配伍应用。

(3)活血化斑:用于血热瘀滞,斑疹紫黯,可配伍紫草、大青叶、牛蒡子等使用。

【用法用量】 煎服,3~9g。外用适量。

【处方用名】 红花、炒红花、醋红花。

【使用注意】 孕妇忌用,有出血倾向者慎用。

桃 仁

【药物来源】 本品为蔷薇科小乔木桃或山桃的成熟种子。生用或炒用,捣碎入药。

【性味归经】 苦,平。归心、肝、肺、大肠经。

【功效应用】

(1)活血祛瘀:用于瘀血所致之痛经、闭经、产后瘀阻腹痛,以及肺痈、肠痈。本品善

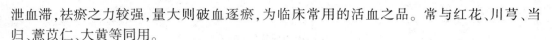

泄血滞,祛瘀之力较强,量大则破血逐瘀,为临床常用的活血之品。常与红花、川芎、当归、薏苡仁、大黄等同用。

（2）润肠通便:用于肠燥便秘,可配伍火麻仁、瓜蒌仁。

此外,本品尚有降气止咳平喘之功,可用于咳嗽气喘,常与苦杏仁、紫苏子同用。

【用法用量】　煎服,5~15g,宜捣碎入煎。

【处方用名】　桃仁、山桃仁、炒桃仁、炙桃仁、桃仁泥。

【使用注意】　本品有小毒,临床应用不可过量。孕妇忌用;便溏者慎用。

考点:红花与桃仁功效异同比较。

（二）其他活血化瘀药

其他活血化瘀药的具体内容如下(表10-35)。

表 10-35　其他活血化瘀药

药名	性味归经	功效应用	用量	备注
延胡索	辛、苦,温 归肝、脾、心经	活血,行气,止痛。用于气滞血瘀诸痛证,如胸痹心痛、痛经、产后瘀阻腹痛	3~12g	醋制增效;孕妇忌用
郁金	辛、苦,寒 归肝、胆、心经	活血化瘀,清心解郁,凉血止血,利胆退黄。用于气滞血瘀诸痛证,以及神昏癫狂、血热出血、黄疸、胆石症等	3~10g	孕妇慎用,不与丁香同用
莪术	辛、苦,温 归肝、脾经	破血行气,消积止痛。用于癥瘕积聚、经闭、心腹瘀痛、食积脘腹胀痛	3~15g	醋制增效;孕妇忌用
益母草	辛、苦,微寒 归心、肝、膀胱经	活血祛瘀,利水消肿。用于痛经、经闭、产后瘀滞腹痛、恶露不尽、水肿、小便不利	10~30g	孕妇忌用
牛膝	苦、甘、酸,平 归肝、肾经	逐瘀通经,补肝肾,强筋骨,引血下行,利尿通淋。用于痛经、经闭、产后瘀滞腹痛、肾虚腰痛、久痹、头痛、眩晕、吐血、淋证	6~15g	孕妇及月经过多者忌用
虎杖	苦,寒 归肝、胆、肺经	散瘀定痛,化痰止咳,利湿退黄,清热解毒。用于经闭、跌打损伤、肺热咳嗽、黄疸、淋浊带下、痹痛、烧烫伤、痈肿疮毒、毒蛇咬伤	9~15g	孕妇忌用
水蛭	咸、苦,平;有小毒 归肝经	破血逐瘀,通经。用于癥瘕积聚、血瘀闭经、跌打损伤	1.5~3;研末,每次0.3~0.5g	孕妇忌用
乳香	辛、苦,温 归心、肝、脾经	活血行气止痛,消肿生肌。用于血瘀气滞诸痛证、跌打损伤、疮疡痈肿	3~10g	宜炒去油用;孕妇忌用
没药	辛、苦,平 归心、肝、脾经	功效应用与乳香相似,常与乳香相须为用	3~10g	孕妇忌用
姜黄	辛、苦,温 归肝、脾经	破血行气,通经止痛。用于心腹痛、胸胁痛、闭经、产后腹痛、跌打损伤、风湿肩臂疼痛	3~10g	孕妇忌用
三棱	辛、苦,平 归肝、脾经	破血行气,消积止痛。用于癥瘕积聚、经闭、产后瘀阻、食积脘腹胀痛	5~10g	醋炙止痛效佳;孕妇忌用
鸡血藤	苦、甘,温 归肝、肾经	活血补血,舒筋活络。用于月经不调、痛经、闭经、风湿痹痛、手足麻木、肢体瘫痪	10~30g	
五灵脂	甘、苦、咸,温 归肝经	活血止痛,化瘀止血。用于痛经、闭经、产后腹痛、胸痛、崩漏	3~10g	孕妇忌用,不与人参同用
土鳖虫	咸,寒;有小毒 归肝经	破血逐瘀,续筋骨。用于瘀肿疼痛、筋伤骨折、血瘀经闭、产后瘀阻腹痛、癥瘕积聚	3~10g	孕妇忌用

续表

药名	性味归经	功效应用	用量	备注
王不留行	苦,平 归肝、胃经	活血通经,下乳消肿,利尿通淋。用于血瘀痛经、经闭、产后乳汁不下、乳痈、热淋、石淋、血淋	4~10g	孕妇忌用

二、止 血 药

凡以制止体内外出血为主要功效的药物,称为止血药。

止血药具有促进血液凝固,制止出血的功效。适用于各种出血证,如咯血、咳血、衄血、吐血、便血、痔血、尿血、月经过多、崩漏、紫癜、外伤出血等。

根据药物功效的不同,止血药可分为凉血止血药、收敛止血药、化瘀止血药及温经止血药。

应用本类药物时,须根据出血的原因和性质的不同,选择适宜的止血药。如血热妄行所致之出血,应选用凉血止血药,并配伍清热泻火、清热凉血药;瘀血内阻所致之出血,应选用化瘀止血药,并配伍行气活血药;虚寒性出血,应选用温经止血药或收敛止血药,并配伍健脾益气与温阳药(图10-8)。

使用凉血止血药和收敛止血药时,须注意有无瘀血,如瘀血未尽,应酌加活血化瘀药与行气药,以免留瘀。

止血药 { 凉血止血药——适用于血热妄行的出血
 化瘀止血药——适用于瘀血内阻,血不循经的出血
 收敛止血药——适用于虚损性出血证或外伤出血
 温经止血药——适用于脾虚失统、冲脉不固之虚寒性出血 }

图10-8 止血药的分类及适应证

(一)常用止血药

三 七

【药物来源】 本品为五加科多年生草本植物三七的根。晒干研细粉用。

【性味归经】 甘、微苦,温。归肝、胃经。

【功效应用】

(1)化瘀止血:用于体内外各种出血证。具有"止血不留瘀,化瘀不伤正"的特点,为止血良药,尤适宜治疗出血兼瘀者。可为散剂单独使用,亦可配伍血余炭、花蕊石同用。治疗创伤出血,常与乳香、血竭、五倍子等药研末外敷。

(2)活血定痛:用于跌打损伤、瘀滞肿痛、胸腹刺痛,为伤科要药。可研末单用,或外敷,亦可配伍当归、木香。

此外,本品对于心绞痛及其他多种内科、妇科瘀血病证,均有一定的疗效。

【用法用量】 煎服,3~10g;多研末服用,每次1~1.5g;外用适量。

【处方用名】 三七、田三七、田七、参三七、三七粉。

【使用注意】 孕妇慎用。

考点:三七的功用。

小 蓟

【药物来源】 本品为菊科多年生草本植物刺耳草的地上部分。生用或炒炭用。

【性味归经】 甘、凉。归心、肝经。

【功效应用】

（1）凉血止血：用于血热出血证。如咯血、咳血、衄血、吐血、尿血、崩漏等，常与蒲黄、木通同用。

（2）解毒消痈：用于热毒疮痈。可单用捣烂外敷，或配伍其他清热解毒药内服。尤以鲜品为佳。

【处方用名】 小蓟、鲜小蓟、小蓟炭。

【用法用量】 煎服，10~20g，鲜品可至30~60g。外用适量。

（二）其他止血药

其他止血药的具体内容如下（表10-36）。

表 10-36 其他止血药

药名	性味归经	功效应用	用量	备注
地榆	苦、酸、涩、微寒 归肝、大肠经	凉血止血，解毒敛疮。用于便血、痔血、血痢、崩漏、湿疹、皮肤溃烂、水火烫伤	10~15g	外用适量
白及	苦、甘、涩、微寒 归肺、胃、肝经	收敛止血，消肿生肌。用于肺、胃出血、外伤出血、疮疡肿痛、手足皲裂	5~15g	外用适量，反乌头
大蓟	苦、甘、凉 归心、肝经	凉血止血，解毒消痈。用于吐血、咯血、衄血、尿血、便血、崩漏、疮痈肿毒	10~15g	
白茅根	甘、寒 归肺、胃、膀胱经	凉血止血，清热利尿。用于尿血、吐血、衄血、热淋、水肿、小便不利	15~30g	
茜草	苦、寒 归肝经	凉血止血，祛瘀通经。用于吐血、衄血、尿血、便血、崩漏、外伤出血、血瘀经闭、跌打损伤	10~15g	止血炒用
蒲黄	甘、平 归肝、心包经	化瘀止血，利尿通淋。用于吐血、咯血、衄血、尿血、便血、崩漏、外伤出血、胸痹心痛、腹痛、血淋涩痛	3~10g	包煎，孕妇忌用
艾叶	辛、苦、温 归脾、肾经	温经止血，散寒止痛。用于月经过多、崩漏、月经不调、痛经及胎动不安	3~10g	
槐花	苦、微寒 归肝、大肠经	凉血止血，清肝泻火。用于便血、痔血、头痛、目赤、烫伤、脱发	10~15g	无实火者慎用
侧柏叶	苦、涩、寒 归肺、肝、脾经	凉血止血，化痰止咳。用于吐血、咯血、衄血、尿血、便血、崩漏、肺热咳嗽、烫伤、脱发	6~12g	
仙鹤草	苦、涩、平 归心、肝经	收敛止血，解毒杀虫，止痢。用于吐血、咯血、衄血、尿血、便血、崩漏、疮疖痈肿、久痢	10~15g	
棕榈	苦、涩、平 归肝、大肠经	收敛止血。用于吐血、咯血、衄血、尿血、便血、崩漏	6~15g	煅炭用，瘀滞出血禁用

小结

理血药分为补血药、活血化瘀药、止血药、凉血药四类。本节只介绍了活血化瘀药和止血药。活血化瘀药性味多辛温，具有通利血脉，促进血行，消散瘀血的作用，可广泛用于内、妇、外、伤诸科之瘀血证。凡血虚无瘀滞或妇女月经过多者不宜使用，孕妇禁用或慎用。止血药用于治疗各种出血证。

小结

　　川芎、丹参、红花、桃仁均为常用的活血化瘀药,其中川芎既活血又行气,且能祛风止痛,为妇科常用要药。丹参药性微寒,长于清解血热,清心除烦,凡属血热瘀滞之痛经、闭经等妇科疾病,以及肝郁胁痛等证均可应用。红花、桃仁活血化瘀功效相似,治疗瘀血证常相须为用,桃仁又能润肠通便(表10-37)。

　　延胡索、五灵脂、乳香、没药均为活血止痛之常用药,主要用于内、妇科的瘀血痛证。莪术、三棱破血行气,消积止痛。郁金活血行气。牛膝为引血下行之要药。

　　三七为化瘀止血之要药,既善止血,又能化瘀生新,长于治疗跌打损伤及体内外各种瘀滞出血证。茜草化瘀止血,又凉血通经,蒲黄化瘀生新,又利尿通淋。

　　大蓟、小蓟凉血止血,又散瘀消肿。地榆、槐花善治下部血热出血。白茅根治血热尿血,侧柏叶治血热脱发。

　　白及为收敛止血代表药,止血作用广泛。仙鹤草收敛止血,且治久痢。艾叶温经止血,且能安胎。

表 10-37　红花与桃仁功效异同比较

药名	相同点	不同点
红花	活血祛瘀痛经。可用于妇科血瘀诸证、心腹瘀痛、跌打损伤。常相须使用	质轻温通,善活血调经,兼化瘀消斑,可用于血热壅滞之斑疹紫黯
桃仁		祛瘀力强,能破血生新,兼排脓润肠,可用于肠痈、肺痈及肠燥便秘

 目标检测

选择题

A 型题

1. 可去瘀生新,活血而不伤正的药物是
　　A. 桃仁　　　　B. 牛膝
　　C. 丹参　　　　D. 郁金
　　E. 乳香

2. 丹参的功效是
　　A. 活血化瘀,清热解毒
　　B. 活血,凉血消痈
　　C. 活血化瘀,凉血止血
　　D. 活血调经,凉血消肿
　　E. 活血行气,补血清心

3. 善于活血祛瘀而调经,为妇科经产之要药的是
　　A. 姜黄　　　　B. 益母草
　　C. 郁金　　　　D. 延胡索
　　E. 乳香

4. 既能活血祛瘀又能引血下行的药物是
　　A. 延胡索　　　B. 牛膝
　　C. 郁金　　　　D. 姜黄
　　E. 没药

5. 善治尿血的药物是
　　A. 小蓟　　　　B. 地榆
　　C. 槐花　　　　D. 艾叶
　　E. 白及

6. 具有凉血止血、清热利尿作用的药物是
　　A. 小蓟　　　　B. 地榆
　　C. 大蓟　　　　D. 白茅根
　　E. 侧柏叶

7. 蒲黄入煎剂宜
　　A. 先煎　　　　B. 后下
　　C. 包煎　　　　D. 冲服
　　E. 烊化

8. 具有化瘀止血、凉血作用的药物是
　　A. 三七　　　　B. 茜草
　　C. 红花　　　　D. 益母草
　　E. 丹参

B 型题

9~11 题共用备选答案

　　A. 活血行气,祛风止痛
　　B. 活血止痛,行气解郁,清心凉血,利胆退黄
　　C. 活血行气,止痛,消肿生肌
　　D. 活血调经,祛瘀止痛,凉血消肿,除烦安神
　　E. 活血祛瘀,润肠通便,止咳平喘

9. 丹参的功效是

10. 乳香的功效是

11. 桃仁的功效是

12、13 题共用备选答案

 A. 蒲黄   B. 地榆

 C. 大蓟   D. 侧柏叶

 E. 羊蹄

12. 长于治疗尿血、血淋涩痛的药物是

13. 长于治疗下焦血热所致出血的药物是

（杨向真）

第8节 补 益 药

案例 10-8

 张某，女，61 岁。冠心病、心绞痛病史 4 年。近日自觉胸闷、胸痛、心悸、气短、乏力等。临床治疗给予生脉注射液静脉滴注，每日 2 次，连续 3 周，患者病情明显好转。生脉注射液主要由人参、麦冬、五味子三味药制成。

思考与讨论

 (1) 人参、麦冬、五味子各属于哪类中药？

 (2) 人参、麦冬、五味子的功效各是什么？

 凡能补充人体气、血、阴、阳，消除虚弱证候的药物，称为补益药或补虚药。

 补益药具有补益正气，消除虚弱的功效，用于治疗素体虚弱，或大病之后正气虚衰，或病邪未尽，正气已衰等虚损证候。虚证可分为气虚、血虚、阴虚、阳虚四种。补气药治气虚证，代表药为人参；补血药治血虚证，代表药为当归；补阴药治阴虚证，代表药为麦冬；补阳药治阳虚证，代表药为鹿茸。

 人体的气、血、阴、阳是相互依存、相互影响的。阳虚多兼气虚，气虚易致阳虚，气虚和阳虚是机体功能的衰退；阴虚常兼血虚，血虚又致阴虚，血虚和阴虚是体内精、血、津液的亏耗。因此，补气药与补阳药、补血药与补阴药常须配伍应用。若气血两亏、阴阳俱虚者，则须气血兼顾、阴阳双补（图 10-9）。

 补益药多甘温壅滞，滋腻碍胃，使用时应适当辅以健脾行气药。补气药、补阳药性偏温燥，阴虚火旺者忌用；补血药、补阴药性质滋腻，脾虚湿盛便溏者慎用。使用补益药应忌误补、滥补。如邪气实而正不虚，误补则易导致"闭门留寇"。虚证多为慢性病，剂型宜用蜜丸、煎膏、水丸、片剂等；入汤剂宜久煎。

补益药 {
 补气药——补益脏腑之气，增强机体活力，以补脾、肺之气为主
 补阳药——滋养人体血液，以补肝血、养心血为主
 补阴药——滋养人体阴津，以补肺、胃、肝、肾之阴为主
 补血药——温补人体阳气，以补肾阳为主
}

图 10-9 补益药的分类及功效

考点：补益药的使用注意事项。

一、补 气 药

（一）常用补气药

 补气药具有补气的功效，用以治疗气虚证，能补益脏腑之气，多归脾、肺二经。脾为气血生化之源，脾气虚则食少纳呆、脘腹虚胀、大便溏薄、肢体倦怠、少气懒言、面色萎黄，甚则浮肿、脱肛、脏器下垂；肺气虚则少气懒言、语音低微，甚则喘促、易出虚汗。

 补气药性多甘温壅滞，易致中满，使用时可适当配伍理气药。

人　参

【药物来源】　本品为五加科植物人参的干燥根。野生者称"野山参"或"山参",栽培者称"园参"。鲜参干燥后为"生晒参",蒸制后干燥者为"红参",焯烫浸糖后干燥者为"糖参"或"白参",鲜参经真空冷冻后为"活性参"或"冻干参",加工断下的细根为"参须"(图10-10)。产于朝鲜者,称为"高丽参"或"朝鲜参"。切片或研粉用。

【性味归经】　甘、微苦,微温。归脾、肺、心、肾经。

【功效应用】

（1）大补元气:用于因大失血、大吐泻等病所致的元气虚衰、气息短促、脉微欲绝之气脱危候。可单用本品大量煎服,如独参汤。

（2）补脾益肺:用于脾胃虚弱之倦怠乏力、食欲不振、便溏久泻,常与白术、茯苓同用;用于肺肾两虚之喘促短气、言语无力,常与桃仁、蛤蚧同用。

（3）生津止渴:用于热伤气津之口渴、汗多及消渴证,常与石膏、生地同用。

（4）安神益智:用于气血不足之心神不安、失眠多梦、心悸健忘,常与当归、酸枣仁同用。

【用法用量】　煎服,5～10g;危重者,可用至15～30g;研末吞服,每次1.5～2g。宜文火另煎,单服或兑服。

【处方用名】　人参、白参、红参、生晒参、别直参、高丽参、山参、野山参、参条、参须。

【使用注意】　反藜芦,畏五灵脂,恶莱菔子。不宜与萝卜或茶同食。

> 考点:人参的功用、人参的不同制法与相应名称。

链接

人参的现代研究

人参的主要成分为人参皂苷,含挥发油、多糖等。有抗休克、抗疲劳、提高脑力、促进造血功能、增强机体免疫功能、增强性功能等作用;尚能促进蛋白质、核酸代谢,降低血糖,以及抗过敏、抗肿瘤及延缓衰老。人参的常见处理方式见图10-10。

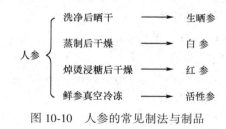

图10-10　人参的常见制法与制品

党　参

【药物来源】　本品为桔梗科植物党参、素花党参、川党参的干燥根。切片,生用。

【性味归经】　甘,平。归脾、肺经。

【功效应用】

（1）补气健脾:用于脾胃虚弱之倦怠乏力、食少便溏,或肺气不足之短气喘促,常与白术、五味子同用。增量可代替人参。

（2）养血生津:用于血虚所致的面色苍白、萎黄,头晕,心悸,或久病失血,气血两亏等证,常与当归、熟地同用;用于气津两伤之轻证,常与麦冬、五味子同用。

【用法用量】　煎服,10～30g。

【处方用名】　党参、潞党参、炒党参、炙党参、酒党参。

【使用注意】　反藜芦。

黄 芪

【药物来源】 本品为豆科多年生草本植物蒙古黄芪或膜荚黄芪的根。生用或蜜炙用。

【性味归经】 甘,微温。归脾、肺经。

【功效应用】

(1) 补气升阳:用于脾胃气虚之倦怠乏力、食少便溏,以及中气下陷之久泻脱肛、内脏下垂,常与人参、柴胡、升麻同用。本品既能补中益气,又可升阳举陷,为补气升阳之要药。

(2) 益卫固表:用于肺气虚及气虚外感、表虚自汗证,常与白术、防风同用。

(3) 托毒生肌:用于气血不足,疮疡内陷之脓成不溃,或溃久不敛,常与当归、穿山甲同用。

(4) 利尿消肿:用于脾虚失运,水湿内停之水肿、小便不利,常与防己、白术同用。

【用法用量】 煎服,10~15g;大剂量可用至30~60g。补中益气宜炙用,其余多生用。

【处方用名】 黄芪、北芪、生黄芪、绵黄芪、炙黄芪、蜜炙黄芪。

考点:黄芪的功用。

【使用注意】 本品易升阳助火,凡表实邪盛、内有积滞、阴虚阳亢、疮疡阳证等,均忌用。

白 术

【药物来源】 本品为菊科多年生草本植物白术的根茎。以浙江于潜产者最佳,称为"于术"。生用或炒用。

【性味归经】 苦、甘,温。归脾、胃经。

【功效应用】

(1) 补气健脾:用于脾胃气虚,运化无力之倦怠乏力、食少便溏、脘腹胀满,常与党参、茯苓同用。为补气健脾之要药。

(2) 燥湿利水:用于脾虚失运,水湿内停所致的痰饮、水肿、眩晕、心悸等证,常与桂枝、茯苓同用。

(3) 固表止汗:用于脾虚气弱,肌表不固之自汗、盗汗,常与黄芪、浮小麦同用。

(4) 健脾安胎:用于脾虚气弱之胎动不安,常与当归、白芍同用。兼有内热者,可配伍黄芩清热安胎;兼有气滞者,可配伍苏梗、砂仁;兼有气虚者,可配伍党参、茯苓;兼有血虚,头晕心悸者,可配伍熟地、当归。

【用法用量】 煎服,5~15g。燥湿利水生用;补气健脾炒用;健脾止泻炒焦用。

【处方用名】 白术、于术、生白术、炒白术、土炒白术、焦白术。

【使用注意】 本品苦温性燥,有伤阴之弊,故阴虚内热或津液不足者慎用。

甘 草

【药物来源】 本品为豆科多年生草本植物甘草、胀果甘草或光果甘草的根及根茎。切厚片,生用或蜜炙用。

【性味归经】 甘,平。归心、肺、脾、胃经。

【功效应用】

(1) 益气补中:用于各种气虚证。治疗脾气虚弱之食少便溏、倦怠乏力,常与党参、白术同用;治疗心气不足之心动悸、脉结代,可与人参、桂枝同用。

（2）祛痰止咳平喘：用于各种咳喘证，寒热虚实皆可使用。用于风寒犯肺者，可与麻黄、石膏同用；用于风热犯肺者，可与桑叶、菊花同用；用于湿痰咳喘者，可与半夏、茯苓同用。

（3）缓急止痛：用于脘腹及四肢挛急作痛，可与白芍同用。

（4）清热解毒：用于热毒疮疡或咽喉肿痛，可与金银花、连翘、桔梗、玄参同用。

（5）缓和药性：用于缓和某些药物的烈性和毒性。与附子、干姜同用能缓和其热性，以防伤阴；与石膏、知母同用能缓和其寒性，以防伤胃；与党参、白术、熟地、当归同用能缓和其补力，使作用缓慢而持久。故有"国老"之称。亦能解农药及药食中毒，可单用或与绿豆煎汤服用。

【用法用量】 煎服，3～10g；大剂量可用至30g。清热解毒宜生用；补中缓急、祛痰止咳宜蜜炙用。

【处方用名】 甘草、炙草、生甘草、炙甘草、粉甘草、蜜炙甘草、草梢。

【使用注意】 反甘遂、大戟、芫花、海藻。本品甘缓壅气，湿盛中满、水肿患者忌用。生甘草大剂量久服可引起浮肿。

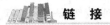 链 接

甘草的现代研究

甘草含甘草甜素等皂苷类及甘草苷等黄酮类，有类似肾上腺皮质激素样作用，能抗消化性溃疡、解痉、保肝，并能抗炎、抗病毒、解毒、抗变态及镇咳祛痰。

（二）其他补气药

其他补气药的具体内容如下（表10-38）。

表10-38 其他补气药

药名	性味归经	功效应用	用量	备注
西洋参	甘、苦，凉 归心、肺、肾经	补气养阴，清热生津。用于短气喘促、咳嗽痰少、心悸失眠、消渴	3～6g	另煎兑服，反藜芦
山药	甘，平 归肺、脾、肾经	补脾益胃，养肺固肾。用于食少体倦、腹胀便溏、气喘久咳、消渴、遗精、尿频	10～30g	湿盛中满，有积滞者忌用
大枣	甘，温 归脾、胃经	补中益气，养血安神。用于脾胃气虚、血虚萎黄、妇人脏躁、失眠	6～15g	湿盛中满者忌用
太子参	甘、苦，平 归肺、心、脾经	补脾益气，生津润肺。用于脾气虚弱、倦怠乏力、津伤口渴、自汗	10～30g	
灵芝	甘，微温 归心、肺、肝经	补益气血，止咳平喘，安神。用于失眠多梦、心悸健忘、体倦神疲、食欲不振、喘嗽劳嗽	6～12g	
蜂蜜	甘，平 归肺、脾、大肠经	补中缓急，润燥解毒。用于脾气虚弱，营养不良，脘腹疼痛，久咳，便秘。能解乌头类药毒	15～30g	中满、便溏者慎用

二、补 血 药

（一）常用补血药

补血药具有补血的功效，用以治疗血虚证。多归心、肝二经，能滋生血液，补心养肝。

适用于心肝血虚所致之面色萎黄、头晕眼花、心悸怔忡、唇舌爪甲淡白,或月经后期、量少、色淡,甚则闭经等症状。补血药常与补气药同用。

本类药物性多黏腻,有碍消化,故湿滞脾胃、脘腹胀满、食少便溏者慎用。使用本类药物时,可配伍健脾胃、助消化药,以助运化。

当　归

【药物来源】　本品为伞形科多年生草本植物当归的根。产于甘肃岷县(秦州)者品佳,习称"秦归"。生用或酒炒用。

【性味归经】　辛、甘,温。归心、肝、脾、大肠经。

【功效应用】

(1)补血活血:用于血虚诸证。本品为补血之要药,补而不滞。用于面色萎黄、头目眩晕、心悸失眠等症状,常与熟地、白芍同用。

(2)调经止痛:用于月经不调、痛经、经闭、产后腹痛等妇科病证。本品为妇科调经之要药。治血虚所致的妇科病证,常与熟地、白芍同用;治血瘀所致的妇科病证,常与桃仁、红花同用;治瘀血疼痛、跌打损伤,常与乳香、没药同用;治关节痹痛或肢体麻木,可与羌活、秦艽同用。此即"治风先治血,血行风自灭"之意。

(3)消肿生肌:用于气血亏虚之痈疽脓成不溃,或溃后不敛,常与黄芪、川芎、皂角刺等同用。

(4)润肠通便:用于血虚肠燥便秘,常与火麻仁、肉苁蓉同用。

【用法用量】　煎服,5~15g。一般生用,酒制可增强活血之力。补血用当归身;破血用当归尾;补血活血用全当归。

考点:当归的功用。

【处方用名】　当归、岷当归、川当归、全当归、当归头、当归身、当归尾、酒当归。

【使用注意】　湿盛中满,大便溏泄者忌用;阴虚有热者慎用。

熟　地　黄

【药物来源】　本品为玄参科多年生草本植物生地的根。加黄酒伴蒸至内外色黑、油润,切厚片用。

【性味归经】　甘,微温。归肝、肾经。

【功效应用】

(1)补血:用于血虚之面色萎黄、头目眩晕、心悸失眠,以及月经不调、崩漏等症状。本品药性微温,纯甘滋润,为补血之要药,常与当归、白芍同用。

(2)补肝肾:用于肝肾阴虚诸证。本品善补益肝肾之阴,为滋阴之要药,尤以滋肾阴见长,常与山茱萸、山药同用,如六味地黄丸。

(3)益精填髓:用于肾精亏虚之腰膝酸软、耳鸣耳聋、盗汗遗精、须发早白及小儿发育迟缓等症状,常与制首乌、枸杞子、龟板等药同用。

考点:熟地与生地的功效异同。

【用法用量】　煎服,10~30g。

【处方用名】　熟地、熟地黄、大熟地、熟地炭。

【使用注意】　本品性质滋腻,有碍运化,凡脾胃虚弱,中满湿盛,食少便溏者慎用。

(二)其他补血药

其他补血药的具体内容如下(表10-39)。

表10-39 其他补血药

药名	性味归经	功效应用	用量	备注
阿胶	甘,平 归心、肺、肝、肾经	补血止血,滋阴润肺。用于面色萎黄、头晕心 悸、咯血干咳、吐血、崩漏	3~10g	烊化兑服
白芍	酸、苦,寒 归脾、肝经	养血敛阴,平肝止痛。用于月经不调、痛经、 崩漏、头痛眩晕、挛急腹痛、自汗、盗汗	6~15g	反藜芦
何首乌	甘、苦,温 归心、肝、肾经	补血生精,通便解毒。用于头晕耳鸣、失眠心 悸、腰膝酸软、须发早白、便秘、痈疽	6~12g	湿盛、便溏者 慎用
龙眼肉	甘,温 归心、脾经	补益心脾,养血安神。用于心悸怔忡、失眠、 健忘	9~15g	

三、补 阴 药

补阴药具有滋养阴液,生津润燥之功效,用以治疗阴虚证。多归肺、胃或肝、肾经。阴虚证临床多见有肺阴虚、胃阴虚、肝阴虚和肾阴虚。阴阳相互依存,故应用补阴药时可辅以补阳药,于阳中求阴,使阴得阳升。

本类药物大都甘寒滋腻,故脾胃虚弱,痰湿内阻、食少便溏者,不宜使用。

（一）常用补阴药

北 沙 参

【药物来源】 本品为伞形科植物珊瑚菜的根。切片或切段生用。

【性味归经】 甘、微苦,微寒。归肺、胃经。

【功效应用】

（1）养阴润肺:用于肺阴亏虚或燥热伤肺所致的肺热燥咳、干咳少痰、咽干喑哑,或劳嗽咯血,常与麦冬、百合、天花粉同用。

（2）益胃生津:用于胃阴亏虚或热伤胃津所致的口渴咽干、舌红少津、大便秘结,常与麦冬、石斛、玉竹同用。

南沙参与北沙参性味、功效相似,但北沙参滋阴作用较强,多用于肺胃阴伤;南沙参滋阴之力稍弱,而兼益气祛痰之功,多用于肺热阴虚之燥咳,痰黏不易咯出及热病后期,气阴不足者。

【用法用量】 煎服,10~30g。用于热病伤阴,鲜品清热养阴生津作用更佳。

【处方用名】 北沙参、北条参、莱阳参。

【使用注意】 反藜芦。风寒咳嗽及中焦虚寒便溏者忌用。

麦 冬

【药物来源】 本品为百合科多年生草本植物麦冬的块根。晒干生用。

【性味归经】 甘、微苦,微寒。归心、肺、胃经。

【功效应用】

（1）养阴润肺:用于肺阴亏虚与燥热伤肺证。治疗阴虚津亏之燥咳,常与桑叶、阿胶、杏仁同用。

（2）益胃生津:用于胃阴不足及热病伤阴之舌干口渴、消渴、肠燥便秘。用治舌干口渴、消渴,常与沙参、玉竹同用;用治肠燥便秘,常与生地、玄参同用。

（3）清心除烦：用于心阴不足,虚热内扰之心烦不眠,心悸怔忡,常与生地、酸枣仁同用;用于温病热扰心营之身热夜甚、烦躁不安,常与生地、黄连同用。

【用法用量】 煎服,10~15g。

【处方用名】 麦冬、麦门冬、去心麦冬。

【使用注意】 外感风寒、痰湿咳嗽、脾虚便溏者忌用。

链接

麦冬的现代研究

本品含多种甾体皂苷、β-谷甾醇、氨基酸等,能增强垂体肾上腺皮质系统的功能,提高机体适应性,升高外周白细胞,有抗缺氧、降血糖、抗心律失常等作用。

枸 杞 子

【药物来源】 本品为茄科落叶灌木植物宁夏枸杞子的成熟果实。晒干生用。

【性味归经】 甘,平。归肝、肾经。

【功效应用】

（1）滋补肝肾,养精明目：用于肝肾阴虚,精血不足之头晕目眩、视物模糊、腰膝酸软、遗精消渴、须发早白。为养血益精明目之要药。治疗头晕目眩、视力减退,常与熟地、菊花、山萸肉同用;治疗腰膝酸软、遗精消渴、须发早白,常与熟地、天冬同用。

（2）滋阴润肺,生津止渴：用于肺肾阴虚之虚劳咳嗽及消渴证。治疗消渴可单用本品嚼服。

【用法用量】 煎服,6~12g。

【处方用名】 枸杞子、枸杞、杞子、枸杞果、甘枸杞。

【使用注意】 脾虚便溏者慎用。

链接

枸杞子的现代研究

本品含甜菜碱和多糖等,能增强和调节免疫功能,促进骨髓造血,有保肝、降脂、降血糖、抗突变、抗肿瘤、抗疲劳及延缓衰老等作用。

（二）其他补阴药

其他补阴药的具体内容如下（表10-40）。

表10-40 其他补阴药

药名	性味归经	功效应用	用量	备注
鳖甲	咸,寒 归肝、肾经	滋阴潜阳,软坚散结。用于阴虚发热、骨蒸潮热、虚风内动之手足蠕动、癥瘕积聚、疟母	10~30g	先煎;脾胃虚寒便溏者及孕妇不宜服
龟甲	咸、甘,寒 归心、肝、肾经	滋阴潜阳,益肾养心。用于骨蒸潮热、头目眩晕、手足蠕动、小儿五迟、心悸失眠	10~30g	先煎;脾胃虚寒者不宜服
石斛	甘,微寒 归肺、胃经	益胃生津,养阴清热。用于低热烦渴、消渴、胃脘嘈杂、虚热不退	6~15g	
黄精	甘,平 归肺、脾、肾经	滋肾润肺,补脾益气。用于阴虚燥咳、久咳神疲、食少口干、头晕目眩、腰膝酸软、须发早白	9~15g	

续表

药名	性味归经	功效应用	用量	备注
天冬	甘、苦,寒 归肺、肾经	养阴润燥,清热生津。用于阴虚燥咳、劳嗽咯血、舌干口渴、阴虚消渴、大便秘结	6~12g	
玉竹	甘,寒 归肺、胃经	养阴润肺,益胃生津。用于阴虚燥咳、烦热口渴、消渴、肠燥便秘	6~12g	
百合	甘,寒 归心、肺经	润肺止咳,清心安神。用于肺燥久咳、心烦惊悸、失眠多梦	6~12g	
桑椹	甘、酸,寒 归心、肝、肾经	补血滋阴,生津润燥。用于头晕耳鸣、目暗昏花、须发早白、津伤口渴、消渴、肠燥便秘	10~15g	脾胃虚寒,大便溏泄者忌服
墨旱莲	甘、酸,寒 归肝、肾经	滋补肝肾,凉血止血。用于头晕目眩、须发早白、腰膝酸软、阴虚或血热之出血证	6~12g	
女贞子	甘、苦,凉 归肝、肾经	滋补肝肾,明目乌发。用于头晕目眩、视力减退、腰膝酸软、须发早白、潮热心烦	6~12g	脾胃虚寒及阳虚者忌服

四、补 阳 药

补阳药具有温补阳气之功效,用以治疗阳虚证。其性味多甘温。阳虚多与心、脾、肾三脏有关,而肾阳为一身之元阳,为诸阳之本,故补阳药多归肾经。适用于肾阳虚衰之腰膝酸软、步履乏力、畏寒肢冷、阳痿早泄、宫冷不孕、尿频遗尿、白带清稀、苔白脉迟等症状。使用时可配伍滋阴药品,使阳得阴助而生化无穷。

本类药物性多偏温,易助火伤阴,故燥热内盛或阴虚火旺者不宜使用。

(一) 常用补阳药

鹿 茸

【药物来源】　本品为鹿科动物梅花鹿或马鹿的雄鹿头上未骨化的幼角,前者习称花鹿茸,后者习称马鹿茸。镑薄片或研细粉用。

【性味归经】　甘、咸,温。归肝、肾经。

【功效应用】

(1) 补肾壮阳,益精养血:用于肾阳不足,精血亏虚之阳痿早泄、宫冷不孕、腰膝酸软、遗尿尿频、肢冷神疲、头晕耳鸣、须发早白。本品能峻补元阳,作用较强,兼能益精血,是壮阳生精益血之要药。可单用研末服,亦可与山茱萸、熟地黄同用。

(2) 强筋健骨:用于精血不足,筋骨痿软及小儿发育不良之行迟、齿迟、囟迟,常与熟地黄、五加皮同用。

(3) 调冲任,固崩止带:用于妇女冲任虚寒,带脉不固之崩漏下血、带下过多,常与阿胶、乌贼骨同用。

(4) 托毒生肌:用于气血亏虚之疮疡久溃不敛,阴疽内陷不起,可与黄芪、当归、肉桂等同用。

【用法用量】　研末冲服,1~2g,或入丸、散剂。

【处方用名】　鹿茸、茸片、鹿茸片、鹿茸粉。

【使用注意】　服用本品宜从小量开始,缓慢增加,不宜骤用大剂量,以免阳升风动或伤阴动血。本药为温补之品,故阴虚阳亢、里实热证、痰火内盛、外感热病者忌用。

链接

鹿茸家族

鹿角:补肾阳、强筋骨的功效与鹿茸相似,为鹿茸的代用品,但作用较弱,兼能活血散瘀消肿。

鹿角胶:由鹿角经水煎熬取汁浓缩而成,补精血之功与鹿茸相似,其余作用较弱。烊化服或炒珠用。

鹿角霜:鹿角熬胶后所剩的残渣,能补肾助阳,收敛止血,敛疮。补力虽弱,但不滋腻。

杜 仲

【药物来源】 本品为杜仲科落叶乔木杜仲的干燥树皮。切块或丝,生用或盐水炙用。

【性味归经】 甘,温。归肝、肾经。

【功效应用】

(1)补肝肾,强筋骨:用于肝肾不足之腰膝酸痛、下肢痿软。尤善治疗肾虚腰痛,可单用或与补骨脂、桑寄生、牛膝同用;亦能温补肾阳,治疗肾虚阳痿、小便频数,可与山茱萸、菟丝子同用。

(2)安胎:用于肝肾不足,下元虚冷之胎动不安或习惯性流产,常与桑寄生、续断同用。

【用法用量】 煎服,10~15g。盐水炙用疗效较佳。

【处方用名】 杜仲、盐杜仲、炒杜仲、杜仲炭。

【使用注意】 本品辛温助热,易伤阴液,阴虚火旺者慎用。

巴 戟 天

【药物来源】 本品为茜草科多年生藤本植物巴戟天的根。生用或盐水炙用。

【性味归经】 甘、辛,微温。归肝、肾经。

【功效应用】

(1)补肾助阳:用于肾阳不足所致的阳痿不育、宫冷不孕、月经不调、少腹冷痛等症状,常与淫羊藿、仙茅、肉桂等同用。

(2)祛风除湿:用于风寒湿久痹,常与杜仲、萆薢、牛膝、五加皮等同用。

(3)强筋健骨:用于肝肾不足,筋骨痿软、腰膝酸痛、步履艰难,常与杜仲、独活同用。

【用法用量】 煎服,10~15g。

【处方用名】 巴戟天、巴戟肉、盐巴戟天、制巴戟天。

【使用注意】 阴虚火旺或湿热内盛者忌服。

(二)其他补阳药

其他补阳药的具体内容如下(表10-41)。

表10-41 其他补阳药

药名	性味归经	功效应用	用量	备注
淫羊藿	辛、甘,温 归肝、肾经	补肾壮阳,强筋骨,祛风除湿。用于阳痿不育、宫寒不孕、尿频遗尿、风寒湿痹、肢体麻木	3~10g	阴虚火旺者忌用

续表

药名	性味归经	功效应用	用量	备注
肉苁蓉	甘、咸,温 归肾、大肠经	补肾阳,益精血,润肠通便。用于阳痿不育、腰 膝酸痛、宫冷不孕、肠燥便秘	10~20g	阴虚及实热者 不用
补骨脂	辛、苦,温 归脾、肾经	补肾助阳,温脾止泻。用于腰膝冷痛、尿频、阳 痿、遗精、五更泻	9~15g	阴虚及实热者 不用
益智仁	辛,温 归脾、肾经	补肾固精,温脾止泻。用于尿频、遗尿、遗精、多 唾、泄泻	9~15g	阴虚火旺者不用
菟丝子	甘,涩,微温 归脾、肝、肾经	补肾固精,养肝明目,止泻,安胎。用于肾虚阳 痿、遗精早泄、头昏耳鸣、目暗昏花、小便频 数、白带过多、胎元不固、大便溏泄	6~12g	阴虚,便秘,尿赤 者慎用
蛤蚧	甘、咸,平 归肺、肾经	补肺益肾,纳气定喘,助阳益精。用于喘咳短 气、咳嗽咯血、阳痿遗精、小便频数	5~10g	
骨碎补	苦,温 归肝、肾经	补肾强骨,续伤止痛。用于腰痛脚软、耳鸣耳 聋、久泻、跌打损伤、骨折筋断、瘀肿疼痛	6~12g	阴虚内热者慎用
冬虫夏草	甘,平 归肺、肾经	补肺益肾,化痰定喘。用于咳喘短气、劳嗽咯 血、遗精阳痿、病后虚损	5~10g	
核桃仁	甘,温 归肺、肾、大肠经	补肾助阳,补肺敛肺,润肠通便。用于腰膝冷 痛、遗精尿频、虚寒喘咳、肠燥便秘	10~30g	实热、阴虚、便溏 者不宜用
紫河车	甘、咸,温 归心、肺、肾经	补肾益精,益气养血。用于不孕、阳痿、遗精、喘 嗽、萎黄消瘦、产后乳少	2~3g	研末吞服
沙苑子	甘,涩,温 归肝、肾经	补肾固精,养肝明目。用于肾虚腰痛、阳痿遗 精、小便频数、白带过多、目暗不明	10~15g	阴虚火旺及小便 不利者忌服
仙茅	辛,热;有小毒 归脾、肝、肾经	温补脾肾,强筋骨,祛寒湿。用于阳痿精冷、遗 精尿频、腰膝冷痛、寒湿久痹、冷泻	3~10g	阴虚火旺者忌服
狗脊	苦、甘,温 归肝、肾经	补肝肾,强筋骨,祛风湿。用于腰脊酸痛、足膝 无力、遗精遗尿、白带过多	6~12g	

小结

补益药为补充人体气、血、阴、阳,治疗虚弱证候的药物,分为四类。

1. 补气药 补气药性味甘温,多归肺、脾经。具有补益脾肺之气的功效,用治肺脾气虚证。

人参补气之力最强,长于补气救脱,生津安神,主要用于气虚欲脱证。党参补气之力较缓,善补中气、益肺气,又兼养血,适用于脾胃气虚及血虚证,临床常代替人参使用,但拯危救脱仍以人参为宜。黄芪长于补气升阳,固表止汗,为治疗中气下陷及卫表不固病证之要药(表10-42)。白术甘温苦燥,功善健脾燥湿,为治脾虚湿盛证之常用药,且能安胎,用于脾虚气弱,胎动不安。山药既补气又养阴,补而不滞,滋而不腻,性较平和,为平补肺、脾、肾气阴之佳品。甘草甘平,生用清热解毒,蜜炙益气补中,缓急止痛,且能调和药性。

表10-42 人参与黄芪的功效异同比较

药名	相同点	不同点
人参	皆为补气之要药,均能补益脾肺 之气,用治脾肺气虚证,常相须 使用	补气力强,善大补元气,常用于气虚欲脱证。兼生津止渴、安 神益智的作用
黄芪		补气升阳,常用于脾虚气陷证。兼固表止汗、利水消肿、托毒 生肌的作用

小结

　　2. 补血药　补血药性味甘温或平,多归心、肝经。具有补血养血之功,用于治疗心肝血虚证。当归补血,又能活血止痛调经,为治血虚、血瘀证之要药,亦为治妇科诸证及跌打损伤的常用药。熟地既补血又滋阴,为治血虚及阴虚证的佳品,但药性黏腻,易助湿碍胃,故脾虚有湿者慎用。白芍善养血敛阴,柔肝止痛,用于血虚证及肝气不舒诸痛证。阿胶为血肉有情之品,既能补血滋阴,又可止血,血虚证、出血证均可应用。

　　3. 补阴药　补阴药性味甘寒,归肺、胃、肝、肾经。具有养阴清热,润燥生津之功,用于治疗阴虚证。北沙参、麦冬、玉竹均能养阴润肺,益胃生津,用治肺胃阴伤证。北沙参长于润肺止咳;麦冬又能清心除烦;玉竹长于养阴生津。北沙参、南沙参均能养阴润肺,益胃生津。北沙参长于养阴;南沙参兼能益气、祛痰。

　　枸杞子、女贞子、旱莲草功效相近,均为滋补肝肾之药。枸杞子补阴力强,并能明目;女贞子补中有清,可退虚热;旱莲草兼能凉血止血。石斛既养胃阴又滋肾阴。黄精补脾滋肾,气阴双补。天冬养阴润肺,又生津降火。百合润肺止咳,又清心安神。龟板、鳖甲均能滋阴潜阳,退虚热。龟板兼补肾健骨,鳖甲兼软坚散结。

　　4. 补阳药　补阳药性味甘温,归脾、肾经。具有补脾温肾之功,用于治疗阳虚证。

　　鹿茸、杜仲、续断、狗脊、淫羊藿、仙茅既补肾阳,又强筋骨。鹿茸补力最强,长于补肾阳,益精血,为治疗肾阳不足,精血亏损之要药。杜仲为治肝肾不足,腰膝酸痛、下肢痿软之要药,又能安胎。续断又疗伤续折,止血安胎。淫羊藿、仙茅、狗脊又可祛风湿,除痹痛。

　　蛤蚧、冬虫夏草补肾益肺,纳气定喘。山茱萸既助阳又益精,为平补阴阳之佳品。菟丝子与沙苑子皆能补肾固精,养肝明目,用治肝肾不足诸证。

　　补骨脂补肾温脾,为治疗脾肾阳虚之常用药。肉苁蓉温肾益精,润肠通便,温而不燥,补而不峻。巴戟天补肾助阳,祛风除湿,善治肝肾不足之腰膝酸软,风湿痹痛。

 目标检测

选择题

A 型题

1. 大补元气的药物首推
　　A. 黄芪　　　　B. 人参
　　C. 党参　　　　D. 白术
　　E. 山药

2. 益气生津,补血的药物是
　　A. 太子参　　　B. 山药
　　C. 黄芪　　　　D. 党参
　　E. 甘草

3. 擅长治脾虚中气下陷之证的药物是
　　A. 山药　　　　B. 黄芪
　　C. 白芍　　　　D. 当归
　　E. 延胡索

4. 用于脾虚胎气不安的药物是
　　A. 生地　　　　B. 山药
　　C. 白芍　　　　D. 白术

　　E. 延胡索

5. 具有补益肺、脾、肾三脏功效的药物是
　　A. 补骨脂　　　B. 益智仁
　　C. 天冬　　　　D. 山药
　　E. 西洋参

6. 甘草的功效是
　　A. 健脾祛湿　　B. 补益心脾
　　C. 补脾养肾　　D. 养心补肝
　　E. 解毒、缓急

7. 补肾阳,益精血,可托脓毒外出的药是
　　A. 菟丝子　　　B. 紫河车
　　C. 胡桃肉　　　D. 鹿茸
　　E. 人参

8. 补肾阳,益肾精,强筋骨,祛风湿的药是
　　A. 补骨脂　　　B. 菟丝子
　　C. 肉苁蓉　　　D. 巴戟天
　　E. 锁阳

9. 以壮阳见长,主要用于肾阳虚之男子阳痿不育的药是
   A. 淫羊藿   B. 锁阳
   C. 骨碎补   D. 仙茅
   E. 菟丝子

10. 下列哪项是肉苁蓉的功效
    A. 补肝肾,益精血,乌须发
    B. 补肝肾,益精血,强筋骨
    C. 补肾阳,益精血,润肠通便
    D. 补肝肾,敛汗涩精固脱
    E. 补肝肾,益精明目

11. 用治脾肾阳虚五更泻的最佳药物是
    A. 党参   B. 补骨脂
    C. 白术   D. 山药
    E. 扁豆

12. 具有养血敛阴、柔肝止痛功效的药物是
    A. 生地   B. 熟地
    C. 白芍   D. 当归
    E. 延胡索

13. 能补肝肾、益精血,且不燥不腻的药物是
    A. 阿胶   B. 当归
    C. 白芍   D. 何首乌
    E. 熟地

14. 长于补血、滋阴的药物是
    A. 阿胶   B. 当归
    C. 何首乌   D. 熟地
    E. 白芍

15. 白芍与甘草均能治疗
    A. 疮痈肿痛   B. 肢体挛急疼痛
    C. 阳亢头痛   D. 行经腹痛
    E. 气滞胀痛

16. 具有补血、滋阴、止血功效的药物是
    A. 当归   B. 阿胶
    C. 熟地   D. 生地
    E. 三七

17. 补益肺胃之阴,拟选用哪一组药物
    A. 北沙参、麦冬
    B. 龟板、玉竹
    C. 女贞子、桑椹子
    D. 龟板、鳖甲
    E. 生地、熟地

18. 即能补肺胃之阴,又能清心除烦的药物是
    A. 北沙参   B. 百合
    C. 麦冬   D. 玉竹
    E. 石斛

19. 石斛的作用是
    A. 补胃肾阴,降肾火
    B. 养阴清热,润肺滋肾
    C. 养阴清肺,益胃生津
    D. 养阴润肺,补脾益气
    E. 养阴润燥,止渴生津

20. 能清肺心热,止咳祛痰,安神的药物是
    A. 百合   B. 北沙参
    C. 麦冬   D. 五味子
    E. 酸枣仁

B 型题

21、22 题共用备选答案
    A. 补肝肾,强筋骨,安胎
    B. 补益肝肾,强筋健骨,止血安胎,疗伤续折
    C. 补肝肾,强腰膝,祛风湿
    D. 活血续伤,补肾强骨
    E. 滋阴补肾,凉血止血

21. 杜仲的功效是

22. 狗脊的功效是

23、24 题共用备选答案
    A. 补气,生津,宁心
    B. 补脾肺气,补血,生津
    C. 补气养阴,清热生津
    D. 补气,生津,止汗
    E. 补气,生津,安胎

23. 党参的功效是

24. 西洋参的功效是

25、26 题共用备选答案
    A. 既能润肺,又能安神
    B. 既能安胎,又能止血
    C. 既能补血,又能止血
    D. 既能化瘀,又能止血
    E. 既能祛痰,又能止血

25. 百合的功效是

26. 三七的功效是

(杨向真)

第 9 节　化痰止咳平喘药

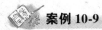

案例 10-9

胡某,女,5 岁。咳嗽阵作 5 日。咳甚痰鸣,伴流涕、低热、口微渴,舌质红,苔薄黄,脉浮数。经口服阿莫西林胶囊、小儿速效感冒冲剂、急支糖浆等药效果不显。脉搏 100 次/分,肺中闻及少许痰鸣音。西医经各项检查诊断为急性支气管炎。中医诊断为外感咳嗽(风热咳嗽)。处方:荆芥、贝母、白前、薄荷、瓜蒌各 8g,紫菀、百部、陈皮各 10g,桔梗 5g,甘草 6g。3 剂,水煎服。服药 1 剂后咳嗽减轻,3 剂痊愈。

思考与讨论

(1) 请分析方中贝母、瓜蒌有何功效?

(2) 化痰止咳平喘药可分为哪两类? 常用药各有哪些?

凡以祛痰或消痰、制止或减轻咳嗽和喘息为主要功效的药物,称为化痰止咳平喘药,具有宣降止咳的功效(图 10-11)。

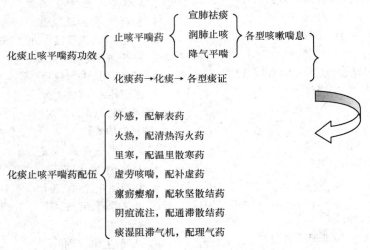

图 10-11　化痰止咳平喘药的功效与配伍

凡痰中带血等有出血倾向者,不宜用温燥的化痰药,以免加重出血;麻疹初起有表邪之咳嗽不宜单投止咳药,应清宣肺气,以免麻疹不透。

一、常用化痰止咳平喘药

(一) 化痰药

半　夏

【药物来源】　本品为天南星科植物半夏的块茎。陈久者良。一般用生姜、白矾等炮制后入药。

【性味归经】　辛,温;有毒。归肺、脾、胃经。

【功效应用】

(1) 燥湿化痰:用于湿痰咳嗽。本品为燥湿化痰之要药,常与陈皮、茯苓等药同用。

（2）降逆止呕：用于各种类型的呕吐。本品善于降逆和胃止呕，为止呕之常用药，尤宜于痰饮犯胃的呕吐及胃寒呕吐，常配生姜同用。用于胃热呕吐，常与黄连、竹茹等同用；用于妊娠呕吐，常与砂仁、苏梗等同用。

（3）消痞散结：用于气郁痰结的梅核气，常与厚朴、紫苏、茯苓等同用；用于瘿瘤痰核，多与海藻、昆布、浙贝母等同用。

（4）消肿止痛：用于痈疽肿毒、毒蛇咬伤，生用研末或鲜品捣敷。

【用法用量】　煎服，3~9g。内服宜炮制后用。姜半夏长于降逆止呕；法半夏长于燥湿和胃；清半夏长于化湿痰。外用适量。

【处方用名】　制半夏、法半夏、姜半夏、生半夏、半夏曲、清半夏等。

【使用注意】　不宜与乌头配伍。阴亏燥咳、出血证、妊娠期慎用。

瓜　蒌

【药物来源】　本品为葫芦科植物瓜蒌和双边瓜蒌的干燥成熟果实。生用或炙用。

【性味归经】　甘、微苦，寒。归肺、胃、大肠经。

【功效应用】

（1）清热化痰：用于热痰咳喘，常与胆南星、枳实、黄芩等同用。

（2）宽胸散结：用于胸痹证，常与半夏、薤白等同用。

（3）润肠通便：用于津枯肠燥便秘，常与火麻仁、郁李仁等同用。

【用法用量】　煎服，全瓜蒌 10~15g，瓜蒌皮 6~9g，瓜蒌仁 10~15g。打碎入煎。

【处方用名】　瓜蒌、全瓜蒌、瓜蒌仁、栝蒌皮、瓜蒌皮（清炒至微焦）。

【使用注意】　不宜与乌头配伍。寒痰、湿痰、脾虚便溏者慎用。

川　贝　母

【药物来源】　本品为百合科植物川贝母、暗紫贝母、甘肃贝母或梭砂贝母的干燥鳞茎。生用。

【性味归经】　苦、甘，微寒。归肺、心经。

【功效应用】

（1）清热化痰，润肺止咳：用于阴虚久咳，肺痨久嗽，常与沙参、麦冬、知母等同用；用于肺热燥咳，常与天花粉、瓜蒌等同用；用于热痰咳嗽，常与黄芩、桔梗、枇杷叶等同用。

（2）消痰散结：用于瘰疬、瘿瘤等。本品既清热，又消痰散结。治痰火郁结的瘰疬，常与玄参、牡蛎等同用；若治瘿瘤，常与昆布、海藻等同用。

【用法用量】　煎服，3~6g；研末服，1~2g。

【处方用名】　川贝、青贝母、尖贝。

【使用注意】　不宜与乌头配伍。寒痰、湿痰者慎用。

考点：川贝与浙贝的功效异同。

（二）止咳平喘药

苦　杏　仁

【药物来源】　本品为蔷薇科植物山杏、西伯利亚杏、东北杏或杏的干燥成熟种子。生用或炒用，用时捣碎。

【性味归经】　苦，微温；有小毒。归肺、大肠经。

【功效应用】

（1）止咳平喘：用于各种原因的咳嗽气喘证。广泛用于外感内伤、寒热新旧的咳喘病证,为治咳喘之要药。用于肺热咳喘,常与麻黄、石膏等同用;用于风热咳嗽,常配桑叶、菊花等;用治风寒咳喘,常与麻黄、甘草等同用。

(2)润肠通便:用于津枯肠燥便秘,常配火麻仁、柏子仁、郁李仁等。

【用法用量】 煎服,3~10g。宜打碎入煎,生品如入煎剂宜后下。

【处方用名】 苦杏仁、杏仁、光杏仁

【使用注意】 本品有小毒,用量不宜过大,婴儿慎用。

紫 苏 子

【药物来源】 本品为唇形科植物紫苏的干燥成熟果实。生用或微炒,用时捣碎。

【性味归经】 辛、温。归肺、大肠经。

【功效应用】

(1)降气化痰,止咳平喘:用于痰壅气逆,咳嗽气喘。本品长于降气化痰,气降痰消则咳喘自平,常与白芥子、莱菔子等同用;用于久咳痰喘,常与半夏、厚朴等同用。

(2)润肠通便:用于肠燥便秘,常配杏仁、瓜蒌仁等。

【用法用量】 煎服,5~10g。

【处方用名】 紫苏、香苏、紫苏子、苏子。

【使用注意】 脾虚便溏者不宜用。

桑 白 皮

【药物来源】 本品为桑科植物桑的干燥根皮。生用或蜜炙用。

【性味归经】 甘、寒。归肺、膀胱经。

【功效应用】

(1)清肺平喘:用于肺热咳喘,常与地骨皮、甘草等同用。

(2)利水消肿:用于水肿、小便不利、面目肌肤浮肿,多与茯苓、大腹皮等同用。

此外,本品有一定的降压作用,可用于高血压。

【用法用量】 煎服,5~15g。利水、清肺平喘宜生用。

【处方用名】 桑白皮、桑根白皮

【使用注意】 肺虚无火、风寒咳嗽者忌用。

二、 其他化痰止咳平喘药

其他化痰止咳平喘药的具体内容如下(表10-43)。

表10-43 其他化痰止咳平喘药

药名	性味归经	功效应用	用量	备注
天南星	辛、苦,温;有毒 归肺、脾、肝经	燥湿化痰,祛风止痉。用于湿痰、寒痰、风痰 眩晕,痈疽痰核肿痛	3~10g	阴虚燥痰及孕妇忌用
白芥子	辛、温 归肺、胃经	温肺祛痰,利气散结,通络止痛。用于寒痰咳 喘,悬饮,阴疽肢麻	3~10g	皮肤过敏者慎用
桔梗	辛、苦,平 归肺经	宣肺祛痰,利咽排脓。用于咳嗽痰多,肺痈 咽喉肿痛,失声	5~10g	不宜量大
旋覆花	辛、苦、咸,微温 归肺、脾、胃、大肠经	降气消痰,行水止呕。用于呃逆,呕吐,咳喘 痰多	3~10g	包煎

续表

药名	性味归经	功效应用	用量	备注
竹茹	甘,微寒 归肺、胃经	清热化痰,除烦止呕。用于热痰咳喘,心烦失眠,胃热呕吐	5~15g	
白附子	辛,温;有毒 归肝、胃经	祛风痰,定惊搐,解毒,散结止痛。用于中风口眼㖞斜,风痰,痰厥,惊风,癫痫,瘰疬及毒蛇咬伤	3~5g	阴虚、血虚、孕妇忌用
白前	辛、苦,微温 归肺经	降气,消痰,止咳。用于风寒咳嗽,寒痰咳喘	3~10g	
前胡	辛、苦,微寒 归肺经	散风清热,降气化痰。用于风热咳嗽,痰热咳喘,湿痰,寒痰	5~10g	
竹沥	甘,寒 归心、肺、肝经	清热豁痰,定惊利窍。用于痰热咳喘,中风痰迷,癫狂,小儿惊风	30~50g	冲服
昆布	咸,寒 归胃、肝、肾经	软坚散结,消痰利水。用于瘿瘤,瘰疬,水肿,睾丸肿痛	5~10g	脾虚便溏者慎用
百部	甘、苦,微温 归肺经	润肺止咳,杀虫。用于新久咳嗽,肺痨久咳,百日咳,蛲虫,头虱	5~10g	
紫菀	辛、苦,温 归肺经	化痰止咳,润肺下气。用于风寒咳嗽,肺虚痨嗽,阴虚久咳	5~10g	
葶苈子	辛、苦,大寒 归肺、膀胱经	泻肺平喘,行水消肿。用于咳喘痰多,水肿悬饮,胸腹积水	5~10g	包煎
款冬花	辛、微苦,温 归肺经	止咳化痰,润肺下气。用于各种咳嗽,肺痈	5~10g	
枇杷叶	苦,微寒 归肺、胃经	清肺止咳,降逆止呕。用于肺热咳喘,胃热呕吐,呃逆	5~10g	

小结

化痰止咳平喘药相似药物的比较如下(表10-44、表10-45)。

表10-44 常用化痰药功效异同点比较

药名	相同点		不同点
半夏	化痰	燥湿化痰,有毒	除脾胃湿痰、寒湿痰之要药,降逆止呕,消痞散结
天南星			毒性大于半夏,善祛风湿、风痰、顽痰,祛风止痉
白芥子		化痰利气	辛温,除皮里膜外之痰,善温肺祛痰,利气散结,通气止痛
瓜蒌			甘寒,清肺化痰,利气宽胸,善治热痰、燥痰,润肠通便,消肿散结
桔梗		归肺经,祛痰止咳	味苦,宣肺化痰,利咽排脓
竹茹			味甘,清化热痰,除烦止呕
昆布		咸寒之品,消痰软坚,利水消肿,常相须为用	消痰软坚,利水消肿之力较强
海藻			消痰软坚,利水消肿之力较缓
白前		味苦入肺,降气化痰	性温,专入肺经,多用于肺气壅实之咳喘
旋覆花			性温,消痰水,治痰饮,入胃经,降胃气
前胡			性偏凉,宣散风热,降气祛痰

小结

表 10-45　常用止咳平喘药功效异同点比较

药名	相同点		不同点
杏仁	平喘止咳	降肺气,止咳平喘,润肠通便	略兼宣肺,各型咳喘皆宜。长于止咳平喘但消痰之力差
苏子			既治咳喘痰壅气逆,又治上盛下虚之痰喘,长于消痰但止咳平喘之力差
百部		归肺经,润肺止咳,暴咳、久咳皆可用	甘、苦,性平,善治肺痨及百日咳,可杀虫灭虱
紫菀			辛、苦,微温,善化痰,并能行气,凡咳嗽痰多气逆者皆宜用
款冬花			辛温,止咳之力强,既能下气化痰,又治咳嗽痰多,兼寒者最宜
葶苈子		泻肺平喘,利水消肿	苦辛大寒,既泻肺中水饮而平喘,又善泻肺气之壅塞、通调水道而利水消肿
桑白皮			味甘,性寒,善清肺中痰热并降气平喘
枇杷叶		敛肺平喘	性寒,润肺,善治燥咳,和胃降逆
白果			苦、涩、平,敛肺、化痰、平喘,收涩,除湿止带

 目标检测

选择题

A 型题

1. 脾不化湿,痰涎壅滞所致的痰多咳嗽、气逆等症状,宜首选
   A. 藿香　　　B. 猪苓
   C. 半夏　　　D. 桔梗
   E. 杏仁

2. 收敛性止咳药,最忌用于
   A. 寒湿痰饮　　B. 气逆喘咳
   C. 肺热咳喘　　D. 麻疹初期咳嗽
   E. 久咳

3. 治疗咳嗽痰多,或咳痰不爽、咽痛音哑等症状,宜首选
   A. 牛蒡子　　　B. 半夏
   C. 薄荷　　　　D. 桔梗
   E. 银花

4. 既能清肺化痰,又能润肠通便的药物是
   A. 瓜蒌　　　B. 杏仁
   C. 苏子　　　D. 郁李仁
   E. 白芍

5. 既能止咳化痰,又能清热散结的药物是
   A. 连翘　　　B. 浙贝母
   C. 白芥子　　D. 夏枯草

   E. 黄芪

6. 紫苏子善于
   A. 清肺化痰　　B. 降气化痰
   C. 燥湿化痰　　D. 润肺化痰
   E. 清热润肺

7. 具有润肺化痰,止咳平喘功效的药物是
   A. 川贝母、桔梗
   B. 百部、瓜蒌
   C. 紫菀、款冬花
   D. 竹茹、杏仁
   E. 女贞子、旱莲草

8. 杏仁的适应证是
   A. 肺虚久咳　　B. 阴虚燥咳
   C. 外感咳嗽　　D. 多种咳嗽
   E. 气虚咳嗽

B 型题

9、10 题共用备选答案
   A. 半夏　　　　B. 瓜蒌
   C. 白芥子　　　D. 川贝母
   E. 桔梗

9. 治疗痰热咳嗽,宜选用

10. 治疗阴虚燥咳,宜选用

11、12 题共用备选答案

  A. 痰热惊搐,中风痰壅

  B. 风痰眩晕,中风痰壅

  C. 卒然昏迷,口噤不开

  D. 温热病及中风神昏

  E. 神昏、痉厥诸证

11. 竹沥治疗的病证是

12. 天南星治疗的病证是

13、14 题共用备选答案

  A. 胃热呕吐 B. 气逆呕吐

  C. 胃虚呕吐 D. 胃寒呕吐

  E. 妊娠呕吐

13. 竹茹可以治疗的病证是

14. 旋覆花可以治疗的病证是

（李忠爽）

第10节 消 食 药

 案例 10-10

王某,男,15 个月。自出生后大便次数一直偏多,质地稀薄,色黄或绿,偶带泡沫或奶瓣,脘腹胀满或伴有吐奶、吐食,其症状时轻时重,时作时止。西医诊为慢性糖源性腹泻。曾服用中西药治疗,效果不佳。就诊时症见面色萎黄、神疲、口唇淡白、四肢不温、肌肉消瘦、肛门微红、肌肤无热、舌质淡、苔薄白、脉细数、指纹淡白达气关。中医辨证:脾虚泄泻。治以健脾利湿,和中止泻。方用健脾消食煎,7 剂,药物组成:党参 6g,泽泻 6g,白术 3g,茯苓 3g,干姜 3g,山药 10g,木香 5g,砂仁(后下)5g,陈皮 8g,乌梅 8g,车前子(另包)8g,甘草 8g,焦三仙(山楂、神曲、麦芽)各 15g,黄连 2g。药后溏便渐转成形,临床症状明显好转。二诊上方加扁豆 10g,继服 5 剂,巩固疗效。随访 1 年,未复发。

思考与讨论

(1) 方中山楂、神曲、麦芽的功效是什么?

(2) 常用消食药有哪些?

凡以消食化积为主要功效,治疗饮食积滞的药物,称为消食药,亦称消导药(图 10-12)。

本类药物性味多甘平,归脾、胃经。

消食药的功效 →消食化积兼健胃→食积停滞→ 脘腹胀满,嗳气吞酸,恶心呕吐,不思饮食,大便失常及脾胃虚弱、消化不良等症

消食药的应用
  食滞中焦→ 配理气药
  食积化热→ 配清热药
  大便秘结→配消食药
  湿浊中阻→配化湿药
  脾胃虚弱→配补气健脾药

图 10-12　消食药的功效与应用

本类药物,多有耗气之弊,不宜久服;纯虚无实者,更应慎用。

一、 常用消食药

山 楂

【药物来源】 本品为蔷薇科植物野山楂或山里红的成熟果实。生用或炒用。

【性味归经】 酸、甘,微温。归脾、胃、肝经。

【功效应用】

(1) 消食化积:用于食积不化、脘腹胀痛等。本品消食之力佳,尤善消油腻肉食积滞。单用即效。治各种食积,配神曲、麦芽、莱菔子等;用治脘腹胀痛甚者,可加木香、枳壳等以行气消滞。

(2) 活血散瘀:用于产后瘀血腹痛、恶露不尽、疝气胀痛等。对于前者,常配伍当归、川芎、益母草等;对于后者,可与小茴香、橘核等同用。现代将本品用于治疗冠心病、高脂血症等。

考点:山楂的功用。

【用法用量】 煎服,10~15g;大剂量30g。

【处方用名】 焦山楂、山楂炭、焦楂肉、生山楂、生楂肉、蜜炙山楂炭。

链 接

冰糖葫芦的由来

南宋绍熙年间,宋光宗最宠爱的妃子病了,面黄肌瘦,不思饮食,御医用许多贵重药品都不见效,于是宋光宗张榜招医。一位江湖郎中揭榜进宫,为贵妃诊脉后说:"只要将山楂与红糖煎熬,每饭前吃五至十枚,半月后病准会好。"贵妃按此法服用后,果然不久病愈。后来,这种酸甜香脆的蘸糖山楂传入民间,成为冰糖葫芦。

神 曲

【药物来源】 本品为面粉和其他药物混合后经发酵而成的加工品。生用或炒用。

【性味归经】 甘、辛,温。归脾、胃经。

【功效应用】

消食和胃:用于食积腹痛、不思饮食及肠鸣泄泻等。本品能消食化积,健脾和胃,常与山楂、麦芽等同用,如保和丸;用治脾虚食积,常与白术、枳实等同用。本品略兼解表之功,故食滞兼外感者尤宜。

此外,丸剂中如有金石类药物而难以消化吸收者,可用神曲糊丸以助消化,如磁朱丸。

【用法用量】 煎服,6~15g。

【处方用名】 神曲、陈曲、建曲、广建曲、六曲。

链 接

建 曲

建曲是在神曲的基础上增加紫苏、荆芥、防风、羌活、厚朴、白术、木香、枳实、青皮等40多种药物制成,又名范志曲。功能消食化滞,发散风寒。常用于食滞不化或兼感风寒者。用法、用量同神曲。

鸡 内 金

【药物来源】 本品为雉科动物鸡的砂囊的角质内壁。研末生用或炒用。

【性味归经】 甘,平。归脾、胃、小肠、膀胱经。

【功效应用】

(1) 消食健胃:用于食积不化及小儿疳积等。本品消食之力较强,且有运脾健胃之功,尤宜于脾胃虚弱者,单用即效,或与山楂、麦芽等配伍;治小儿疳积,可与白术、山药、茯苓等同用。

(2) 固精止遗:用于遗尿、遗精等。治遗尿,多与桑螵蛸、覆盆子等同用;治遗精,可与莲子、菟丝子等同用。

此外,本品尚能消石化坚,用于泌尿系及胆道结石,常与金钱草、海金沙等配伍。

【用法用量】 煎服,3~10g;研末服,每次 1.5~3g。研末服效果优于煎剂。

【处方用名】 鸡内金、鸡中金。

二、 其他消食药

其他消食药的具体内容如下(表 10-46)。

表 10-46 其他消食药

药名	性味归经	功效应用	用量	备注
莱菔子	辛、甘,平 归脾、胃、肺经	消食化积,降气化痰。用于食积不化,气滞腹胀及痰多咳喘	6~10g	不宜与人参同用
麦芽	甘,平 归脾、胃、肝经	消食和中,回乳消胀。用于米、面等淀粉类食积及妇女断乳,或乳汁郁积,乳房胀痛	10~15g	妇女哺乳期不宜用
谷芽	甘,平 归脾、胃经	消食和中,健脾开胃。用于食积停滞及脾虚食少	10~15g	

小结

消食药相似药物的比较如下(表 10-47)。

表 10-47 消食药的功效异同比较

药名	相同点	不同点
山楂	消食化积 均治食积停滞证	消油腻肉食积滞兼活血化瘀
神曲		消食健胃,以脾虚食积者宜,促进金石类药物消化
麦芽		消米、面等淀粉类食积,兼回乳消胀
谷芽		消食似麦芽而力弱
鸡内金		各种食积均可,能固精止遗,消食化坚
莱菔子		消食除胀,降气化痰

目标检测

选择题

A 型题

1. 善于消肉积的药物是
   A. 麦芽　　　　B. 鸡内金
   C. 神曲　　　　D. 山楂
   E. 莱菔子

2. 可助丸剂中金石类药物消化的是
   A. 山楂　　　　B. 神曲
   C. 莱菔子　　　D. 麦芽
   E. 鸡内金

3. 长于消米、面等淀粉类食积的药物是
   A. 神曲　　　B. 山楂　　　C. 麦芽
   D. 谷芽　　　E. 莱菔子

4. 鸡内金除能消食外,还可治
   A. 咳嗽、痰多　　　　B. 闭经、痛经
   C. 蛔虫腹痛　　　　　D. 遗尿、遗精
   E. 疮疡肿毒

B 型题

5~7 题共用备选答案
   A. 山楂　　　　　　B. 麦芽
   C. 莱菔子　　　　　D. 鸡内金
   E. 神曲

5. 消食兼降气化痰的药物是
6. 消食兼活血散瘀的药物是
7. 消食兼回乳的药物是

（李忠爽）

第11节　驱　虫　药

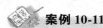**案例 10-11**

　　疳积散:鸡屎藤15g,使君子12g,槟榔12g,麦芽9g,神曲9g,山楂9g,鸡内金9g,人参6g,白术6g,茯苓6g,炙甘草6g。制法:研粉备用。用法:3岁内每服3g,3岁以上每长1岁加服1g。甲某,男,3岁。家长代诉:患儿近半年食欲明显减退,挑食厌食,体重不增。望诊:面黄肌瘦,毛发干枯,腹大如鼓,舌淡,脉弱。诊为:疳积。给予本方治疗,5日后食欲增加,服药半个月后体重增加2斤,告愈。

　　思考与讨论

　　(1) 方中槟榔、使君子的功效是什么?
　　(2) 常用驱虫药有哪些?

　　凡以驱除或杀灭寄生虫为主要功效,治疗寄生虫病的药物,称为驱虫药(图10-13)。本类药物多味苦,归脾、胃、大肠经。

驱虫药功效及应用→驱灭肠道寄生虫→肠道寄生虫病→善饥多食,嗜食异物;绕脐腹痛,不思饮食;面色萎黄,形体消瘦;部分患者无明显证候,只在检查时才被发现

配伍→根据虫的种类及体质强弱→
　　积滞者→配消食药
　　脾胃虚弱→配健脾和胃药
　　兼热者→配清热药
　　兼寒者→配温里药
　　有虫体者→配泻下药

体质虚弱→
　　先补后攻
　　攻补兼施

图 10-13　驱虫药的功效与应用

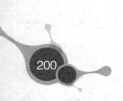

驱虫药宜空腹时服。发热或腹痛较剧时暂不宜使用。驱虫药多能耗伤正气,有些药物具有毒性,年老体弱者及孕妇当慎用。

一、 常用驱虫药

槟 榔

【药物来源】 本品为棕榈科植物槟榔的干燥成熟种子。剥去果皮,生用。

【性味归经】 辛、苦,温。归胃、大肠经。

【功效应用】

(1) 驱虫:用于多种肠道寄生虫病。本品对绦虫、钩虫、蛲虫、蛔虫、姜片虫等多种寄生虫均有驱杀作用。尤长于驱杀绦虫,常与南瓜子同用;与牵牛子制成片剂,治姜片虫病有良效;用于蛔虫证,可与使君子、苦楝皮等同用。

(2) 消积行气:用于食积气滞、腹胀便秘及泻痢后重。治饮食积滞兼泻痢不爽,常与木香、青皮、大黄等同用。

(3) 利水消肿:用于水肿、脚气肿痛。治水肿实证,常与商陆、茯苓皮、泽泻等配伍;治寒湿脚气肿痛,常与木瓜、吴茱萸、橘皮等同用。

此外,本品尚可用于疟疾,如截疟七宝饮中即有本品。

【用法用量】 煎服,6~15g;单用驱绦虫、姜片虫时,可用60~120g。

【处方用名】 大腹子、海南子。

【使用注意】 脾虚便溏者不宜服用。

📚 链 接

中国式口香糖

食槟榔是我国不少民族的一种习俗,味道先苦涩后清甜,越嚼越有味,故有"中国式口香糖"之美誉。海南黎族、云南傣族等食槟榔的方法是:将未成熟的果实切瓣,拌上蛎蚌灰,包在一种叫扶留藤的叶子里嚼着吃,吃后会脸红,醉醺醺的。过去广州人也曾一度宁不吃饭,唯嗜槟榔。近来科研证实,咀嚼槟榔可引起口腔癌前病变。另外,槟榔吃多了还会成瘾。故爱吃槟榔者,应当引以为戒。

使 君 子

【药物来源】 本品为使君子科植物使君子的成熟果实。去壳取种仁,生用或炒用。

【性味归经】 甘,温。归脾、胃经。

【功效应用】

(1) 驱虫:用于蛔虫病等。本品善驱蛔虫,其味甘甜,尤宜于小儿。轻证单用炒香嚼服即可;重证可配伍苦楝皮、槟榔等同用。

(2) 消积:用于小儿疳积。症见面色萎黄、形体消瘦、腹部胀大等,常与槟榔、神曲、麦芽等同用。

【用法用量】 煎服,6~10g;炒香嚼服,小儿每岁每日1~1.5粒,总量不超过20粒。

【处方用名】 使君肉、建君子、炒使君子仁。

【使用注意】 大量服用可引起呃逆、呕吐、眩晕;与热茶同服,亦能引起呃逆。一般停药后即可缓解。

链　接

疳积散（《中国药典》）

疳积散由使君子、鸡内金、石燕、石决明、谷精草、威灵仙、茯苓组成，粉碎成细粉，过筛，混匀即得。功能消积治疳，主治小儿疳积、面黄肌瘦、腹部膨胀、消化不良、目翳夜盲等。用热米汤加少量糖调服，每次 9g，每日 2 次，3 岁以内小儿酌减。

苦　楝　皮

【药物来源】　本品为楝科植物楝树或川楝树的根皮或树皮。鲜用或生用。

【性味归经】　苦，寒；有毒。归脾、胃、肝经。

【功效应用】

（1）驱虫：用于蛔虫病、钩虫病、蛲虫病。本品对多种肠道寄生虫均有较强的毒杀作用。治蛔虫病，可单用煎服；与槟榔配伍，能增强杀虫之力，可用于蛔虫病和钩虫病；水煎浓液保留灌肠，可用于蛲虫病。

（2）疗癣：用于头癣、疥疮。以本品研末，用醋或猪脂调涂患处。

【用法用量】　煎服，6~15g；鲜品 15~30g。外用适量。

【使用注意】　本品有一定的毒性，不可持续和过量服用。体虚者慎用，肝病患者忌用。

【处方用名】　川楝皮、苦楝皮根。

二、　其他驱虫药

其他驱虫药的具体内容如下（表 10-48）。

表 10-48　其他驱虫药

药名	性味归经	功效应用	用量	备注
贯众	苦，微寒；有小毒 归肝、脾经	驱虫，清热解毒，凉血止血。用于多种肠道寄生虫病、热毒斑疹、痄腮及血热出血	10~15g	用量不宜过大
雷丸	苦，寒；有小毒 归胃、大肠经	驱虫。用于绦虫、钩虫、蛔虫及脑囊虫病	6~15g	用冷开水调服

小结

驱虫药相似药物的比较如下（表 10-49、表 10-50）。

表 10-49　使君子、苦楝皮功效异同比较

药名	相同点	不同点
使君子	驱蛔虫、蛲虫	味甘无毒，消积，为儿科驱蛔消疳之要药
苦楝皮		味苦有毒，驱虫力强，外用杀虫，治疥癣、湿疮

表 10-50　槟榔、贯众、雷丸功效异同比较

药名	相同点	不同点
槟榔	驱多种肠道寄生虫	长于驱绦虫（重用、合用），能消积、行气、利水
贯众		清热解毒，凉血止血
雷丸		长于驱绦虫（单用）兼驱脑囊虫

目标检测

选择题

A 型题

1. 槟榔最善驱

    A. 绦虫　　　　B. 蛔虫

    C. 钩虫　　　　D. 蛲虫

    E. 姜片虫

2. 既能驱虫消积,又能行气利水的药物是

    A. 使君子　　　B. 苦楝皮

    C. 川楝子　　　D. 槟榔

    E. 大腹皮

3. 具有驱虫消积的作用,炒香嚼服的药物是

    A. 使君子　　　B. 南瓜子

    C. 槟榔　　　　D. 雷丸

    E. 辛夷

4. 既能驱虫又能清热解毒、止血的药物是

    A. 青黛　　　　B. 蒲公英

    C. 紫草　　　　D. 贯众

    E. 地榆

B 型题

5、6 题共用备选答案

    A. 蛇床子　　　B. 使君子

    C. 川楝子　　　D. 榧子

    E. 苦楝皮

5. 功效驱虫疗癣的药物是

6. 功效驱虫消积的药物是

（李忠爽）

第12节 安 神 药

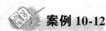 **案例10-12**

    高某,女,67 岁,2012 年 11 月 15 日初诊。寐差 20 年余。心烦不寐,入睡困难,心悸多梦,不欲饮食,伴心慌胆怯、腰膝酸软、潮热盗汗、五心烦热、口苦口干,舌红少苔,脉细数。诊断为失眠证(心肾不交证),治以滋阴降火,交通心肾。方用黄连阿胶汤加减:阿胶珠 10g,生地 30g,黄连 5g,白芍 20g,石菖蒲 10g,党参 10g,炒酸枣仁 12g,麦冬 10g,百合 12g,煅青礞石 20g,龙骨 30g,牡蛎 30g,五味子 10g,丹参10g,制半夏 10g,服 7 剂,能睡 3~5h,后按原方加减,服 28 剂病愈。

思考与讨论

（1）方中酸枣仁、龙骨的功效是什么?

（2）安神药可分为哪两类?常用药各有哪些?

    凡以安定神志为主要功效,治疗神志不宁病证的药物,称为安神药(图 10-14)。

    安神药性味以甘平为主,多入心、肝二经。具有安定神志的功效。本类药物只作辅助之品。

安神药的功效 → 宁心安神 → 心神不宁所致之惊悸失眠、惊痫癫狂等

安神药的应用
- 心火亢盛者,当配伍清心降火药
- 肝阳上亢者,当配伍平肝潜阳药
- 阴虚血少者,当配伍滋阴养血药
- 心脾两虚者,当配伍益气养血药
- 惊风、癫狂及痫证,当配伍化痰开窍或平肝息风药

图 10-14　安神药的功效与应用

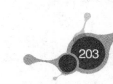

根据药物作用特点的不同,安神药可分为重镇安神药和养心安神药两类。

一、重镇安神药

重镇安神药多为矿石、化石类药物,质重沉降,能镇能降,有重镇安神、平惊定志等作用,用于心火亢盛、痰热扰心等引起的烦躁、失眠、惊风、癫狂、痫证等。

矿物类药物,如作丸、散服,易伤脾胃,须酌情配伍养胃健脾之品,且只宜暂服,不宜久服。部分药物具有毒性,更须慎用。

朱 砂

【药物来源】 本品为六方晶系辰砂的矿石。水飞研细,生用。

【性味归经】 甘,寒;有毒。归心经。

【功效应用】

(1) 镇心安神:用于烦躁不安、惊悸失眠、惊风、癫狂、痫证等。本品质重性寒,色赤入心,既可镇心惊,又能清心火,故心火亢盛之心神不宁最宜,多与黄连、甘草等配伍,以增强清心安神之力;兼心血虚者,再加当归、生地黄等。治高热神昏、惊厥,常与牛黄、冰片、麝香等配伍;治小儿急惊风,常与牛黄、全蝎、钩藤等同用;治痫证神昏,常与磁石同用;治惊恐或惊悸怔忡,将本品入猪心中炖服。

(2) 清热解毒:用于疮疡肿毒、咽喉肿痛、口舌生疮等。内服、外用均有清热解毒作用。治疗疮疡肿毒与雄黄配伍;治疗咽喉肿痛、口舌生疮配冰片、硼砂等。

【用法用量】 入丸、散或研末冲服,每次 0.3~1g。外用适量。

【处方用名】 朱砂、辰砂、飞朱砂、丹砂。

【使用注意】 不可过量或持续服用,以防汞中毒。忌火煅,否则析出水银,有剧毒。肝肾功能不良者慎用。

龙 骨

【药物来源】 本品为古代多种大型哺乳动物如犀类、鹿类、牛类、象类等的骨骼化石或象类门齿的化石。生用或煅用。

【性味归经】 甘、涩,平。归心、肝、肾经。

【功效应用】

(1) 镇惊安神:用于神志不安、心悸失眠、惊痫、癫狂等。本品有良好的镇惊安神之功,常与朱砂、远志、酸枣仁等同用;与牛黄、胆南星、礞石等同用,又治惊痫抽搐、癫狂。

(2) 平肝潜阳:用于肝阳上亢之眩晕。常治疗阴虚阳亢之头晕目眩、烦躁易怒,与牡蛎、代赭石、白芍同用。

(3) 收敛固涩:用于遗精、带下、虚汗、崩漏等正虚滑脱之证。本品煅用收敛固涩之力佳。治肾虚遗精、滑精,常与牡蛎、沙苑子等同用;治带下及月经过多,可与牡蛎、海螵蛸、山药等同用;治虚汗,与五味子、牡蛎等配伍。

此外,煅龙骨外用有吸湿敛疮之功,用于湿疹痒疮及疮疡溃后久不愈合者,常与枯矾同用。

【用法用量】 煎服,15~30g,入煎剂宜先煎。外用适量。收敛固涩煅用,其他生用。

【处方用名】 生龙骨、煅龙骨。

考点:龙骨的功用和使用方法。

龙 齿

龙齿为古代多种大型哺乳动物如象类、犀牛类、三趾马等牙齿的化石。生用。性味甘、涩,凉。归心、肝经。较龙骨更长于镇惊安神,主要用于惊痫、癫狂、心悸失眠等证。用法、用量与龙骨相同。

二、养心安神药

养心安神药多为种仁类药物,质润滋补,能滋养心肝阴血,多具养心安神之功,用于阴血不足、心脾两虚及心肾不交等所致的惊悸、心烦、失眠、健忘等。

酸 枣 仁

【药物来源】 本品为鼠李科植物酸枣的成熟种子。生用或炒用。

【性味归经】 甘,平。归心、肝经。

【功效应用】

(1)养心安神:用于失眠、惊悸。本品为滋养性安神药,主要用于心肝血虚引起的失眠,兼有惊悸怔忡、虚汗者尤宜,常与当归、白芍、何首乌、龙眼肉等同用;若用于肝虚有热之虚烦失眠,常与知母、茯苓等同用;若用于心肾不足,阴虚阳亢所致之虚烦失眠、心悸健忘等,可与生地黄、玄参、柏子仁等同用;用治心脾两虚之失眠多梦健忘,常配伍人参、当归、茯苓、远志等。

(2)敛汗:用于体虚自汗、盗汗。本品收敛止汗,治心神不宁,常与人参、五味子、浮小麦同用,以增强补虚、敛汗之功。

【用法用量】 煎服,10~18g;研末吞服,每次1.5~3g。

【处方用名】 酸枣仁、生枣仁、炒枣仁。

【使用注意】 孕妇慎用。

名医与酸枣仁

重庆医学院名老中医马有度,读中学时严重失眠,多方求医,用西药效果不佳,最终被迫休学。后请一位老中医诊治,其处方中的第一味药就是酸枣仁,连续服用10剂,病情逐渐好转,由此马老相信中医确能治病。后来竟报考中医学院,走上了中医之路,还研制出治疗失眠的速效枣仁安神胶囊。

三、其他安神药

其他安神药的具体内容如下(表10-51)。

表10-51 其他安神药

药名	性味归经	功效应用	用量	备注
琥珀	甘,平 归心、肝、膀胱经	镇惊安神,活血散瘀,利水通淋。用于惊痫、失眠、瘀血肿痛、淋证、癃闭	1~3g	

续表

药名	性味归经	功效应用	用量	备注
磁石	辛、咸,寒 归肝、心、肾经	潜阳安神,聪耳明目,纳气平喘。用于阴虚阳亢之烦躁失眠、肝肾阴虚之耳聋目眩及肾虚气喘	15~30g	脾胃虚弱者慎用
柏子仁	甘,平 归心、肾、大肠经	养心安神,润肠通便。用于虚烦失眠、惊悸怔忡及肠燥便秘	10~18g	便溏者慎用
远志	苦、辛,微温 归心、肺、肾经	宁心安神,祛痰开窍,消散痈肿。用于惊悸失眠,痰迷心窍之癫狂、惊痫及痈肿等	3~10g	溃疡病及胃炎者慎用
合欢皮	甘,平 归心、肝经	安神解郁,活血消肿。用于忧郁失眠及瘀血肿痛等	10~15g	

小结

1. 重镇安神药 朱砂、琥珀均能镇惊安神。然朱砂镇心惊又清心火,善治心火亢盛之失眠、癫狂,兼清热解毒;琥珀兼活血散瘀,利水通淋。

龙骨、磁石均可镇惊安神,平肝潜阳。然龙骨煅用收敛固涩;磁石能聪耳明目,纳气平喘(表10-52)。

2. 养心安神药 酸枣仁、柏子仁均能养心安神,用治阴血不足之虚烦失眠。然酸枣仁敛汗;柏子仁润肠通便。

远志、合欢皮均能安神。但远志交通心肾而安神,并能祛痰开窍,消散痈肿;合欢皮则解郁安神,又兼活血消肿(表10-53)。

表10-52 朱砂、琥珀、龙骨、磁石的功效异同比较

药名	相同点	不同点
朱砂	镇惊安神	善镇降心经之邪热而安心神故为镇心、安神、定惊之主药。此外,兼清热解毒;有毒
琥珀		活血散瘀,利尿通淋。外用可生肌收敛
龙骨	平肝潜阳	味涩,煅用收敛固涩
磁石		能聪耳明目,纳气平喘

表10-53 酸枣仁、柏子仁、远志、合欢皮的功效异同比较

药名	相同点	不同点
酸枣仁	养心安神兼滋养	入心、肝经,养心阴,益精血,善治心肝血虚所致的失眠、惊悸、怔忡;并能敛汗
柏子仁		养心血而安神,善治血不养心所致的虚烦不眠;并能润肠通便
远志		助心阳、益心气,祛痰利窍,有交通心肾之功;外用可消散痈肿
合欢皮		安神解郁,善治愤怒忧郁之失眠证,兼活血消痈

目标检测

选择题

A 型题

1. 治心火亢盛,烦躁不安,宜选
   A. 龙骨　　　B. 朱砂　　　C. 酸枣仁
   D. 琥珀　　　E. 磁石

2. 既能镇惊安神,又能平肝潜阳,收敛固涩的药物是
   A. 龙骨　　　B. 琥珀　　　C. 磁石
   D. 珍珠母　　E. 朱砂

3. 既能养心安神,又能敛汗的药物是
   A. 柏子仁　　B. 远志　　　C. 酸枣仁
   D. 首乌藤　　E. 合欢皮

4. 既用于心悸失眠,又用于肠燥便秘的药物是
   A. 酸枣仁　　B. 柏子仁　　C. 远志
   D. 合欢皮　　E. 首乌藤

B 型题

5~7 题共用备选答案
　　A. 镇心安神　B. 潜阳安神　C. 镇惊安神
　　D. 养心安神　E. 宁心安神

5. 朱砂的功效是

6. 柏子仁的功效是

7. 远志的功效是

8～10 题共用备选答案
　　A. 琥珀　　　B. 朱砂　　　C. 磁石
　　D. 龙骨　　　E. 远志

8. 兼有清热解毒功效的药物是

9. 兼有利水通淋功效的药物是

10. 兼有纳气平喘、聪耳明目功效的药物是

(李忠爽)

第13节　开　窍　药

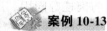**案例 10-13**

严某,男,56 岁。1975 年 11 月 6 日初诊。先患头晕,继即突然昏仆,不省人事,牙关紧闭,面白唇暗,口角流涎,左半身瘫痪,四肢不温,口眼㖞斜,先送县医院救治,不见好转,后又转送某县医院扎头皮针,经两县医院救治,不见好转,后又转送某县医院扎头皮针,经两日针刺,牙关松动,仍呈半昏迷状态,两侧瞳孔大小不等,对光反射减弱,诊断为脑出血(内囊出血),医院请来会诊,诊其脉浮细而弦,舌淡苔薄,乃阳虚阴盛,闭塞清窍之候,以细辛 3g 煎汤化开苏合香丸 3g 灌服[药物组成:苏合香、安息香、冰片、水牛角浓缩粉、人工麝香、檀香、沉香、丁香、香附、木香、乳香(制)、荜茇、白术、诃子肉、朱砂]。3h 内灌两次,下午 3 时左右,患者逐渐清醒,并有饥饿感。

思考与讨论

(1) 方中苏合香、冰片的功效是什么?

(2) 开窍药可分为哪两类?常用药各有哪些?

凡以开窍醒神为主要功效,治疗闭证神昏的药物,称为开窍药(图 10-15)。

开窍药性味多辛温,芳香走窜,以归心经为主,具有苏醒神志之功。

开窍药的功效及配伍 → 苏醒神志 ｛热陷心包、痰浊蒙蔽心窍之神昏谵语 惊风、痫证、中风之卒然昏迷｝

闭证 → 实证:口噤,两手握固,脉来有力 ｛寒闭:面青身凉,苔黄脉迟 → 温开 → 温性开窍药配驱寒行气药

热闭:面赤身热,苔黄脉数 → 凉开 → 凉性开窍药配清热解毒药｝

脱证 → 虚证:冷汗肢冷,脉微欲绝 → 治当补虚固脱,禁用开窍药

图 10-15　开窍药的功效与配伍

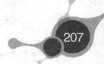

开窍药为救急、治标之品,只可暂用,不宜久服,以免耗伤正气。因其气味多辛香,有效成分易于挥发,内服多只入丸、散,仅个别药可入煎剂。

一、常用开窍药

麝 香

【药物来源】 本品为鹿科动物林麝、马麝或原麝成熟雄体香囊中的干燥分泌物。从香囊中取出麝香仁,阴干入药。

【性味归经】 辛,温。归心、脾经。

【功效应用】

(1) 开窍醒神:用于窍闭神昏证。本品辛香走窜之性甚烈,为醒神回苏之要药,无论寒闭、热闭均可使用。配清热药,即属凉开之剂,治疗邪热内陷心包、中风昏迷及小儿惊厥等热闭神昏证,如安宫牛黄丸、至宝丹;配伍祛寒药,即成温开之剂,治疗寒闭证,如苏合香丸。

(2) 活血止痛:用于心腹暴痛、跌打损伤、痹证疼痛、血瘀经闭及疮疡肿毒等。本品活血散结、消肿止痛作用颇佳,内服、外用均有良效。用于心腹暴痛,常与木香、桃仁等同用;用于跌打损伤,常与乳香、没药、红花等配伍;用于头部瘀血证,常与桃仁、红花等同用;用于疮疡肿毒,常配雄黄、乳香、没药为伍;用于咽喉肿痛,常与牛黄、蟾酥等配伍应用。近代将本品用于治疗心绞痛,如麝香救心丸。

(3) 催产:用于胎死腹中或胞衣不下等。本品有催产下胎的作用,可与肉桂等同用。

【用法用量】 入丸、散,每次 0.03~0.1g,不入煎剂。外用适量。

【处方用名】 麝香、当门子。

【使用注意】 孕妇忌用。

考点:麝香的功用。

📚 链 接

诸香之冠

麝香为四大动物香料之一,居灵猫香、海狸香和龙涎香之首,以其芳香之性而名闻天下,后人誉之为"诸香之冠"。可是,刚从香囊中取出的麝香颗粒,不但毫无香气,反而有一股难闻的恶臭,无怪乎日本人称其为"四味臭"。这是怎么回事?原来是它的香气太浓烈的缘故。如果将其高倍稀释,就会放出馥郁的芳香来了。据化学分析,其香气的主要成分为巨环麝香酮,是一种极为名贵的香料,也是麝香具有芳香开窍、活血通络作用的主要成分。

冰 片

【药物来源】 本品为龙脑香科植物龙脑香树脂的加工品,或龙脑香的树干经蒸馏冷却而得的结晶,称"龙脑冰片",亦称"梅片"。由菊科植物艾纳香(大艾)叶的升华物加工而成者,称"艾片"。用松节油、樟脑等经化学方法合成者,称"机制冰片"。研粉用。

【性味归经】 辛、苦,微寒。归心、脾、肺经。

【功效应用】

(1) 开窍醒神:用于闭证神昏。本品开窍醒神之力缓,常与麝香同用。因其性寒凉,故宜于热闭神昏,如安宫牛黄丸、至宝丹。若与祛寒药及温热的开窍药同用,亦可用于寒闭神昏。

（2）清热止痛：用于疮疡、目赤肿痛、咽痛、口疮及胸腹疼痛。本品清热止痛、防腐止痒。治疮疡肿毒，单用即效；如调入核桃油中外滴耳道，可治化脓性中耳炎；治目赤肿痛，可单用点眼，或与熊胆、硼砂等制成点眼药水；治咽喉肿痛、口舌生疮，常与硼砂、玄明粉等共研细末吹患处，如冰硼散；治胸腹疼痛，常与苏合香等同用。

【用法用量】　入丸、散，每次 0.03~0.1g。外用适量。

【处方用名】　冰片、梅片、龙脑香。

【使用注意】　孕妇慎用。

考点：冰片的功用。

二、 其他开窍药

其他开窍药的具体内容如下（表 10-54）。

表 10-54　其他开窍药

药名	性味归经	功效应用	用量
苏合香	辛，温 归心、脾经	开窍，辟秽，止痛。用于寒闭神昏及胸腹冷痛	0.3~1g
石菖蒲	辛，温 归心、胃经	开窍宁神，化湿和胃。用于湿浊蒙蔽之神昏及湿阻中焦之脘腹胀闷	3~10g

小结

开窍药相似药物的比较如下（表 10-55）。

表 10-55　麝香、苏合香、冰片、石菖蒲的功效异同比较

药名	相同点	不同点
麝香	开窍醒神，用于闭证神昏	开窍之力最强，寒闭、热闭均可配伍使用，又善活血止痛、催产下胎
苏合香		开窍之力次之，为温开之品，善治寒闭，尚能辟秽，止痛而治胸腹冷痛
冰片		开窍之力较弱，为凉开之品，治热闭为主，又善清热止痛
石菖蒲		开窍之力最弱，长于化湿，用于湿浊蒙蔽之神昏及湿阻中焦之脘腹胀闷

 目 标 检 测

选择题

A 型题

1. 下列哪项不是麝香的功效
   A. 开窍醒神　　　B. 宁心安神
   C. 活血通经　　　D. 活血消肿
   E. 止痛

2. 治咽喉肿痛、口舌生疮，常与硼砂、玄明粉等研末外用的药物是
   A. 麝香　　　　　B. 苏合香
   C. 安息香　　　　D. 冰片
   E. 石菖蒲

3. 具有开窍宁神，化湿和胃功效的药物是
   A. 麝香　　　　　B. 茯苓
   C. 冰片　　　　　D. 砂仁
   E. 石菖蒲

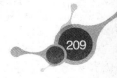

B 型题

4～6 题共用备选答案

   A. 麝香   B. 冰片

   C. 石菖蒲   D. 苏合香

   E. 安息香

4. 开窍醒神兼清热止痛作用的药物是

5. 开窍醒神兼活血止痛作用的药物是

6. 开窍醒神兼辟秽止痛作用的药物是

（李忠爽）

第 14 节　平肝息风药

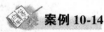

案例 10-14

    严某，男，56 岁，退休干部，2004 年 5 月 11 日就诊。自述查出有"高血压"6 年，常眩晕耳鸣。确诊：头目胀痛，面红耳赤，急躁易怒，失眠多梦，头重脚轻，腰膝酸软，舌红少津，脉弦数急。血压 160/100 mmHg。西医诊断为高血压。中医诊断为肝阳上亢型头痛，治以平肝潜阳，滋补肝肾，方以天麻钩藤饮加减（组成：天麻、钩藤、石决明、山栀、黄芩、川牛膝、杜仲、益母草、桑寄生、首乌藤、茯神等）。

    思考与讨论

    （1）天麻、钩藤、石决明在方中的功效是什么？主要适宜哪种类型的高血压？

    （2）常用平肝息风药有哪些？

    凡以平肝潜阳，息风止痉，治疗肝阳上亢、肝风内动之证为主要功用的药物称平肝息风药。临床按其功效的侧重点不同而分为平肝潜阳药和息风止痉药（图 10-16）。

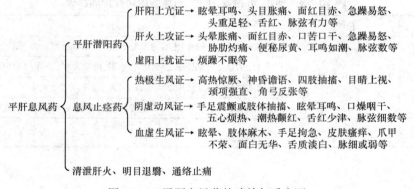

图 10-16　平肝息风药的功效与适应证

    本类药物的性能各有不同，使用时应注意区别。如药性寒凉之品，适用于肝经热盛者，脾虚慢惊则不宜用；少数药物性偏温燥，血虚阴伤者慎用。某些虫类药具有较大的毒性，应严格掌握剂量和炮制方法、服用方法。

    现代药理研究表明，平肝息风药具有降压、镇静、催眠、抗惊厥、抗癫痫、镇痛、解热等作用。广泛用于高血压脑病，梅尼埃病、脑动脉硬化所引起的眩晕，流行性脑脊髓膜炎、乙型脑炎所引起的高热、神昏、惊厥、虚风内动、抽搐，原发性或继发性癫痫，破伤风，肝豆状核变性、震颤性麻痹引起的惊厥抽搐，小舞蹈病，脑血管意外，面神经麻痹引起的口眼㖞斜等的治疗。

一、常用平肝息风药

(一)平肝潜阳药

本类药物以平肝潜阳为主要功效,适用于肝阳上亢之头晕耳鸣、头目胀痛、面红目赤。本类药物的应当考虑到其病本为肝肾阴虚,故常须与滋养肝肾之阴的药物配伍。本类药物若与有关药物配伍,可用于肝风内动、肝火亢盛之烦躁易怒者,或风痰阻络之病证。

石 决 明

【药物来源】 本品为鲍科动物杂色鲍、皱纹盘鲍、羊鲍、澳洲鲍、耳鲍或白鲍的贝壳。打碎生用,或煅用。

【性味归经】 咸,寒。归肝经。

【功效应用】

(1)平肝潜阳:用于头痛眩晕。本品长于平肝潜阳,清泻肝热,又兼滋养肝阴。善治肝阳上亢有热象的头痛眩晕,常与夏枯草、菊花、钩藤等同用;治疗肝肾阴虚、肝阳眩晕证,常与生地、白芍、牡蛎同用。

(2)清肝明目:用于目赤翳障,视物昏暗。本品既清肝热,又益肝阴而明目退翳。治肝火上炎之目赤肿痛,常与龙胆草、夏枯草、决明子等同用;治肝血不足,视物昏暗,或翳膜遮睛,可配熟地、山萸肉、石斛等;也可治小儿疳积入目,可与夜明砂、猪肝蒸食。

此外,本品尚有退虚热的作用。治骨蒸痨热之证,常与生地、鳖甲等同用。

【用法用量】 3~15g,打碎先煎。生用潜阳清肝之力强,外用点眼宜煅用水飞。

【处方用名】 石决明、九孔石决明。

【使用注意】 本品咸寒质重易伤脾胃,故脾胃虚寒、食少便溏者慎用。

牡 蛎

【药物来源】 本品为牡蛎科动物长牡蛎、大连湾牡蛎,或近江牡蛎的贝壳。生用或煅用。

【性味归经】 咸,微寒。归肝、胆、肾经。

【功效应用】

(1)平肝潜阳:用于头晕目眩。治阴虚阳亢,眩晕耳鸣之证,常与龙骨、龟甲、牛膝等同用,如镇肝熄风汤;也用治热病后期,虚风内动,四肢抽搐之证,多与龟甲、鳖甲、生地黄等同用,如大定风珠。

(2)收敛固涩:用于肾气不足及表卫不固的滑脱诸证。本品有收敛固涩以固肾与敛汗的作用,常与龙骨相须为用,用以治疗肾虚遗精、滑精、遗尿、尿频、崩漏、带下及卫外不固之自汗、盗汗等滑脱证。用于遗精、滑精、遗尿、尿频,配沙苑子、莲须、煅龙骨;用于崩漏、带下可与乌贼骨、山药等同用;用于自汗、盗汗,常与黄芪、麻黄根、浮小麦等同用。

(3)软坚散结:用于痰核、瘰疬、瘿瘤等。本品又有一定的软坚散结作用,以治痰火郁结所致之瘰疬、瘿瘤、痰核等,常与浙贝母、玄参等同用。

此外,煅牡蛎有制酸止痛的作用,可用治胃痛、呕吐酸水,单用本品研末吞服,或与乌贼骨、浙贝母等同用。

【用法用量】 煎服,9~30g,先煎,煅牡蛎应包煎。潜阳、安神、软坚多生用,收敛固涩煅用。

【处方用名】 牡蛎、生牡蛎、煅牡蛎。

(二) 息风止痉药

本类药物以平息肝风,制止痉挛为主要功效,主治肝风内动证。适用于肝阳上亢、高热、痰浊、血虚、阴虚等所致的抽搐、颤动。与有关药物配伍,可用于肝阳眩晕、肝火目赤肿痛,或风痰阻络之病证。

痉挛抽搐多伴有高热、神昏、痰多等,故常配伍清热、开窍、化痰药。

钩　藤

【药物来源】 本品为茜草科植物钩藤、大叶钩藤、毛钩藤、华钩藤或无柄果钩藤的干燥带钩茎枝。

【性味归经】 甘,凉。归肝、心包经。

【功效应用】

(1) 息风止痉:用于痉挛抽搐。本品类似于羚羊角有清热、息风止痉之效,但作用稍逊,且无清解热毒之功。用治热盛动风所致之痉挛、抽搐,常与羚羊角、生地、白芍等同用;用于小儿急惊风、高热惊厥,常与蝉蜕、牛黄、胆南星等同用;治痰热痫证,手足抽搐,可与石菖蒲、天竺黄、僵蚕等同用。

(2) 清热平肝:用于头痛眩晕、目赤肿痛。本品有一定的平抑肝阳作用,并能清肝热。治肝火上炎之目赤肿痛,常与夏枯草、菊花、黄芩等同用;用于肝阳上亢之头痛眩晕,宜与石决明、天麻、白芍等同用。

【用法用量】 水煎服,3~12g;入煎剂宜后下。

【处方用名】 钩藤、双钩藤、嫩双钩。

【使用注意】 其有效成分钩藤碱加热后易破坏,煎煮时间一般不超过20min。

链　接

钩藤与降压

钩藤有较强的平肝作用,用于治疗高血压。药理实验表明,钩藤所含的钩藤总碱和钩藤碱,既有明显的降压作用,又有显著的镇静作用,但却不产生嗜睡的副作用。高血压患者在服用钩藤煎剂2~7日后,血压开始下降。对早期高血压的疗效更好。然而,钩藤不宜久煎,因钩藤煮沸20min后,其降压成分钩藤碱部分被破坏。钩及茎枝(即单钩、双钩及与其相邻之较细的茎枝)降压效果较好;老枝(无钩,直径为0.5~2cm)降压效果很差。

天　麻

【药物来源】 本品为兰科植物天麻的块茎。冬季茎枯时挖出者为"冬麻",质量较好;春季植株出芽时挖出者为"春麻",质量较次。用时润透,切片,生用、炒用或煨用。

【性味归经】 甘,平。归肝经。

【功效应用】

(1) 平降肝阳:用于眩晕头痛。本品专入肝经,善治一切风证,尤为治眩晕之要药。用于肝阳上亢之头痛眩晕,可配钩藤、牛膝、黄芩;用于风痰上扰之眩晕,则配半夏、白术、茯苓。

(2) 息风止痉:用于痉挛抽搐。本品甘平质润,作用平和,治惊痫抽搐,不论寒热虚实,皆可配伍应用。治温热病,热盛动风或小儿急惊风之高热、惊厥抽搐者,常与天麻、羚羊角、钩藤等同用;治小儿脾虚之慢惊风,肢体拘挛,多与人参、白术、僵蚕等同用;若治破伤风之痉挛抽搐、角弓反张,可与天南星、防风等祛风、止痉之品同用。

(3)祛风通络:用于中风瘫痪、风湿痹证。本品有通络、止痛之效。治中风瘫痪、肢体麻木,宜与杜仲、牛膝等同用;若治风湿痹痛,关节屈伸不利者,常与羌活、秦艽、牛膝等配伍。

【用法用量】 水煎服,3～10g,不宜久煎;研末冲服,每次1～1.5g。

【处方用名】 天麻、定风草、酒天麻、明天麻。

考点:天麻的功用。

链接

奇特的天麻

天麻是一种奇特的植物,它无根又无叶,全身没有叶绿素,不会进行光合作用;因为无根,无法吸收水分和无机盐,它是靠食菌来维持生命的。天麻细胞里有一种特殊的溶菌素——酶,能把钻进根茎里面来的菌丝当食物消化、吸收,靠它来喂养自己,使自己成长起来。

全　蝎

【药物来源】 本品为钳蝎科动物东亚钳蝎的干燥全体。春季捕捉者,称"春蝎",品质较好;夏秋捕捉者,称"伏蝎",品质较次。晒干或阴干用;或加盐煮,干燥用。

【性味归经】 辛,平;有毒。归肝经。

【功效应用】

(1)息风止痉:用于痉挛抽搐。本品辛平入肝,息风止痉之力较强,为治惊风抽搐之要药。治小儿高热急惊,可与天麻、牛黄、黄连同用;治疗脾虚慢惊,常与党参、天麻、白术同用;用于破伤风之角弓反张,多与天南星、蝉衣等同用。

(2)祛风通络:用于中风面瘫、头痛、痹痛。治中风面瘫,多配白附子、僵蚕;用于顽固性偏正头痛,可单味研末吞服;治风湿痹痛甚者,可与川乌、草乌、地龙等同用。

(3)解毒散结:用于瘰疬、疮毒。治疗瘰疬痰核,可单用本品焙焦研末,黄酒送服;用于疮疡中毒、毒蛇咬伤,可与清热解毒之品同用。

【用法用量】 水煎服,3～6g;研末吞服,每次0.6～1g。

【处方用名】 全蝎、全虫、制全蝎、淡全蝎、盐全蝎、蝎尾。

【使用注意】 本品有毒,用量不可过大。血虚生风者忌用;孕妇慎用。

链接

蝎毒

全蝎主要含蝎毒,为毒性蛋白和非毒性蛋白,类似蛇毒神经毒蛋白。全蝎内服中毒量为30～60g。蝎毒与蛇毒类似,是神经毒素。中毒症状多表现为头痛、头昏、血压升高、溶血现象,严重时血压下降、呼吸困难、紫绀、昏迷,多因呼吸麻痹而死亡。救治:中药可用金银花30g,半边莲9g,土茯苓、绿豆各15g,甘草9g,水煎服;西药可用阿托品、乳酸钙对抗。

二、 其他平肝息风药

其他平肝息风药的具体内容如下(表10-56)。

表 10-56 其他平肝息风药

药名	性味归经	功效应用	用法用量	备注
珍珠母	咸、甘、寒 归肝、心经	平肝潜阳，清肝明目，镇惊安神。用于眩晕头痛，目赤，目暗，惊悸失眠	10～25g	入煎剂宜先煎
珍珠	咸、甘、寒 归肝、心经	安神定惊，清肝明目，解毒生肌。用于惊悸，惊风，目赤，疮疡肿毒，溃久不敛	0.3～1g，研末 入丸、散	外用适量
赭石	苦，寒 归肝、胃、肺、心经	平肝潜阳，重镇降逆，凉血止血。用于头晕目眩，呕吐，气喘，血热吐衄，崩漏	9～30g	入煎剂宜先下； 孕妇慎用
蒺藜	苦、辛，平；有小毒 归肝经	平肝潜阳，疏肝解郁，散风明目，祛风止痒。用于眩晕头痛，胸胁胀痛，目赤翳障，风疹瘙痒	6～9g	孕妇忌服
决明子	苦、甘、微寒 归肝、大肠经	清肝明目，润肠通便。用于目赤肿痛，目暗，羞明，头痛眩晕，肠燥便秘	10～15g	通便不久煎；便 溏者忌用
羚羊角	咸，寒 归肝、心经	平肝息风，清肝明目，凉血解毒。用于惊痫抽搐，头晕目眩，目赤头痛，壮热神昏，热毒发斑	1～3g；磨汁研 末，每次 0.3～0.6g	单煎 2h 以上； 脾虚慢惊风 者忌用
蜈蚣	辛、咸，温；有毒 归肝经	息风止痉，攻毒散结，通络止痛。用于痉挛抽搐，头痛，痹痛，瘰疬，疮毒	1～3g；吞服， 每次 0.6～1g	小量；孕妇忌用
地龙	咸，寒 归肝、脾、肺、膀胱经	清热息风，清肺平喘，通经活络，利尿通淋。用于高热惊厥，癫狂，中风偏瘫，痹证，痰鸣喘息，热淋	4.5～9g；研 末吞服，每 次 1～2g	无实热，脾胃虚 弱者忌用
僵蚕	咸、辛，平 归肝、肺、胃经	息风止痉，祛风通络，化痰散结。用于惊风抽搐，风邪头痛，目赤，咽痛，风疹，痰核，瘰疬	5～9g；研末 吞服，每次 1～1.5g	散风热宜生用， 余多制用

小结

1. 平肝潜阳药

石决明 ⎱ 平肝潜阳 ⎰ 为平肝清肝之要药、明目佳品
珍珠母 ⎰ 清肝明目 ⎱ 又重镇安神

牡蛎——平肝潜阳、重镇安神、软坚散结、收敛固涩

赭石——平肝潜阳、重镇降逆(降肺胃气)、凉血止血

蒺藜——平肝疏肝、祛风明目、止痒

2. 息风止痉药

羚羊角 ⎱　　　　　⎰ 息风止痉力峻(要药)、清热解毒、清肝明目
钩　藤 ⎰ 平肝息风 ⎱ 兼清肝热、药力和缓
天　麻 　　　　　　　 性平质润，宜于各种肝风内动证，为肝阳眩晕之要药，又祛风通络(祛内外风)

地　龙——清热息风(热极生风尤宜)、通络、利尿、平喘(肺热喘证)

全　蝎 ⎱ 息风止痉、攻毒散结 ⎰ 力较缓、性平、毒性较小
蜈　蚣 ⎰ 通络止痛 　　　　　⎱ 力　峻、性温、毒性更大

僵　蚕——息风止痉、祛风止痛、化痰散结(祛内外风)

目标检测

选择题

A型题

1. 既能息风止痉,又能清热平肝的药物是
   A. 石决明　　　　B. 夏枯草
   C. 钩藤　　　　　D. 白菊花
   E. 地龙

2. 甘平质润,治疗肝风内动,惊痫抽搐,无论寒热、虚实皆可配伍应用的药物是
   A. 钩藤　　　　　B. 地龙
   C. 羚羊角　　　　D. 天麻
   E. 蜈蚣

3. 治疗惊风,痉挛抽搐,常与蜈蚣同用的药物是
   A. 石决明　　　　B. 全蝎
   C. 地龙　　　　　D. 天麻
   E. 僵蚕

4. 具有清热息风、清肺平喘、通经活络、利尿通淋作用的药物是
   A. 蜈蚣　　　　　B. 全蝎
   C. 地龙　　　　　D. 钩藤
   E. 牡蛎

5. 钩藤入汤剂时,其煎煮时间不超过
   A. 5min　　　　　B. 10min
   C. 15min　　　　 D. 20min
   E. 30min

6. 以下何药入汤剂宜先煎,且孕妇慎用
   A. 蜈蚣　　　　　B. 牡蛎
   C. 龙骨　　　　　D. 赭石

   E. 蒺藜

7. 牡蛎不具有的功效是
   A. 平肝潜阳　　　B. 制酸止痛
   C. 收敛固涩　　　D. 软坚散结
   E. 重镇降逆

8. 治疗肝火上炎、目赤肿痛宜用
   A. 石决明　　　　B. 赭石
   C. 生龙骨　　　　D. 杭白芍
   E. 灵磁石

9. 治疗壮热不退、热极生风宜用
   A. 钩藤　　　　　B. 羚羊角
   C. 天麻　　　　　D. 地龙
   E. 胆南星

10. 寒、热性惊风皆宜用
    A. 钩藤　　　　　B. 羚羊角
    C. 天麻　　　　　D. 地龙
    E. 胆南星

B型题

11~14题共用备选答案
   A. 疏肝解郁　　　B. 安神定惊
   C. 收敛固涩　　　D. 凉血解毒
   E. 凉血止血

11. 属于珍珠的功效是

12. 属于牡蛎的功效是

13. 属于羚羊角的功效是

14. 属于蒺藜的功效是

（陈红英）

第15节 固　涩　药

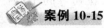 **案例10-15**

李某,男,75岁。小便自遗反复发作5年。伴神疲乏力,大便难而不坚,舌质淡红,舌苔薄黄,脉细弱。此为气虚不能固摄小便。治宜补益中气,固肾摄尿。拟补中益气汤化裁:黄芪40g,白术15g,人参(蒸兑)6g,升麻6g,柴胡6g,山萸肉10g,益智仁10g,补骨脂10g,桑螵蛸10g,金樱子10g,覆盆子10g。日1剂。煎2次,上、下午各1次,服1个月愈。

思考与讨论

（1）方中有固涩中药吗? 方中山萸肉、桑螵蛸、金樱子、覆盆子起何作用?

（2）固涩类代表药有哪些?

凡以收敛固涩为主要作用的药物,称为固涩药(图 10-17)。

本类药物性味酸涩,入肺、脾、肾、大肠经。

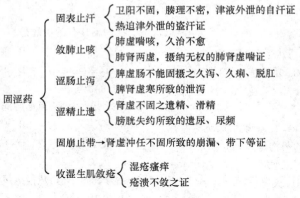

固涩药 {
　固表止汗 {
　　卫阳不固,腠理不密,津液外泄的自汗证
　　热迫津外泄的盗汗证
　}
　敛肺止咳 {
　　肺虚喘咳,久治不愈
　　肺肾两虚,摄纳无权的肺肾虚喘证
　}
　涩肠止泻 {
　　脾虚肠不能固摄之久泻、久痢、脱肛
　　脾肾虚寒所致的泄泻
　}
　涩精止遗 {
　　肾虚不固之遗精、滑精
　　膀胱失约所致的遗尿、尿频
　}
　固崩止带 → 肾虚冲任不固所致的崩漏、带下等证
　收湿生肌敛疮 {
　　湿疮瘙痒
　　疮溃不敛之证
　}
}

图 10-17　固涩药的功效与适应证

固涩药为治标之法,患者其本多为正气虚弱,当与扶正补虚药同用,补涩共施,标本兼顾,才能获效。固涩药性涩,有敛邪之弊,因表邪未解,内有湿热,或郁热未清,均非固涩药所宜,误用有"关门留寇"之弊。

现代药理研究表明,固涩药具有止血、止泻、敛汗、抑菌、杀菌、杀虫等作用。可治疗多汗症,气管炎、肺结核、肺癌等久咳,慢性肠炎、慢性痢疾等导致的久泻久痢,神经衰弱造成的遗精滑泄及遗尿、尿失禁,附件炎、阴道炎等造成的白带增多,以及功能性子宫出血等症。

一、 常用固涩药

五 味 子

【药物来源】　本品为木兰科植物五味子的干燥成熟果实,习称"北五味子",为传统使用的正品。生用或经醋、蜜拌蒸晒干用。"南五味子"为华中五味子的干燥果实。

【性味归经】　酸、甘,温。归肺、心、肾经。

【功效应用】

(1)敛肺滋肾:用于久咳虚喘。本品味酸收敛,性温而润,上敛肺气,下滋肾阴。治肺虚久咳,常与罂粟壳同用;治肺肾两虚咳喘,常与熟地黄、山药、山茱萸等同用。

(2)敛汗生津:用于津伤口渴、消渴、自汗盗汗。本品酸涩生津,又能敛汗,治热伤气阴,汗多口渴,常与人参、麦冬等同用;治消渴证,常与黄芪、生地、麦冬、天花粉等同用;治自汗盗汗,与柏子仁、人参、麻黄根、牡蛎等同用。

(3)涩精止泻:用于遗精滑精及久泻不止。治遗精滑精,常与桑螵蛸、金樱子、龙骨等同用;治脾肾阳虚之久泻,常与补骨脂、吴茱萸、肉豆蔻等同用。

(4)宁心安神:用于心悸、失眠、多梦。常与酸枣仁、远志、麦冬、丹参等同用。

【用法用量】　水煎服,3~6g;研末服,每次 1~3g。

【处方用名】　五味子、北五味子、醋五味子、酒五味子。

【使用注意】　表邪未解、内有实热、咳嗽初起、麻疹初起均不宜用。

漫话五味子

从前,长白山下有个青年叫苦娃,父母双亡,给地主放牛度日。在地主家受尽折磨,贫病交加,走路都没力了,被扔在很远的树林里,气息奄奄地睡着了。

一只喜鹊飞来,衔着几粒种子撒在苦娃身边的草地上。苦娃醒来只见周围藤蔓相连、葱葱郁郁,一串串红里透黑,散发清香的果子挂满枝条。苦娃正饿,随手摘下果子塞进了嘴里,只觉甘、酸、辛、苦、咸五味俱全,不久只觉精神焕发、气顺心畅,疾病全消。这就是"五味子"。

现代药理研究表明,五味子含有五味子素、五味子醇、多种有机酸、多种维生素等,具有补益精、气、神,保肝护肝,增强心脏功能,养阴固精,平衡大脑兴奋和抑制作用,抗自由基侵害,延缓衰老,滋补和增强肾脏功能等作用。

乌　梅

【药物来源】　本品为蔷薇科植物梅树的未成熟果实(青梅)。烘闷至色黑,去核生用或炒炭用。

【性味归经】　酸、涩、平。归肝、脾、肺、大肠经。

【功效应用】

(1) 敛肺止咳:用于肺虚久咳少痰或无痰者。可与罂粟壳等份为末,睡时蜜汤调服。

(2) 涩肠止泻:用于久泻久痢,常与罂粟壳、诃子、肉豆蔻等同用;亦可单用水煎服治久痢。

(3) 生津止渴:用于津伤口渴,单用或配伍天花粉、麦冬、人参等。

(4) 安蛔止痛:用于蛔厥腹痛。蛔得酸则伏,本品味酸是重要的安蛔药。治蛔厥腹痛呕吐,常与细辛、川椒、附子、黄连等同用。

此外,本品内服可止血,治崩漏下血;外敷消疮毒,并治胬肉外突。

【用法用量】　水煎服,3~10g,大量可用到30g。安蛔生津宜生用;外用适量;止血止泻炒炭用。

【处方用名】　乌梅、乌梅肉、乌梅炭。

【使用注意】　表邪未解,或有实热积滞者不宜服用。

望梅止渴

公元193年,曹操大战袁术,袁术大败,为了不让袁术喘息,曹操率部队火速追赶。一天,天气炎热,全军几乎渴死,行军速度变慢。曹操灵机一动,扬鞭遥指前方大喊:"儿郎们前面便是一片梅林,上面结满酸溜溜的梅子,大家再任耐一会儿吧!"听说有梅子,全军欢声雷动,一时间个个口舌生津,精神大振,口不渴了。

梅子是我国特有的水果。未成熟者称"青梅",初熟者称"黄梅",草烟熏至黑色者称"乌梅",盐或糖渍者称"白梅"。

现代药理研究表明,乌梅含有大量有机酸,经肠壁吸收转为人体有益的碱性物质,故又为碱性食品。目前认为"血液碱性者长寿",因此,选择抗衰老食品,乌梅当之无愧。

山茱萸

【药物来源】　本品为山茱萸科植物山茱萸的干燥成熟果实。去核,生用或蒸制后用。

【性味归经】　酸、涩,微温。归肝、肾经。

【功效应用】

(1) 补益肝肾:用于肝肾亏虚,为平补肝肾之要药。治肝肾阴虚之腰酸耳鸣、头晕目眩、潮热盗汗,常与熟地、山药等同用;治肾阳不足之腰酸腿软、阳痿早泄、小便不利或反多,常与附子、肉桂等同用。

(2) 涩精缩尿:用于肾虚不固之遗精、遗尿。本品既能益精,又能固精缩尿,标本兼顾,常与熟地黄、山药、金樱子、桑螵蛸等同用。

(3) 敛汗固脱:用于大汗不止,体虚欲脱,常与人参、附子、龙骨等同用。

(4) 固崩止血:用于肝肾亏损、冲任不固所致的崩漏及月经过多,常与黄芪、白术、龙骨、五味子等同用。

【用法用量】　水煎服,5~10g,大量可用到30g。

【处方用名】　山茱萸、山萸肉、酒萸肉、萸肉、酒山茱萸。

【使用注意】　素有湿热而致小便淋涩者,不宜应用。

考点:山茱萸的功用。

桑　螵　蛸

【药物来源】　本品为螳螂科昆虫大刀螂、小刀螂或广腹螳螂的干燥卵鞘。蒸死虫卵,干燥,生用或炒用。

【性味归经】　甘、咸,平。归肝、肾经。

【功效应用】

(1) 补肾助阳:用于肾虚阳痿,常与鹿茸、肉苁蓉、菟丝子等同用。

(2) 固精缩尿:用于遗精滑精、遗尿尿频。本品长于温肾涩精、缩尿固崩,是治肾阳虚遗尿、尿频、白带过多的要药。治肾虚遗精滑精,常与龙骨、沙苑子、山茱萸等同用;治遗尿尿频,常与益智仁等同用。

【用法用量】　水煎服,6~10g,炒用。

【处方用名】　桑螵蛸、盐炙桑螵蛸。

【使用注意】　阴虚火旺、膀胱湿热者忌服。

二、 其他固涩药

其他固涩药的具体内容如下(表10-57)。

表10-57　其他固涩药

药名	性味归经	功效应用	用量	备注
诃子	苦、酸、涩,平 归肺、大肠经	涩肠敛肺,降火利咽。用于久泻久痢,脱肛,久咳失声	3~10g	敛肺生用,止泻煨用
肉豆蔻	辛、温 归脾、胃、大肠经	涩肠止泻,温中行气。用于久泻久痢,胃寒呕吐	3~10g	湿热泻痢者忌用
罂粟壳	酸、涩,平;有毒 归肺、大肠、肾经	涩肠、敛肺、止痛。用于久泻久痢,肺虚久咳	3~6g	止泻止痛醋炒;可成瘾
五倍子	酸、涩,寒 归肺、大肠、肾经	敛肺降火,涩肠固精,敛汗止血。用于久咳,久泻久痢,自汗盗汗,遗精滑精,崩漏便血	3~6g	湿热泻痢者忌用

续表

药名	性味归经	功效应用	用量	备注
莲子	甘、涩,平 归脾、肾、心经	补脾止泻,益肾养心。用于脾虚久泻,肾虚遗精滑精,心肾不交	10~15g	大便燥结者不宜用
海螵蛸	咸、涩,微温 归肝、肾经	固精止带,止血制酸。用于遗精带下,各种出血,胃痛泛酸,湿疹	6~12g	阴虚发热者不宜用
金樱子	酸、涩,平 归肾、膀胱、大肠经	固精缩尿,涩肠止泻。用于遗精滑精,遗尿尿频,白带多,久泻久痢	6~12g	实火、实邪者不用
赤石脂	甘、酸、涩,温 归大肠、胃经	涩肠止泻、止血,生肌敛疮。用于久泻久痢,崩漏带下,疮疡久溃	10~20g	湿热痢者忌用,孕妇慎用
芡实	甘、涩,平 归脾、肾经	益肾固精,健脾止泻,止带。用于遗精滑精,久泻久痢,崩漏带下	10~15g	
麻黄根	甘,平 归肺经	止汗。用于自汗盗汗	5~10g	表邪者忌用
覆盆子	甘、酸,微温 归肝、肾经	益肾、固精、缩尿。用于遗精滑精,遗尿尿频	3~10g	肾虚有火及小便短涩者忌用
浮小麦	甘,凉 归心经	益气、除热、止汗。用于自汗盗汗,骨蒸劳热	15~30g	入汤或炒焦研末服

小结

麻黄根 ⎫ 固表止汗 ⎰ 专于止汗
浮小麦 ⎭   ⎱ 兼益气阴、除虚热

乌 梅 ⎫ 敛肺涩肠、 ⎰ 安蛔止痛
五味子 ⎭ 生津   ⎱ 滋肾涩精、宁心安神、敛汗(补心气、益肺肾之气阴)

五倍子 ⎫   ⎧ 清肺、止汗、固精止遗、止血、收湿敛疮
罂粟壳 ⎬ 敛肺、涩肠 ⎨ 止痛
诃 子 ⎭   ⎩ 利咽开音

肉豆蔻——涩肠止泻、温中行气(别名:玉果,止泻宜煨用)

赤石脂——涩肠止泻、收敛止血、敛疮生肌

山茱萸——补益肝肾(平补肝肾之要药)、收敛固涩(固精缩尿、敛汗固脱)

覆盆子 ⎫   ⎧ 兼益肝肾明目
桑螵蛸 ⎬ 固精缩尿 ⎨ 补肾助阳
金樱子 ⎭   ⎩ 止带、涩肠止泻

海螵蛸——固精止带、收敛止血、制酸止痛、收湿敛疮

芡 实 ⎫ 益肾固精、 ⎰ 除湿
莲 子 ⎭ 健脾止泻、止带 ⎱ 养心安神、补心脾肾

目标检测

选择题

A 型题

1. 具有敛肺、涩肠、生津、安蛔作用的药物是
   A. 五味子　　　B. 乌梅　　　C. 山茱萸
   D. 海螵蛸　　　E. 金樱子

2. 下列哪种药物,对于肺虚久咳、失声之证最适宜
   A. 乌梅　　　B. 五味子　　　C. 诃子
   D. 山茱萸　　　E. 石榴皮

3. 上能收敛肺气而止咳喘,下能滋肾水以固涩下焦,内能益气生津宁心止渴,外能收敛止汗的药物是
   A. 赤石脂　　　B. 五味子　　　C. 金樱子
   D. 覆盆子　　　E. 芡实

4. 有涩肠敛肺作用的药物是
   A. 椿根皮　　　B. 金樱子　　　C. 益智仁
   D. 芡实　　　E. 诃子

5. 用治肺虚久咳,以下哪种药物为宜
   A. 石榴皮　　　B. 赤石脂　　　C. 罂粟壳
   D. 椿根皮　　　E. 芡实

6. 五味子用于下列哪种病证是错误的
   A. 久咳虚喘　　　B. 自汗盗汗　　　C. 津伤口渴
   D. 肾虚遗精　　　E. 表证自汗

7. 可用于心悸、失眠、多梦的药物是
   A. 女贞子　　　B. 五味子　　　C. 金樱子
   D. 覆盆子　　　E. 诃子

8. 具有敛汗、除热作用的药物是
   A. 麻黄根　　　B. 五味子　　　C. 浮小麦
   D. 山茱萸　　　E. 金樱子

9. 上能敛肺气,下能滋肾阴的药物是
   A. 诃子　　　B. 五味子　　　C. 乌梅
   D. 五倍子　　　E. 覆盆子

10. 可用于治疗脾肾虚寒久泻的药物是
    A. 桑螵蛸　　　B. 覆盆子　　　C. 海螵蛸
    D. 肉豆蔻　　　E. 莲房

11. 既能益肾固精,又能补脾止泻的药物是
    A. 山茱萸　　　B. 覆盆子　　　C. 枸杞子
    D. 金樱子　　　E. 莲子

12. 能敛肺降火、敛汗止血的药物是
    A. 五倍子　　　B. 乌梅　　　C. 白果
    D. 五味子　　　E. 诃子

B 型题

13、14 题共用备选答案
    A. 山茱萸　　　B. 乌梅　　　C. 五倍子
    D. 肉豆蔻　　　E. 诃子

13. 涩肠止泻,安蛔止痛的药物是

14. 涩肠止泻,温中行气的药物是

15、16 题共用备选答案
    A. 海螵蛸　　　B. 莲子　　　C. 桑螵蛸
    D. 麻黄根　　　E. 芡实

15. 既能固精,又能补肾助阳的药物是

16. 既能固精,又能收敛止血的药物是

（陈红英）

第16节　外　用　药

 案例 10-16

　　黄某,男,15 岁。手指间及全身皮肤瘙痒 1 个月。患者手指间及全身皮肤可见小红疹、搔痕,入夜或温暖时痒甚而不能自主。舌质淡红,舌苔薄白,脉和缓有力。多方求治不愈。细查其疹形,并追问病史,患者住集体宿舍,同宿舍也有类似的病证。诊为"疥疮"。嘱同宿舍者同治,配硫黄粉剂和硫黄软膏连续运用 5 日,洗澡除衣被,衣被沸开水消毒,太阳暴晒。愈而未发。

思考与讨论

（1）试分析本例患者运用了什么治法?要内服药物吗?方中硫黄起何作用?

（2）外用类代表药有哪些?

凡以外用为主要使用形式的药物称为外用药。

本类药物具有解毒消肿、杀虫止痒、化腐排脓、敛疮生肌等功效。适用于痈疽疮疖、疥癣、蛇虫咬伤及五官疾患等。用药形式和方法多种多样，如膏贴、涂搽、熏洗、吹喉、滴鼻、点眼等。其中,有些药物也可视症情需要用以内服。

外用剂量不能太大,也不宜长期使用,亦不可大面积使用,以防皮肤吸收而中毒。

现代药理研究表明,外用药具有杀虫、抗菌、抗病毒、局部刺激、收敛止血、促进骨折愈合、保护及润滑皮肤、局部麻醉等作用。

一、 常用外用药

硫　黄

【药物来源】　本品为自然元素类矿物族自然硫,或含硫的矿物经加工而制成。供内服的硫黄须与豆腐同煮至豆腐呈黑绿色为度,取出漂净,阴干。用时研末。

【性味归经】　酸,温;有毒。归肾、大肠经。

【功效应用】

(1) 解毒杀虫止痒:用于湿疹、疥癣、秃疮。为解毒杀虫之良药,治疗疥疮之要药,能治多种皮肤病,单用研末,或麻油(或凡士林)调涂患处。硫黄粉可单用外敷,或与明矾、蛇床子等同用。

(2) 补火壮阳通便:用于肾虚喘息、阳痿及虚冷便秘。治肾阳虚阳痿、尿频,可与鹿茸、补骨脂等补阳之品同用。

【用法用量】　外用适量,研末撒或油调涂,或烧烟熏。内服入丸、散,1~3g。

【使用注意】　阴虚火旺及孕妇忌用。畏朴硝。

链接

硫黄之谜

如果没有远古火山爆发——将二氧化硫喷向几十亿年前的天空,你的口袋里可能也不会有多余的"钢镚儿"。"钢镚儿"是镍,矿床中的镍实际上是硫化镍,即是硫黄的化合物。

硫黄是火山爆发将大量的二氧化硫气体喷到空中,经紫外线分解,随降雨沉到海底,经高温水流将这些硫变成硫化物。

当今盛行的硫黄温泉,含硫化氢。走近温泉,可闻到臭蛋味。硫黄温泉可改善皮肤血液循环和组织营养;软化皮肤、溶解角质、灭菌、杀虫;兴奋植物神经;促进关节浸润物吸收;使体内废物由皮肤和肾脏排出。浸泡过后肌肤爽滑,如涂奶液;尤其是头发非常顺滑。但对体弱者或老人,要特别注意。

炉甘石

【药物来源】　本品为天然碳酸盐类矿物菱锌矿石。有火煅、醋淬及火煅后用三黄汤淬取,炮制后称"制炉甘石"。晒干研末,水飞后备用。

【性味归经】　甘,平。归肝、胃经。

【功效应用】

(1) 明目祛翳:用于目赤翳障、烂弦风眼。本品甘平无毒,副作用小,为眼科要药。如与硼砂、冰片、玄明粉研粉点眼,治一切火热眼病及翳膜胬肉。

（2）收湿生肌：用于溃疡不敛，皮肤湿疮。炉甘石有收湿生肌的作用。治下疳阴疮，以炉甘石 30g，儿茶 10g 为末，麻油调敷；治阴汗湿痒，以炉甘石 3g，蚌粉 1.5g，研末扑之。

【用法用量】 外用适量，水飞点眼。研末撒或调敷。

白　矾

【药物来源】 本品为硫酸盐类矿物明矾石经加工提炼制成的结晶。生用或煅用。煅后称枯矾、熟矾。

【性味归经】 酸、涩，寒。归肺、肝、脾、大肠经。

【功效应用】

（1）解毒杀虫，燥湿止痒：外用于疥癣、湿疮，常配硫黄、雄黄。尤以创面湿烂瘙痒者为宜，治湿疹，可配伍冰片、煅石膏等研末外撒；与胆矾为末吹喉，可治喉痹、乳蛾。

（2）清热化痰：用于风痰证。内服与细茶研末，蜜丸服，治风痰癫狂痫病，如化痰丸；与郁金为丸，治痰热癫狂，如白金丸。

（3）涩肠止泻：用于久泻久痢。如与诃子为散，粥汤调服，治老人久泻。

（4）收敛止血：用于便血、崩漏及创伤出血。治便血、崩漏，常与五倍子、地榆等同用；治创伤出血，可单用研末外敷。

此外，本品能清热利湿退黄，可用治湿热黄疸，单用研末内服。

【用法用量】 外用适量，研末撒、敷或化水洗；内服 0.6~1.5g，入丸、散。

【处方用名】 白矾、明矾、枯矾、熟矾。

大　蒜

【药物来源】 本品为百合科植物大蒜的鳞茎。春、夏采收，扎把，悬挂通风处，阴干备用。

【性味归经】 辛，温。归脾、胃、肺经。

【功效应用】

（1）解毒消肿：用于痈肿疔毒、疥癣。

（2）杀虫：用于各种肠道寄生虫，与槟榔、鹤虱、苦楝根皮等同用。

（3）止泻止咳：用于泄泻痢疾、肺痨、百日咳等。

【用法用量】 外用适量，捣烂外敷或切片外擦；内服 5~10g，煎服或生食或制成糖浆服。

【使用注意】 大蒜外用，易引起皮肤发红、灼热、起泡，故不可敷之过久。灌肠法孕妇禁用。阴虚火旺及目疾，舌、喉、口齿诸疾均不宜服用。

📚 链　接

奇妙的大蒜

大蒜产于西西里岛，经"丝绸之路"传入。古代巴比伦国王嗜蒜如命，举国上下以食蒜为荣。古埃及国王库夫，为造"大金字塔"，令 36 万奴隶食饭必食生蒜数枚以避瘟。我国南宋《避暑录话》载："有人暑月驰马赶路，落马堕地欲绝，急命人以蒜汁灌下，顷刻而醒。"故唐宋官差出门必带大蒜以驱病消灾。

大蒜是天然抗生素，对细菌、真菌均可抑制或杀灭。大蒜含"锗"、"硒"，可防癌抗癌、抗衰老。大蒜可促进血液循环，减少心脑血管病。

注意：①忌空腹和大量食用。可引起急性胃炎、胃肠溃疡。②慎长期食用。易使结肠变硬而便秘、致口角炎。③肝炎患者禁用。

二、 其他外用药

其他外用药的具体内容如下(表10-58)。

表10-58 其他外用药

药名	性味归经	功效应用	用法用量	备注
雄黄	辛、苦,温;有毒 归心、肝、胃经	解毒,燥湿祛痰,杀虫,截疟定惊。用于 痈疽,疥癣,虫毒蛇伤,虫积腹痛	外用适量;内服0.0 3~0.1g,入丸	切忌火煅,外用不能 涂擦
砒石	辛,大热;有大毒 归肺、肝经	外用蚀疮去腐,内服劫痰平喘。用于溃 疡腐肉不脱,癣疮,瘰疬,牙疳,痔疮, 寒哮,疟疾	外用适量;内服入 丸,0.002~0.004g	孕妇忌服。不作酒 剂。外用过量易 中毒
轻粉	辛,寒;有毒 归大肠、小肠经	外用攻毒,杀虫,敛疮,用于疥癣、梅毒、 疮痈溃烂;内服利水通便,用于水肿臌 胀、二便不利	0.1~0.2g	过量中毒,服后漱 口,孕妇忌服
升药	辛,热;有大毒 归肺、脾经	拔毒去腐。用于痈疽脓出不畅,或腐肉 不去,新肉不生	不作内服,外用适 量,多与煅石膏 配伍研末用	腐肉去,脓已净不 宜用
铅丹	辛,微寒;有毒 归心、肝经	外用拔毒生肌敛疮,杀虫止痒;内服截 疟。用于疮疡溃烂,黄水湿疮,疟疾	外用适量;内服 0.3~0.6g,入 丸、散	可蓄积中毒
硼砂	甘、咸,凉 归肺、胃经	外用清热解毒,内服清肺化痰。用于口 舌生疮,咽喉肿痛,目赤翳障,痰火 咳嗽	外用适量,内服 1.5~3g	多外用,内服宜慎
斑蝥	辛,热;有大毒 归肝、胃、肾经	攻毒蚀疮,破血散结。用于痈疽,顽癣, 瘰疬,狂犬病,经闭,癥瘕	0.03~0.06g,炮制 后入丸、散;外用 适量,研末或浸 酒醋或油膏中 外涂	有大毒,内服慎用。 外用量不宜过大。 孕妇禁用
蟾酥	辛,温;有毒 归心经	解毒消肿,止痛开窍。用于痈疽疔疮,咽 喉肿痛,痧胀腹痛,吐泻神昏,各种牙 痛,各种癌肿	内服每次0.015~ 0.03g,入丸、散; 外用适量	有毒,内服切勿过 量。外用不可入 目。孕妇禁用
马钱子	苦,温;有大毒 归肝、脾经	通络散结,消肿止痛。用于跌打损伤,痈 疽肿痛,风湿痹痛,拘挛麻木	内服宜制,日服 0. 3~0.6g,入丸、散	有毒,制后入药。过 量肢颤惊厥,呼吸 困难,死亡。孕妇 禁用
蛇床子	辛、苦、温;有 小毒 归肾经	温肾壮阳,燥湿,祛风,杀虫。用于男子 阳痿,女子不孕,寒湿带下,湿痹腰痛, 阴痒湿疹,湿疮疥癣	3~10g,或入丸散; 外用15~30g,水煎 洗或研末敷,或制 成油膏、软膏、 栓剂	下焦湿热者不宜 内服
儿茶	苦、涩,凉 归心、肺经	收湿生肌敛疮。用于溃疡不敛,湿疹,口 疮,跌仆伤痛,外伤出血	包煎,多入丸、散服, 1~3g	
土荆皮	甘、苦,凉 归肺、脾经	杀虫,疗癣,止痒。用于体癣、手足癣、头 癣等各种癣病	外用适量,醋或酒浸 涂擦,或研末调涂	无湿热者不宜服
猫爪草	甘、辛,温 归肝、肺经	散结消肿。用于瘰疬未溃,淋巴结核,咽 炎,疟疾,偏头痛,牙痛	煎服15~30g,单味120g	

小结

雄黄〕攻毒疗疮(尤为疮痈之要药(忌火煅)

硫黄〕杀虫止痒〔燥湿,尤为疥癣之要药、(内服)壮阳通便

蛇床子——杀虫止痒、燥湿、温肾助阳

大　蒜——解毒消肿、杀虫、止泻止咳

升　药——拔毒去腐(不单用,与煅石膏同用),别名:升丹

炉甘石——解毒明目退翳、收湿止痒敛疮(眼科及皮肤科多用)

硼　砂——外用清热解毒(五官科常用)、内服清肺化痰

目标检测

选择题

A 型题

1. 外科溃疡、腐肉不脱,以下哪种药物最宜
   A. 轻粉 　　　B. 砒石
   C. 白矾 　　　D. 雄黄
   E. 胆矾

2. 可用于肾虚喘息、虚冷便秘的药物是
   A. 桃仁 　　　B. 硫黄
   C. 芒硝 　　　D. 玄参
   E. 当归

3. 外用既有显著的解毒功效,又有止痒燥湿作用的药物是
   A. 雄黄 　　　B. 轻粉
   C. 硫黄 　　　D. 硼砂
   E. 石膏

4. 既能解毒明目退翳,又能收湿止泪止痒的药物是
   A. 砒石 　　　B. 滑石
   C. 寒水石 　　　D. 炉甘石
   E. 硼砂

5. 哪一种药物内服、外用均止痛
   A. 肉桂 　　　B. 小茴香
   C. 高良姜 　　　D. 吴茱萸
   E. 蟾酥

6. 砒石内服的功效是
   A. 温肾壮阳 　　　B. 劫痰平喘
   C. 通便 　　　D. 杀虫止痛

   E. 祛风燥湿

7. 患者痈疽溃后,腐肉不去,新肉难生。治疗首选药物是
   A. 铅丹 　　　B. 升药
   C. 蟾酥 　　　D. 大蒜
   E. 炉甘石

8. 马钱子的内服剂量是
   A. 0.3~0.6g 　　　B. 0.15~0.3g
   C. 0.05~0.1g 　　　D. 0.03~0.06g
   E. 0.1~0.3g

9. 内服利水通便,外用攻毒杀虫的药物是
   A. 升药 　　　B. 雄黄
   C. 轻粉 　　　D. 商陆
   E. 牵牛子

10. 患者目赤翳障,烂弦风眼,首选是
    A. 明矾 　　　B. 雄黄
    C. 硼砂 　　　D. 蜂房
    E. 炉甘石

B 型题

11、12 题共用备选答案
    A. 炉甘石 　　　B. 朱砂
    C. 硼砂 　　　D. 寒水石
    E. 滑石

11. 既治目赤翳障,又治皮肤湿疮的药物是

12. 既治目赤翳障,又治痰热壅滞病证的药物是

(陈红英)

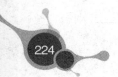

第4篇 方剂学基础

方剂是在中医药理论指导下,以辨证立法为依据,按照一定的组方配伍原则,选择恰当的药物合理配伍并酌定合适的剂量,制成一定的剂型而成,俗称"处方"。方剂学是研究和阐明中医治法和方剂理论及临床运用规律的一门学科,起着沟通基础课与临床课的桥梁作用。

第11章 方剂基础知识

方剂基础知识包括方剂与治法、方剂的组成与变化、方剂的剂型与用法等方面。

第1节 方剂与治法

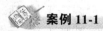
案例11-1

患者,男,67岁。昨日因家中摆喜宴,而贪吃多饮,今日腹胀纳呆,恶心呕吐,吐馊酸腐物,吐后反快,舌苔垢腻,脉滑。医者给予保和丸煎汤治疗而愈。

思考与分析

医者是否依法组方? 用的何种治法?

一、常用治法

治法是在辨清证候,辨证审因,辨明病机的基础上,有针对性地采取的基本治疗方法。"法随证立,方从法出,以法统方",即治法是遣药组方的指导原则,方剂是体现和完成治法的主要手段,二者之间是辨证统一、相互依存的关系。临床常用的治法有:汗、吐、下、和、温、清、消、补八法。

(一)汗法

汗法是通过宣发肺气,调畅营卫,开泄腠理,使在肌表的外感六淫之邪随汗而解的一种治法。《内经》云:"其在皮者,汗而发之。"汗法除了适用于外感表证外,麻疹初起,疹未透发者;风湿在表和水肿实证兼有表证者;疮疡、痢疾、疟疾初起而有寒热表象者,都是汗法的治疗范围。由于病情有寒热之分、体质有强弱之异、邪气有兼夹的不同,汗法又有辛温、辛凉之别。

汗法以汗出邪去为度,中病即止,不可大汗,不可过量,以防伤津耗气。

(二)吐法

吐法是通过涌吐,使停留在咽喉、胸膈、胃脘等部位的痰涎、宿食或毒物从口中吐出的一种治法。《内经》云："其在高者,引而越之。"吐法适用于痰涎壅塞在咽喉,或顽痰蓄积在胸膈,或宿食停滞在胃脘,或误食毒物尚停留在胃中未下者,都可及时用吐法使之涌吐而出。

催吐药易损伤胃气,禁忌较多,且涌吐中多有不适反应,患者不易接受,现今临床已较少使用。如确需使用,应严格掌握适应证,谨慎从事。必要时,还应做好相应的防护措施,以防意外之变。

(三)下法

下法是通过泻下通便,使积聚于肠胃的宿食、燥屎、冷积、瘀血、结痰、水饮等有形实邪从下窍而出,以祛邪除病的一种治疗方法。《内经》云："其在下者,引而竭之","中满者,泻之于内"。下法适用于大便秘结、宿食虫积、湿热积滞、水饮内停及瘀血内阻等实证,临床应用较广。由于积滞有寒热之别、正气有盛衰之分、邪气有兼夹的不同,所以下法又分为寒下、温下、润下、逐水、攻补兼施等。

下法易伤正气,故临床以有形实邪停留肠胃的里实证为宜,对于年老体虚、产后、月经期、妊娠期、失血者等应慎用或禁用。

(四)和法

和法是通过和解或调和的作用,以疏解邪气、调整脏腑功能的一种治疗方法。《伤寒论》中即有"伤寒在表者,必渍形以为汗;邪气在里者,必荡涤以为利。其于不内不外,半表半里,既非吐下之所宜,是当和解则可矣"。和解法专治病邪在半表半里,故又称和解少阳法;调和是指调和脏腑功能,以纠正寒热不调、脏腑功能偏盛偏衰,使之归于平复,适用于寒热往来、脏腑气血不和、虚实互见等证。故和法主要适用于少阳证、肝脾不和、肠胃不和、表里同病、疟疾等病证,分为调和肝脾法、调和胃肠法、表里双解法等。

邪在肌表而未入少阳,或邪已入里而阳明热盛者,均不宜使用和法。

(五)温法

温法是通过温中、祛寒、回阳、通络等作用,使寒邪去,阳气复,经络通,血脉和的一种治疗方法。"寒者热之"、"治寒以热",即是此意。温法主要适用于中焦虚寒、亡阳厥逆、经脉寒凝等病证。由于寒邪的部位在中、在下、在脏、在腑,以及在经络骨节的不同,因而温法又有温中散寒、温暖肝肾、温通经脉、回阳救逆之分。

热伏于里,热深热厥,形成真热假寒者;内热炽盛,见吐血、尿血、便血者;素体阴虚,阴液虚脱者,均不可用温法。

(六)清法

清法是通过清热泻火、凉血等,以消除里热的一种治疗方法。"热者寒之"、"温者清之"、"治热以寒",即是此意。清法主要适用于气分热盛证、热入营血证、火毒壅盛证、暑热证、脏腑热盛证、久病阴虚热伏于里的虚热证等。清法具有清气分热、清营凉血、清热解毒、清脏腑热、清热祛暑、清虚热等作用。

运用清法的原则一般为表证已解,里热正盛的热证。

(七)消法

消法是通过消食导滞和消痞散结等方法,使气、血、痰、食、水、虫等积聚而成的有形之邪渐消缓散的一种治疗方法。"坚者消之"、"结者散之"等即是消法。主要适用于饮食停滞、气滞血瘀、癥瘕积聚、水湿内停、痰饮不化、疳积虫积等。

消法属于攻法的范畴,治疗实证。体质较虚,使用消法时应兼用补虚药,以防损伤正气。

(八) 补法

补法是通过补益人体气血阴阳的不足,增强机体抗病能力的一种治疗方法。《素问》曰:"虚则补之","损者益之","形不足者,温之以气,精不足者,补之以味"即指此法。补法是通过药物的补益,使人体脏腑或气血阴阳之间的失调重归于平衡;同时,在正气虚弱不能祛邪时,也可用补法扶助正气,或配合其他治法,达到扶正祛邪的目的。所以,补法可以间接祛邪,但一般无外邪时使用,以避免"闭门留寇"。补法适用于各种虚证。

实证表现虚证假象者禁用补法。

上述八种治法,除吐法较少使用外,其余都是临床常用的。由于临床病情复杂,单一治法不能全面兼顾,要灵活配伍以适应病情。

> **考点:临床常用的治疗八法。**

二、 方剂与治法的关系

方剂是在理、法的指导下,有目的、有法度地运用药物以防治疾病的工具,只有理解方剂与治法的关系,才能准确而全面地组方遣药。

治法是在积累的大量的医疗经验的基础上总结出来的,是后于方药的一种理论。但治法已由经验总结上升为理论之后,就成为指导组方遣药和运用成方的指导原则。例如,一个感冒患者,经过四诊合参,审证求因,确定为外感风寒表实证时,根据表证当用汗法;又根据"寒者热之"的原则,当用辛温解表法治疗,并且按法选用相应的有效成方,或自行选药组成辛温解表剂。如法煎服,便能汗出表解,邪去人安;否则,治法与辨证不符,组方与治法脱节,必然治疗无效,甚至反使病情恶化。由此可见,治法是指导组方遣药的原则;方剂是体现和完成治法的主要手段。

第2节　方剂的组成与变化

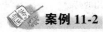
案例 11-2

某患者被医生诊断为脾气虚证,给予四君子汤治疗:人参 9g,白术 9g,茯苓 9g,炙甘草 3g,3 剂,水煎服。

思考与分析

能分析方剂中的君、臣、佐、使及其作用吗?

一、 组 成 原 则

方剂是在使用单味药物治病,进而多味药治疗的基础上开始形成的。经历了从辨证施治到辨证论治相结合的过程。药物的功用各有所长,也有所短。只有通过合理配伍,调其偏性,制其毒性,增强或改变原来药物的功用,消除或缓解药物对人体的不利因素,发挥其相辅相成或相反相成的综合作用,才能符合辨证论治的要求,治疗复杂病证。

方剂组成的原则,早在《素问·至真要大论》中就有"主病之谓君,佐君之谓臣,应臣之谓使”的记载。经过前人不断的总结，现概括为“君”、“臣”、“佐”、“使”，以此说明方剂中药物配伍的主从关系，即反应药物在方中的不同地位或作用。

（一）君药

君药即针对主病或主证起主要治疗作用的药物，又称为“主药”。君药药效居方中之首，用量大，药味少，是方中不可缺少的药物。

（二）臣药

臣药有两种意义：①辅助君药加强治疗主病或主证的药物；②针对主要兼病或兼证起主要治疗作用的药物，又称“辅药”。

（三）佐药

佐药有三种意义：①佐助药，配合君、臣药加强治疗作用，或直接治疗次要症状的药物；②佐制药，用以消除或减弱君、臣药的毒性，或制约君、臣药峻烈之性的药物；③反佐药，即病重邪甚或拒药不受的情况下，配用与君药性味相反，而又能在治疗中起相成作用的药物。

一般在方中佐药的用量较少。

（四）使药

使药有两种意义：①引经药，能引导方中药物直达病所的药物；②调和药，指能调和方中诸药的性能，协调诸药的相互作用或起到矫味作用的药物。

考点：方剂的组成原则。

使药一般药味较少，用量较小（图 11-1）。

方剂的组成
- 君药：针对主病或主证起主要治疗作用的药物
- 臣药
  - 辅助君药加强治疗主病或主证的药物
  - 针对主要兼病或兼证起主要治疗作用的药物
- 佐药
  - 佐助药：配合君、臣药加强治疗作用，或直接治疗次要症状的药物
  - 佐制药：用以消除或减弱君、臣药的毒性，或制约君、臣药峻烈之性的药物
  - 反佐药：即病重邪甚或拒药不受的情况下，配用与君药性味相反，而又能在治疗中起相成作用的药物
- 使药
  - 引经药：能引导方中药物直达病所的药物
  - 调和药：指能调和方中诸药的性能，协调诸药的相互作用或起到矫味作用的药物

图 11-1　方剂的组成

链　接

麻黄汤分析

麻黄汤主治外感风寒表实证：恶寒发热，头身疼痛，无汗而喘，舌苔薄白，脉浮紧。病机为风寒袭表，肺卫不宣。治当辛温发汗表解（图 11-2）。

麻黄汤
- 君药——麻黄——辛温、发汗解表以散风寒，宣发肺气以平喘逆
- 臣药——桂枝——辛甘温，温经和营，解肌散寒，助麻黄发汗解表
- 佐(助)药——杏仁——苦温，降肺气以助麻黄平喘，散风寒，又助麻、桂解表
- 使药——炙甘草——甘温，调和诸药

图 11-2　麻黄汤方意

综上所述,除君药外,臣、佐、使药都具有两种以上的意义。在组方遣药时没有一定的程式,不是每方臣、佐、使药都具备,也不是每药只任一职。如病情单纯,可仿"君一臣二"。如方中君、臣药无毒或作用并不峻烈时,便不须用消除、减弱毒性或制其峻烈之性的佐制药,或君药兼有引药至病的作用,便不须用引经使药。所以,每一方剂具体药味的多少,以及君、臣、佐、使是否齐备,全视病证大小与治疗要求,以及所选药物的功用来决定。一般组方原则是每一方必有君药,君药药味较少,其用量比臣、佐、使药要大。至于药味繁多的"复(重)方",按其方药归类,分清主次。

二、组 成 变 化

方剂的组成既有原则性,又有灵活性。

"方以药成",药物组成了方剂,是决定方剂功效的关键因素。方剂中药物的增减必然会导致方剂配伍关系的改变,从而直接影响方剂的功效。

(1)药味增减:有两种情况。一是主证未变,随兼证加减药物,使之符合治疗的需要,也叫随证加减。例如,麻黄汤主治风寒表实证,如外感风寒伤肺,见鼻塞声重、咳嗽痰多、胸闷气短、苔白脉浮者,当宣肺散寒,去麻黄汤中炙甘草,加生姜组成三拗汤,使肺气宣畅,诸证皆除。另一种是臣药的改变,可改变方剂的配伍关系,进而改变方剂的主要功效。例如,麻黄汤主治风寒表实证,主要功效在发汗解表,由麻黄、桂枝、杏仁、甘草组成。若将桂枝换成石膏,就成了麻杏石甘汤,其功效为发散风邪、清肺平喘,主治肺热咳喘证。两方仅一药之差,但主要配伍关系改变,使发散风寒之方变为疏风清肺之剂。所以,临床上在对成方进行加减时,应注意把握好方中药物的配伍关系。

(2)药量加减:是指组方药物不变,但药量改变,从而改变该方的功用和主治证候。例如,四逆汤和通脉四逆汤,两方都由附子、干姜、炙甘草三味药组成,但前方姜、附用量较小,主治阴盛阳衰而四肢厥逆、恶寒蹉卧、下利清谷、脉沉微细等,有回阳救逆之功;后方姜、附用量较大,主治阴盛格阳于外而四肢厥逆、身不恶寒、面赤、下利清谷、脉微欲绝之证,有回阳逐阴、通脉救逆之功(表11-1)。小承气汤与厚朴三物汤均由大黄、枳实、厚朴组成,由于方中药物的用量发生了变化,使两方中的君药各不相同(表11-2)。由此可见,药量改变,方名、主药及主治病证也改变了。

表 11-1 四逆汤和通脉四逆汤的比较

方名	药物组成			主治证候	功效
	君	臣	佐使		
四逆汤	生附子一枚	干姜一两五钱	炙甘草二两	阴盛阳微所致的四肢厥逆,恶寒蹉卧,下利清谷,脉沉微细	回阳救逆
通脉四逆汤	生附子一枚（大者）	干姜三两	炙甘草二两	阴盛格阳所致的四肢逆厥,身反不恶寒,下利清谷,脉微欲绝	回阳通脉

表 11-2　小承气汤和厚朴三物汤的比较

方名	药物组成			主治证候	功效
	君	臣	佐使		
小承气汤	大黄四两	枳实三枚	厚朴二两	阳明腑实证(热结)。潮热谵语,大便秘结,腹痛拒按	泻热通便
厚朴三物汤	厚朴八两	枳实五枚	大黄四两	气滞便秘(气滞)。脘腹满痛不减,大便秘结	行气通便

(3)剂型变化:中药制剂种类较多,各有特点。前人有"汤荡而丸缓"之说。同一方剂,由于剂型不同,其治疗作用也不相同。例如,理中丸由干姜、白术、人参、甘草等量组成丸剂,治中焦虚寒、自利不渴、呕吐腹痛、舌淡苔白、脉沉迟之证。若治上焦阳虚而致的胸痹,症见痞闷胸满、胁下有气上逆、四肢不温、脉沉细,即用上四味药煎成汤剂分三次服(即人参汤)。这是根据病位有中上之别,病势有轻重之异,取丸剂缓治,取汤剂急治。临床上经常将汤剂改成丸、散、膏剂,或将丸、散方药改为汤剂,主要是缓急不同。

第3节　剂型与用法

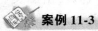

案例 11-3

临床上有小柴胡汤系列制剂:小柴胡片、小柴胡颗粒、小柴胡注射液、小柴胡口服液等,用于邪在少阳半表半里证。

思考与分析

试分析这几种剂型的优缺点。

一、剂　　型

剂型是方剂组成之后,根据药物性质、用药目的及综合给药途径,将药物制成适宜的形式以供临床使用。随着社会的发展,科学的进步,传统的剂型在质量上、工艺上也有很多改革,现将常用剂型介绍如下。

(一)汤剂

汤剂又称汤液,是组方后的药物饮片,用水或黄酒,或水酒各半浸泡后,再煎煮一定时间,然后去渣取汁而成。一般作内服用,如四君子汤、归脾汤。

优点:吸收快,疗效速,可加减,能较全面照顾患者或病证的特殊性。

缺点:煎煮、携带不方便,且服用量大,不利于危重患者的抢救,口感较苦而小儿难以服用,某些药物的有效成分不易煎出或易挥发散失,不适于规模生产。

(二)散剂

散剂是将药物粉碎,成为均匀混合的干燥粉末,有内服与外用两种。内服散剂末细量少者,可直接冲服,如七厘散;亦有粗末,临用时加水煮沸取汁服,如香苏散。外用散剂一般作外敷、掺散疮面或患病部位,如生肌散、金黄散;亦有作点眼、吹喉外用者,如冰硼散等。

特点:制作简便,便于服用携带,吸收较快,节省药材,不易变质,适用于各种病证。

(三) 丸剂

丸剂,即将药物研成细末,以蜜、水、米糊、面糊、酒、醋、药汁等作为黏合剂制成的圆形固体剂型。一般适用于慢性、虚弱性疾病,如归脾丸、人参养荣丸等;亦用于急证,如安宫牛黄丸、苏合香丸等。临床常用的丸剂有蜜丸、水丸、糊丸、浓缩丸等。

特点:吸收缓慢,药力持久,体积小,服用、携带、储存都方便,是常用的剂型。

(四) 片剂

片剂,即将中药加工或提炼后与辅料混合,压制成圆片状剂型。味苦、具恶臭的药物经压片后再包糖衣,易于吞服;需在肠中起作用或遇胃酸易破坏的药物,可包肠溶片,使之在肠中崩解。片剂的应用较广,如银翘解毒片、桑菊感冒片等。此外,尚有口含片、泡腾片等,如草珊瑚含片。

特点:用量准确,体积小,便于服用。

(五) 冲剂

冲剂,即将药材提取物加适量赋形剂或部分药粉或糖粉制成颗粒散剂。开水冲服,是常见剂型。常用的有板蓝根冲剂、感冒退热冲剂等。

特点:作用迅速,味道可口,体积较小,服用方便。

(六) 膏剂

将药物煎煮取汁浓缩成半固体,又叫膏剂。有内服及外用两种,内服的如雪梨膏、鹿胎膏等;外用的如风湿膏、狗皮膏药等。

特点:内服的膏剂有体积相对小、服用方便、缓慢起效的特点;外用的膏药可直接接触病变部位,利于吸收,疗效持久。

(七) 丹剂

丹剂指含有汞、硫磺等矿物,经过加热升华提炼而成的一种化合制剂。此剂多外用,如红升丹、白降丹等。此外,尚有某些贵重药品或有特殊功效的药物做成丹,如至宝丹、紫雪丹等。丹剂并非是一种固定的剂型。

特点:剂量小,作用大,含矿物质。

(八) 针剂

针剂,即根据中药有效成分的不同,用不同的方法提取、精制配成灭菌溶液,供皮下、穴位、肌肉、静脉等注射用的一种剂型。适于急救,对急证或口服有困难的患者尤为适宜,如生脉注射液、丹参注射液等。针剂今后需大力研制,主要是提纯的质量有待改善,以适应中医急证之需。

特点:剂量准确,药效迅速,给药方便,药物不受消化液和食物的影响。

(九) 酒剂

酒剂,又称药酒,古称酒醴。将药物用白酒或黄酒浸泡,或加温隔水炖煮,去渣取液供内服或外用。酒有活血通络、易于发散和助长药效的特性,故常在祛风通络和补益剂中使用,如风湿药酒、参茸药酒等,不宜用于阴虚火旺之证。外用酒剂尚可祛风活血、止痛消肿。

特点:有效成分溶出而增强药效,长于发散,能行气活血。

（十）茶剂

茶剂,即将药物经粉碎加工而制成的粗末状制品,或加入适宜的黏合剂制成的方块状制剂。用时以沸水泡汁或煎汁。大多用于治疗感冒、食积、腹泻。如健身、减肥新产品:午时茶、减肥茶、刺五加茶等。

特点:服用方便,易于长期服用。

（十一）露剂

露剂,亦称药露,将新鲜含有挥发性成分的药物,用蒸馏法制成的芳香气味的澄明水溶液,气味清淡,便于口服,一般作为饮料及清凉解暑剂,常用的有金银花露、青蒿露。

（十二）锭剂

锭剂,即将药物研成细粉,或加入黏合剂制成规定形状的固体剂型,供外用与内服。取研末调服或磨汁内服;外用则磨汁涂患处,如紫金锭、万应锭等。

（十三）栓剂

栓剂,即将药物细粉与基质混合制成固体制剂,用于腔道融化或溶解而释放药物,有杀虫止痒、润滑、收敛等功效,为肛肠科常用剂型。常用的有消痔栓、小儿退热栓等。

（十四）糖浆剂

糖浆剂,即将药物煎煮,去渣取汁,浓缩,加入适量蔗糖制成的浓蔗糖水溶液。

特点:味甜量小,服用方便,吸收较快,适用于儿童服用,如止咳糖浆、桂皮糖浆等。

（十五）口服液

口服液,即将药物用水或其他溶剂提取,精制而成的内服液体制剂。该制剂集汤剂、糖浆剂、注射剂的特点,具有剂量小、吸收快、服用方便、口感适宜等优点。近年发展较快,尤其是保健与滋补性口服液,如人参蜂王浆口服液、复方阿胶浆口服液等。

以上诸种剂型,各有特点,临证应根据病情与方剂特点酌情选用,此外,尚有胶囊剂、条剂、线剂、气雾剂、滴丸、软胶囊等。随着中医药学的发展,将会研究出更多的新剂型,以满足临床的需要。

考点:中药的常用剂型有哪些?

📚 链 接

中成药常见的变质情况

(1) 霉变:中成药在温度、湿度的影响下发生霉变。蜜丸发霉带灰绿或灰白色斑点;糖浆发霉见白色絮状物。

(2) 皱皮、干裂和硬结:大蜜丸包装不严,时间太久,温度过高,水分散失。

(3) 融化:阿胶等胶剂或膏药,因温度过高,融化变软变形。

(4) 反砂:含糖中药糖质结晶析出。水蜜丸会析出点状结晶。

(5) 发酵:糖浆可因温度高,水分蒸发,使糖浆表面稀释;酵母菌在表层大量繁殖,甚至产生大量气体而引起爆炸。局部发酵而出现酸败味。

(6) 气味改变:局部发酵酸味;含挥发油的中成药,因包装不严,挥发油散失出现异常气味。

(7) 虫蛀:水蜜丸、大蜜丸、水丸等均可发生虫蛀,因储存受潮,可有蛀洞、虫及虫的排泄物。

二、用　法

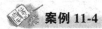 **案例 11-4**

某患者用铝锅煎煮下列处方药:人参、黄芪、当归、鳖甲、阿胶、车前子、薄荷、甘草,把药物同时放入药锅煎煮。

思考与分析

该患者哪些煎煮方法不正确,为什么?

众多的中药剂型中,汤剂是最常用的一种,其制用方法有一定的要求。汤剂的用法包括煎法和服法,用之不当直接影响疗效。徐灵胎指出"煎药之法,最宜深讲,药之效不效,全在乎此"。

(一) 煎法

1. 煎药器具　煎药器具以砂锅、瓦罐为好。因其化学性质稳定,不易与药物成分发生化学反应,并且导热均匀,保暖性能好。其次亦可用搪瓷器皿或不锈钢锅。忌用铁、铜、铝等金属器具,因其金属元素容易与中药成分发生化学反应,使疗效降低,甚至产生毒副作用。

2. 煎药用水　煎药用水必须洁净澄清,符合饮用标准。煎药用水量应根据药物体积而定,一般以水浸过药面 2cm 为度。质地坚硬或需久煎的药物加水量比一般药物略多;质地松软或有效成分易挥发,煎煮时间较短的药物,则液面淹没药物即可。

3. 注意事项

(1) 浸泡:煎药之前,将药用冷水浸泡一段时间,一般药物可浸泡 30min,以种子、果实为主的药可浸泡 1h,使药物充分湿润,以便有效成分易于煎出。

(2) 火候与时间:一般药物均可同煎。煎药用火有文、武之分:武火指火势急、火候大;文火是指火势慢、火候小。一般煎煮药物先用武火,煮沸后即改为文火。再煎 15~20min。煎药时要防止药汁外溢及过快熬干。煎药时要不宜频频打开锅盖,尽量减少易挥发成分的丢失。味厚的滋补药品,如熟地、首乌等煎煮时间宜稍长,使有效成分更多地被煎出;清热、解表、芳香类药物煎时宜稍短,以免有效成分损失或药性改变。

(3) 入药方法:有些药物的煎法特殊(处方必须注明),如下所示(表 11-3)。

表 11-3　中药特殊煎法

煎法	药物	方法
先煎	质坚、介壳、矿物类等有效成分不易煎出的药物,如龟板、石决明、生石膏、水牛角	打碎先煎 30min 左右,再纳入其他药物同煎
后下	久煎易挥发或破坏有效成分的药物,如薄荷、鱼腥草、木香、大黄、钩藤	先进行浸泡,当其他药煎好前 4~5min 时入煎
包煎	细小种子、粉末状、花粉类、对咽喉有刺激的药物,如车前子、滑石、蒲黄、旋覆花	用纱布包裹入煎
另煎	某些贵重药材,如人参、鹿茸、羚羊角片	切成小片单煎 2~3h 取汁,再与其他药物煎液兑服
烊化	胶质、黏性大的药物,如阿胶、鹿角胶	单独溶化,趁热与煎好的药汁混合均匀口服

续表

煎法	药物	方法
冲服	某些芳香、贵重药、液体类药、入水即化药及不耐高温且难溶于水的药物,如三七、麝香、沉香、芒硝、竹沥	研细末或取汁,用药液或温开水冲服

考点:中药的一般和特殊煎法。

(二) 服法

服药之法是否恰当,对疗效也有一定的影响,包括服药时间、服用方法、服药食忌等。

1. 服药时间 服药时间一般以饭前约 1h 服为宜。对胃肠有刺激的药物宜饭后服。补益剂与泻下剂宜空腹服。安神剂宜睡前服。急病不拘时间服。慢性病应定时服。

2. 服药方法 汤剂一般每日 1 剂,分煎 2 次,各取汁,或合在一起,分 2~3 次服;或早餐前、晚餐后服,服药与用餐时间最好间隔 30min。病情重或老年、儿童酌情增减。

一般汤剂以温服为宜。但热证者可冷服;寒证者可热服;发汗药宜趁热顿服,服后加盖衣被,以利发汗;服药易吐者,可先服姜汁,再服药;不能口服者,可鼻饲或灌肠。

链 接

服药忌食的现代研究

(1) 服中药时不要喝浓茶,因茶叶含鞣酸,浓茶含鞣酸更多,与药物同服影响人体对药物有效成分的吸收,减低疗效。

(2) 服人参时不要吃萝卜,萝卜消食、破气,使人参失去补益作用。

(3) 服中药时忌生、冷、油腻、辛辣食物,因为这类食物不易消化吸收,使胃肠蠕动减慢,影响胃肠对药物的消化吸收,降低疗效。

3. 服药食忌 服药食忌,俗称"忌口",是指服药期间要注意饮食禁忌。一是忌食可能妨碍脾胃消化吸收功能的食物,以免影响药物的吸收;二是忌食对某病证不利的食物,如水肿患者少食盐、消渴患者少食糖、下利慎油腻、寒证禁生冷等;三是忌食与所服药物有相恶、相反配伍关系的食物,如人参与萝卜、土茯苓与茶等。总之,一般服药期间应忌食生冷、油腻、鱼腥、辛辣、酒酪等不易消化吸收之品。

小结

常用治法即中医的八法:汗、吐、下、和、温、清、消、补。治法是方剂的基础,方剂据此组方遣药和运用成方。方剂的组成原则即君、臣、佐、使,临床中要掌握配伍规律和组成变化。学习剂型和用法,能熟悉不同剂型药物的个性特点,从而指导患者正确地煎煮和服用汤药。

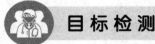

目标检测

选择题

A 型题

1. 煎药用具以什么为最佳
   A. 铝制器具   B. 铁制器具
   C. 砂锅、瓦罐   D. 铜制器具
   E. 不锈钢锅

2. 煎药最不适宜的用具是
   A. 砂锅   B. 不锈钢锅
   C. 瓦罐   D. 铁锅
   E. 搪瓷锅

3. 一般药物在煎药时宜
   A. 武火急煎   B. 文火久煎

C. 先文后武　　　　D. 先武后文

E. 武火久煎

4. 解表药、清热药、泻下药,在煎药时宜

A. 武火急煎　　　　B. 文火久煎

C. 先文后武　　　　D. 武火久煎

E. 先武后文

5. 有毒药、补益药、有效成分不易溶于水的药,在煎药时宜

A. 武火急煎　　　　B. 文火久煎

C. 先文后武　　　　D. 先武后文

E. 武火久煎

6. 气味芳香的药,在煎药时宜

A. 包煎　　　　　　B. 后下

C. 烊化　　　　　　D. 先煎

E. 另炖

7. 在一个方剂中不可缺少的药物是

A. 君药　　　　　　B. 臣药

C. 佐药　　　　　　D. 调和药

E. 引经药

8. 泻下剂、驱虫剂、补益剂、治疗胃肠道疾病的方剂,宜在

A. 饭前服　　　　　B. 饭时服

C. 饭后服　　　　　D. 睡前服

E. 以上均可

9. 治疗急病、重病的方剂可

A. 清晨服　　　　　B. 睡前服

C. 饭前服　　　　　D. 不拘时服

E. 中午服

10. 慢性疾病的治疗一般宜选用

A. 丸剂　　　　　　B. 散剂

C. 汤剂　　　　　　D. 针剂

E. 冲剂

B 型题

11~13 题共用备选答案

A. 针对主病或主证起治疗作用

B. 针对兼病或兼证起治疗作用

C. 直接治疗次要的兼证

D. 引方中的诸药以达病所

E. 消除或减缓毒性和烈性

11. 君药在方剂中能

12. 臣药在方剂中能

13. 佐制药在方剂中能

14~18 题共用备选答案

A. 先煎　　　　　　B. 后下

C. 另煎　　　　　　D. 烊化

E. 包煎

14. 贵重药宜

15. 气味芳香,借其挥发油取效者宜

16. 介壳类、矿石类药物宜

17. 胶质、黏性大而且易溶的药物宜

18. 防止煎后药液混浊宜

(李　凡)

第 12 章　常用方剂简表

1. 解表剂

辛温解表	主治	功用	证治要点	组成
麻黄汤 《伤寒论》	外感风寒表实证	发汗解表,宣肺平喘	恶寒发热,头身疼痛,无汗而喘,舌苔薄白,脉浮紧	麻黄、桂枝、杏仁(炙)、甘草
桂枝汤 《伤寒论》	外感风寒表虚证	解肌发表,调和营卫	发热,汗出恶风,鼻鸣干呕,苔白不渴,脉浮缓	桂枝、芍药、炙甘草、生姜、大枣
小青龙汤 《伤寒论》	外寒里饮证	解表散寒,温肺化饮	恶寒发热,头身疼痛,无汗,喘咳,痰多而稀,胸痞,舌苔薄白,脉浮	麻黄、桂枝、芍药、细辛、干姜、炙甘草、半夏、五味子
九味羌活汤 《此事难知》	外感风寒湿邪,兼有里热证	发汗祛湿,兼清里热	恶寒发热,无汗,头痛项强,肢体酸楚疼痛,口苦微渴	羌活、防风、苍术、细辛、川芎、白芷、生地黄、黄芩、甘草

辛凉解表	主治	功用	证治要点	组成
银翘散 《温病条辨》	温病初起	辛凉透表,清热解毒	发热,无汗或有汗不畅,微恶风寒,头痛口渴,咳嗽咽痛,舌尖红,苔薄白或薄黄,脉浮数	金银花、连翘、苦桔梗、薄荷、竹叶、生甘草、荆芥穗、淡豆豉、牛蒡子、苇根
桑菊饮 《温病条辨》	风温初起表热轻证	疏风清热宣肺止咳	咳嗽,发热不甚,口微渴,脉浮数	桑叶、菊花、杏仁、连翘、薄荷、桔梗、生甘草、苇根
麻黄杏仁甘草石膏汤 《伤寒论》	外感风邪,邪热壅肺证	辛凉疏表,清肺平喘	身热不解,咳逆气急,甚则鼻煽,口渴,有汗或无汗,苔薄白或黄,脉数	麻黄、石膏、杏仁、炙甘草
败毒散 《小儿药证直诀》	气虚,外感风寒、湿表证	散寒祛湿,益气解表	憎寒壮热,头项强痛,肢体酸痛,无汗,鼻塞声重,咳嗽有痰,胸膈痞满,舌淡,脉浮按之无力	羌活、独活、柴胡、前胡、川芎、枳壳、茯苓、桔梗、人参、甘草、生姜、薄荷

扶正解表	主治	功用	证治要点	组成
加减葳蕤汤 《通俗伤寒论》	素体阴虚,外感风热证	滋阴解表	头痛身热,微恶风寒,咳嗽,口渴,无汗或汗出不多,咽干,心烦,舌红,脉数	生葳蕤、生葱白、淡豆豉、薄荷、白薇、桔梗、大枣、炙甘草
麻黄附子细辛汤 《伤寒论》	素体阳虚,外感风寒;暴哑	助阳解表	少阴病始得之,反发热,脉沉者	麻黄、附子、细辛
参苏饮 《太平惠民和剂局方》	气虚外感风寒,内有痰湿证	益气解表,理气化痰	恶寒发热,头痛鼻塞,咳嗽痰多,胸膈满闷,苔白脉浮	苏叶、人参、干葛、半夏、前胡、茯苓、陈皮、甘草、桔梗、枳壳、木香

2. 泻下剂

寒下	主治	功用	证治要点	组成
大承气汤《伤寒论》	阳明腑实证；热结旁流；里热实证之热厥	峻下热结	数日不大便，脘腹胀满，苔黄厚干或焦黑，燥裂，脉沉有力。下利清水，色纯青，其气臭，脐腹疼痛，按之坚硬有块，口舌干燥，脉滑实	大黄、枳实、厚朴、芒硝
大黄牡丹汤《金匮要略》	肠痈初起，湿热瘀滞证	泻热破瘀，散结消肿	右少腹疼痛拒按，或右足屈而不伸，伸则剧痛，或时时发热，自汗恶寒，舌苔黄脉，滑数	大黄、丹皮、桃仁、冬瓜子、芒硝
大陷胸汤《伤寒论》	水热互结之结胸证	泻热逐水	心下满痛或心下至少腹硬满而痛不可近，大便秘结，日晡小有潮热，或短气烦躁，舌上燥而渴，脉沉紧，按之有力	甘遂、大黄、芒硝

温下	主治	功用	证治要点	组成
温脾汤《备急千金要方》	阳虚寒积证	攻下寒积，温补脾阳	便秘腹痛，脐下胶结，绕脐不止，手足欠温，苔白，脉沉弦	大黄、附子、当归、干姜、人参、芒硝、甘草
大黄附子汤《金匮要略》	寒积里实证	温里散寒，通便止痛	腹痛便秘，胁下偏痛，发热，手足不温，舌苔白腻，脉弦紧	炮附子、大黄、细辛

润下	主治	功用	证治要点	组成
济川煎《景岳全书》	肾阳虚弱，精津不足证	温肾益精	大便秘结，小便清长，腰膝酸软，头目眩晕，舌淡苔白，脉沉迟	肉苁蓉、当归、牛膝、泽泻、升麻、枳壳
麻子仁丸《伤寒论》	胃肠燥热，脾约便秘证	润肠泻热，行气通便	肠胃燥热，脾津不足，大便秘结，小便频数	麻子仁、芍药、炙枳实、大黄、厚朴、杏仁

逐水	主治	功用	证治要点	组成
十枣汤《伤寒论》	悬饮；水肿	攻逐水饮	咳唾胸胁引痛，心下痞硬胀满，干呕短气，头痛目眩，苔滑，脉沉弦；一身悉肿，下半身为重，二便不利	甘遂、芫花、大戟、大枣
舟车丸《景岳全书》	水热内壅，气机阻滞	行气逐水	水肿水胀，口渴，气粗，腹坚，大小便秘，脉沉数有力	黑丑、甘遂、芫花、大戟、大黄、青皮、陈皮、木香、槟榔、轻粉

攻补兼施	主治	功用	证治要点	组成
黄龙汤《伤寒六书》	阳明腑实，气血不足证	攻下通便，补气养血	自利清水，色纯青，或大便秘结，脘腹胀满，拒按，身热口渴，神倦少气，舌苔焦黄，脉虚	大黄、芒硝、枳实、厚朴（大承气汤）、甘草、人参、当归、生姜、大枣
新加黄龙汤《温病条辨》	热结里实，气阴不足	泻结泄热，滋阴益气	大便秘结，腹中胀满而硬，神疲少气，口干咽燥，唇裂舌焦，苔焦黄或焦黑燥裂	生地、生甘草、当归、生大黄、芒硝、人参、玄参、海参、姜汁、麦冬
增液承气汤《温病条辨》	阳明温病，热结阴亏	滋阴增液，泄热通便	燥屎不行，下行不通	元参、麦冬、生地、大黄、芒硝

3. 和解剂

和解少阳	主治	功用	证治要点	组成
小柴胡汤《伤寒论》	伤寒少阳证；妇人热入血室证；黄疸、疟疾及内伤杂病见少阳证	和解少阳	往来寒热，胸胁苦满，心烦喜呕，口苦咽干，目眩，默默不欲饮食，舌苔薄白，脉弦；妇人伤寒，经水适断，寒热发作有时	柴胡、黄芩、人参、半夏、炙甘草、生姜、大枣
蒿芩清胆汤《重订通俗伤寒论》	少阳湿热证	清胆利湿，和胃化痰	寒热如疟，寒轻热重，口苦膈闷，吐酸苦水，或呕黄涎而黏，甚则干呕呃逆，胸胁胀疼，小便短少，舌红苔白腻，脉数弦滑	青蒿、黄芩、淡竹茹、姜半夏、赤茯苓、生枳壳、广陈皮、碧玉散（滑石、甘草、青黛）
达原饮	瘟疫或疟疾，邪伏膜原	开达膜原，辟邪化浊	增寒壮热，或一日3次或一日1次，发无定时，胸闷呕恶，头痛烦躁，舌苔白厚如积粉，脉弦滑数	槟榔、厚朴、草果、知母、芍药、黄芩、甘草

调和肝脾	主治	功用	证治要点	组成
四逆散《伤寒论》	阳郁厥逆证；肝脾气郁证	透邪解郁，疏肝理气	手足不温，或腹痛，或泄利下重；胁肋胀闷，脘腹疼痛，脉弦	柴胡、炙甘草、枳实、芍药
逍遥散《太平惠民和剂局方》	肝郁血虚脾弱证	疏肝解郁，养血健脾	两胁作痛，头痛目眩，口燥咽干，神疲食少，或月经不调，乳房胀痛，脉弦而虚	柴胡、当归、白芍、白术、茯苓、炙甘草、烧生姜、薄荷
痛泻要方《医学正传》	脾虚肝旺之痛泻	补脾柔肝，祛湿止泻	肠鸣腹痛，大便泄泻，泻必腹痛，泻后痛缓，舌苔薄白，脉两关不调，弦而缓	炒白术、白芍、陈皮、防风

调和肠胃	主治	功用	证治要点	组成
半夏泻心汤《伤寒论》	寒热错杂之痞证	寒热平调，消痞散结	心下痞满，满而不痛，或呕吐，肠鸣下利，舌苔腻而微黄	半夏、黄芩、干姜、人参、黄连、大枣、炙甘草

4. 清热剂

清气分热	主治	功用	证治要点	组成
白虎汤《伤寒论》	气分热盛证	清热生津	身大热，汗大出，口大渴，脉洪大	石膏、知母、炙甘草、粳米
竹叶石膏汤《伤寒论》	伤寒、温病、暑病余热未清，气津两伤证	清热生津，益气和胃	身热多汗，气逆欲呕，烦渴喜饮，口干，或虚烦不寐，舌红少津，脉虚数（气阴两伤，胃失和降，汗出而身热不退）	石膏、竹叶、半夏、麦冬、人参、炙甘草、粳米

清营凉血	主治	功用	证治要点	组成
清营汤《温病条辨》	热入营分证	清营解毒，透热养阴	身热夜甚，神烦少寐，谵语，目喜开或闭不一，口渴或不渴，斑疹隐隐，舌绛干，脉数	犀角（水牛角代）、生地黄、元参、竹叶心、麦冬、丹参、黄连、银花、连翘

清营凉血	主治	功用	证治要点	组成
犀角地黄汤《备急千金要方》	热入血络；蓄血留瘀；热扰心营	清热解毒，凉血散瘀	吐血，便血衄血，尿血；喜忘如狂，漱水不欲咽，胸中烦痛，自觉腹满，大便色黑易解；昏狂谵语，斑色紫黑，舌绛起刺	犀角（水牛角代）、生地、芍药、丹皮

清热解毒	主治	功用	证治要点	组成
清瘟败毒饮《疫疹一得》	瘟疫热毒，充斥内外，气血两燔证	清热解毒，凉血泻火	大热渴饮，头痛如劈，干呕狂躁，谵语神魂，或发斑、吐血、衄血，四肢抽搐，视物不清，舌绛唇焦，脉沉数	生石膏、水犀角、生地、川连、栀子、桔梗、黄芩、知母、赤芍、玄参、连翘、甘草、丹皮、鲜竹叶
凉膈散《太平惠民和剂局方》	上中二焦邪郁生热证	泻火通便，清上泄下	烦躁口渴，面赤唇焦，胸膈烦热，口舌生疮，咽痛，吐衄，便秘溲赤	连翘、川大黄、朴硝、甘草、山栀子仁、薄荷、黄芩、竹叶、蜜
普济消毒饮《东垣试效方》	大头瘟	清热解毒，疏风散邪	头面红肿焮痛，恶寒发热，咽喉不利，舌燥口渴，目不能开，舌红苔黄，脉浮数有力	黄芩、黄连（酒炒）、陈皮、生甘草、玄参、柴胡、桔梗、连翘、板蓝根、马勃、牛蒡子、薄荷、僵蚕、升麻
仙方活命饮《校注妇人良方》	阳证痈疡肿毒初起	清热解毒，消肿溃坚，活血止痛	红肿焮痛，身热凛寒，苔薄白或黄，脉数有力	金银花、白芷、贝母、防风、赤芍、当归尾、甘草、皂角刺、制穿山甲、天花粉、乳香、没药、陈皮
黄连解毒汤《外台秘要》	三焦火毒证	泻火解毒	大热烦躁，错语不眠，口燥咽干；或吐衄、发斑；或痈肿疔毒，舌红苔黄，脉数有力	黄连、黄芩、黄柏、栀子
五味消毒饮《医宗金鉴》	火毒结聚的痈疮疔肿	清热解毒，消散疔疮	疔疮初起，发热恶寒，疮形如粟，坚硬根深，状如铁钉，以及痈疡疔肿，红肿热痛，舌红苔黄，脉数	金银花、野菊花、蒲公英、紫花地丁、紫背天葵子
四妙勇安汤《验方新编》	脱疽	清热解毒，活血止痛	热毒炽盛，症见患肢黯红微肿灼热，溃烂腐臭，疼痛剧烈，或见发热口渴，舌红脉数	金银花、玄参、当归、甘草
牛蒡解肌汤《外科心得集》	局部痈肿兼有风热表证	疏风清热，凉血消肿	颈项痰毒，风热牙痛，头面发热，兼有表热证者；外痈局部焮红肿痛，寒热轻重，汗少口渴，小便黄，脉浮数，苔白或黄	牛蒡子、薄荷、荆芥、连翘、山栀、丹皮、石斛、玄参、夏枯草

清脏腑热	主治	功用	证治要点	组成
龙胆泻肝汤《医方集解》	肝胆实火上炎证；肝胆湿热下注证	清泻肝胆实火，清利肝经湿热	头痛目赤，口苦溺赤，胁痛，耳聋耳肿，舌红，苔黄腻，脉弦数有力；阴肿阴痒，筋痿，阴汗，小便淋浊，带下黄臭，舌红苔黄腻，脉弦数有力	龙胆草、柴胡、泽泻、木通、黄芩、栀子、车前子、当归、生地黄、生甘草

清脏腑热	主治	功用	证治要点	组成
左金丸《丹溪心法》	肝火犯胃证	清泻肝火,降逆止呕	胁肋疼痛,嘈杂吞酸,呕吐口苦,舌红苔黄,脉弦数	黄连、吴茱萸(6∶1)
泻白散《小儿药证直诀》	肺热喘咳证	清泻肺热,止咳平喘	肺热气喘咳嗽,皮肤蒸热,日晡尤甚,舌红苔黄,脉细数	桑白皮、地骨皮、炙甘草、粳米
清胃散《兰室秘藏》	胃火牙痛	清胃凉血	牙痛牵引头疼,面颊发热,唇舌颊腮肿痛,牙龈腐烂等,舌红苔黄,脉滑数	黄连、生地黄、当归身、牡丹皮、升麻
玉女煎《景岳全书》	胃热阴虚证	清胃热,滋肾阴	头痛,牙痛,牙龈出血,烦热干渴,舌红苔黄而干	石膏、熟地、麦冬、知母、牛膝
芍药汤《素问病机气宜保命集》	湿热痢疾	清热燥湿(解毒),调气和血	腹痛,下痢脓血,赤白相兼,里急后重,肛门灼热,小便短赤,舌苔黄腻,脉弦数	黄连、黄芩、芍药、当归、槟榔、木香、甘草、大黄、官桂。少量肉桂,其辛热通温助归、芍行血和营;又可防止呕逆拒药,属佐助兼反佐
白头翁汤《伤寒论》	热毒痢疾	清热解毒,凉血止痢	腹痛,里急后重,肛门灼热,下痢脓血赤多白少,口渴,舌红苔黄,脉弦数	白头翁、黄柏、黄连、秦皮
导赤散《小儿药证直诀》	心经火热证	清心利水养阴	心胸烦热,面赤口渴,意欲饮冷,口舌生疮;或心热移于小肠,小便淋痛,舌红脉数	木通、生地黄、生甘草梢、竹叶
清虚热	**主治**	**功用**	**证治要点**	**组成**
青蒿鳖甲汤《温病条辨》	温病后期,邪伏阴分证	养阴透热	温病后期,夜热早凉,热退无汗,舌红少苔,脉细数	青蒿、鳖甲、细生地、知母、丹皮
清骨散《证治准绳》	肝肾阴虚,虚火内扰证	清虚热,退骨蒸	潮热骨蒸,唇红颧赤,困倦盗汗,心烦口渴,舌红少苔,脉细数	银柴胡、胡黄连、秦艽、鳖甲、地骨皮、青蒿、知母、甘草
秦艽鳖甲散《卫生宝鉴》	阴亏血虚,风邪传里化热之风劳病	滋阴养血,清热除蒸	骨蒸盗汗,肌肉消瘦,唇红颊赤,口干咽燥,午后潮热,消瘦盗汗,舌红少苔,脉细数	地骨皮、柴胡、鳖甲、秦艽、知母、当归、青蒿、乌梅
当归六黄汤《兰室秘藏》	阴虚火旺,发热盗汗	滋阴泻火,固表止汗	发热盗汗,面赤心烦,口干唇燥,大便干结,小便黄赤,舌红苔黄,脉数	当归、生地黄、熟地黄、黄芩、黄连、黄柏、黄芪

5. 祛暑剂

祛暑解表	主治	功用	证治要点	组成
新加香薷饮	暑温夹湿,复感于寒证	祛暑解表,清热化湿	发热头痛,恶寒无汗,口渴面赤,胸闷不舒,舌苔白腻,脉浮而数	香薷、银花、厚朴、鲜扁豆花、连翘

续表

清暑益气	主治	功用	证治要点	组成
清暑益气汤《温热经纬》	暑热气津两伤证	清暑益气,养阴生津	身热汗多,口渴心烦,小便短赤,体倦少气,精神不振,脉虚数	西洋参、西瓜翠衣、石斛、麦冬、黄连、竹叶、荷梗、知母、甘草、粳米

祛暑利湿	主治	功用	证治要点	组成
清络饮《温病条辨》	暑伤肺经气分轻证	祛暑清热	身热口渴不甚,头目不清,眩晕微胀,舌淡红,苔薄白	鲜扁豆花、鲜银花、丝瓜皮、西瓜翠衣、鲜荷叶边、鲜竹叶心
六一散《伤寒直格》	暑湿证	清暑利湿	身热烦渴,小便不利,或泄泻	滑石、甘草
桂苓甘露饮《宣明论方》	暑湿证	清暑解热,化气利湿	发热头痛,烦渴引饮,小便不利,以及霍乱吐下	滑石、甘草、白术、泽泻、官桂、石膏、寒水石、茯苓、猪苓

6. 温里剂

温中祛寒	主治	功用	证治要点	组成
理中丸《伤寒论》	脾胃虚寒证、阳虚失血证	温中祛寒,补气健脾	脘腹绵绵作痛,喜温欲按,自利不渴,畏寒肢冷,呕吐,便溏,不欲饮食,舌淡苔白,脉沉细;便血、吐血、衄血或崩漏等,血色暗淡,质清稀	干姜、人参、白术、炙甘草
小建中汤《伤寒论》	中焦虚寒,脾胃不和证	温中补虚,和里缓急	腹中拘急疼痛,喜温喜按,神疲乏力,虚怯少气;或心中悸动,虚烦不宁,面色无华;或伴四肢酸楚,手足烦热,咽干口燥,舌淡,脉细弦	饴糖、芍药、桂枝、炙甘草、生姜、大枣(桂枝汤倍芍药加饴糖)
吴茱萸汤《伤寒论》	肝胃虚寒,浊阴上逆(虚寒呕吐证)	温中补虚,降逆止呕	阳明寒呕,食谷欲呕,胸膈满闷;厥阴(巅顶)头痛,干呕吐涎沫;少阴吐利,烦躁欲死;畏寒肢冷,舌淡苔白滑,脉弦细而迟	吴茱萸、人参、大枣、生姜
大建中汤《金匮要略》	中阳衰弱,阴寒内盛之脘腹剧痛证	温中补虚,降逆止痛	心胸中大寒痛,呕不能食,腹中寒上冲皮起,见有头足、上下痛而不可触近,舌苔白滑,脉细紧,甚则肢厥脉伏;或腹中漉漉有声	蜀椒、干姜、人参、胶饴

回阳救逆	主治	功用	证治要点	组成
四逆汤《伤寒论》	心肾阳衰寒厥证(少阴病);太阳病误汗亡阳	回阳救逆	四肢厥逆,神衰欲寐,恶寒蜷卧,面色苍白,腹痛下利,呕吐不渴,舌淡苔白,脉微细	生附子、干姜、炙甘草
回阳救急汤《伤寒六书》	寒邪直中三阴,真阳衰微证	回阳固脱,益气生脉	四肢厥冷或身寒战栗,神衰欲寐,恶寒蜷卧,吐泻腹痛,唇指青紫,口不渴,或吐涎沫,舌淡苔白,脉沉数甚或无脉	熟附子、干姜、肉桂、六君(人参、白术、茯苓、陈皮、炙甘草、半夏)、五味子、麝香、生姜

温经散寒	主治	功用	证治要点	组成
当归四逆汤 《伤寒论》	血虚寒厥证	温经散寒,养血通脉	手足厥寒,肢体疼痛,口不渴,舌淡苔白,脉沉细或细而欲绝	当归、桂枝、芍药、细辛、炙甘草、通草、大枣
黄芪桂枝五物汤 《金匮要略》	营卫虚弱之血痹	益气温经,和血通痹	肌肤麻木,脉微涩而紧	黄芪、芍药、桂枝、生姜、大枣

7. 表里双解剂

表里双解	主治	功用	证治要点	组成
大柴胡汤 《金匮要略》	少阳、阳明合病	和解少阳,内泻热结	往来寒热,胸胁或心下满痛,呕不止,郁郁微烦,便秘或下利,舌苔黄,脉弦数有力	柴胡、大黄、黄芩、芍药、半夏、枳实、生姜、大枣
防风通圣散 《宣明论方》	风热壅盛,表里俱实证	疏风解表,泻热通便	憎寒壮热,头目昏眩,目不睛痛,口苦舌干,咽喉不利,胸膈痞闷,咳呕喘满,涕唾稠黏,便秘溲赤,舌苔黄腻,脉数有力;疮疡肿毒,肠风痔漏,鼻赤瘾疹	麻黄、荆芥、防风、薄荷、大黄、芒硝、滑石、山栀、连翘、川芎、当归、白芍、白术、石膏、黄芩、桔梗、甘草
葛根黄芩黄连汤 《伤寒论》	外感表证未解,热邪入里,邪热下利	解表清热	身热,下利臭秽,肛门有灼热感,脘腹烦热,口干作渴,喘而汗出,苔黄脉数	葛根、炙甘草、黄芩、黄连

8. 补益剂

补气	主治	功用	证治要点	组成
四君子汤 《太平惠民和剂局方》	脾胃气虚证	益气健脾	面色萎白,语音低微,气短乏力,食少便溏,舌淡苔白,脉虚弱	人参、白术、茯苓、甘草
参苓白术散 《太平惠民和剂局方》	脾虚湿盛证	益气健脾,渗湿止泻	饮食不化,胸脘痞满,肠鸣泄泻,四肢乏力,形体消瘦,面色萎黄,舌淡苔白腻,脉虚缓	人参、白术、白茯苓、莲子肉、薏苡仁、缩砂仁、桔梗、白扁豆、甘草、山药、大枣(后+陈皮)
补中益气汤 《脾胃论》	脾虚气陷证;气虚发热证	补中益气,升阳举陷	饮食减少,体倦肢软,少气懒言,面色萎黄,大便稀溏,脱肛,子宫脱垂,久泻久痢,崩漏;气短乏力,身热,自汗,渴喜热饮,气短乏力	黄芪、炙甘草、人参、当归、陈皮、升麻、柴胡、白术
玉屏风散 《究原方医方类聚》	表虚自汗	益气固表止汗	汗出恶风,面色㿠白,舌淡苔薄白,脉浮虚;表虚自汗易感风邪	黄芪、防风、白术
生脉散 《医学启源》	温热、暑热,耗气伤阴证;久咳伤肺,气阴两虚证	益气生津,敛阴止汗	汗多神疲,体倦乏力,气短懒言,咽干口渴,舌干红少苔,脉虚数;干咳少痰,短气自汗,口干舌燥,脉虚细	人参、麦冬、五味子

续表

补血	主治	功用	证治要点	组成
四物汤《仙授理伤续断秘方》	营血虚滞证	补血调经	头晕目眩,心悸失眠,面色无华,月经不调,量少或经闭不行,脐腹作痛	熟地、当归、川芎、白芍
归脾汤《济生方》	心脾气血两虚证;脾不统血证	益气补血,健脾养心	心悸怔忡,健忘失眠,盗汗,体倦食少,面色萎黄,舌淡,苔薄白,脉细弱,便血,皮下紫癜,妇女崩漏,月经超前,量多色淡	黄芪、龙眼肉、白术、白茯苓、酸枣仁、人参、木香、炙甘草、当归、远志
当归补血汤《内外伤辨惑论》	血虚阳浮发热证	补气生血	肌热面红,烦渴欲饮,脉洪大而虚,重按无力;妇人经期,产后血虚,发热头痛;疮疡溃后,久不愈合	黄芪、当归

气血双补	主治	功用	证治要点	组成
炙甘草汤《伤寒论》	阴血阳气虚弱,心脉失养证;虚劳肺痿	益气滋阴,通阳复脉	心动悸,脉结代,虚羸少气,舌光少苔,或质干瘦。干咳无痰,咳痰不多,涎沫少,虚烦不眠,自汗盗汗,大便干结,脉虚数,咽干舌燥	生地黄、炙甘草、生姜、人参、桂枝、阿胶、麦冬、麻仁、大枣、清酒
八珍汤《瑞竹堂经验方》	气血两虚证	益气补血	面色苍白或萎黄,头晕目眩,四肢倦怠,气短懒言,心悸怔忡,饮食减少,舌淡苔薄白,脉细弱或虚大无力	人参、白术、白茯苓、当归、川芎、白芍药、熟地黄、甘草

补阴	主治	功用	证治要点	组成
六味地黄丸《小儿药证直诀》	肝肾阴虚证	滋阴补肾	腰膝酸软,头晕目眩,耳鸣耳聋,盗汗,遗精,消渴,骨蒸潮热,手足心热,口燥咽干,牙齿动摇,足跟作痛,小便淋沥,以及小儿囟门不合,舌红少苔,脉沉细数	熟地黄、山萸肉、干山药、牡丹皮、泽泻、茯苓
一贯煎《继名医类案》	肝肾阴虚,肝气郁滞证	滋阴疏肝	胸脘胁痛,吞酸吐苦,口咽干燥,舌红少津,脉细弱。亦治疝气瘕聚	生地黄、北沙参、麦冬、当归身、枸杞子、川楝子
大补阴丸《丹溪心法》	阴虚火旺证	滋阴降火	骨蒸潮热,盗汗遗精,足膝疼痛,咳嗽咳血,心烦易怒,舌红少苔,尺脉数而有力	熟地、龟板、黄柏、知母、猪脊髓
左归丸《景岳全书》	真阴不足证	滋阴补肾,填精益髓	头晕目眩,腰膝酸软,遗精滑泄,自汗盗汗,舌干口燥	大怀熟地、山药、枸杞、山茱萸、菟丝子、鹿角胶、龟板胶、川牛膝
肾气丸《金匮要略》	肾阳不足证	补肾助阳	腰痛脚软,身半以下常有冷感,少腹拘急,小便不利,或小便反多,入夜尤甚,阳痿早泄,舌淡而胖,脉虚尺沉,痰饮,水肿,化液,水饮内停,脚气,转胞,消渴	桂枝、附子、干地黄、山药、山茱萸、泽泻、茯苓、丹皮

续表

补阳	主治	功用	证治要点	组成
右归丸 《景岳全书》	肾阳不足,命门火衰证	温补肾阳,填精益髓	年老或久病气衰神疲,畏寒肢冷,腰膝软弱,阳痿遗精,阳衰无子,小便自遗,饮食减少,大便不实	附子、肉桂、鹿角胶、熟地、山药、山茱萸、枸杞、菟丝子、杜仲、当归

9. 固涩剂

固表止汗	主治	功用	证治要点	组成
牡蛎散 《太平惠民和剂局方》	体虚自汗,盗汗证	益气固表,敛阴止汗	常自汗,夜卧尤甚,心悸惊惕,短气烦倦,舌淡红,脉细弱	牡蛎、黄芪、麻黄根、小麦

敛肺止咳	主治	功用	证治要点	组成
九仙散 《卫生宝鉴》	久咳肺虚证	敛肺止咳,益气养阴	久咳不已,咳甚则气喘,自汗,痰少而黏,脉虚数	罂粟壳、人参、款冬花、桑白皮、桔梗、五味子、阿胶、乌梅、贝母

涩肠固脱	主治	功用	证治要点	组成
真人养脏汤 《卫生宝鉴》	久泻久痢,脾肾虚寒证	涩肠固脱,温补脾肾	泻痢无度,滑脱不禁,甚至脱肛坠下,脐腹疼痛,倦怠少食,舌淡苔白,脉迟细	罂粟壳、人参、当归、白术、肉豆蔻、肉桂、炙甘草、白芍、木香、诃子
四神丸 《内科摘要》	脾肾阳虚之肾泄证(五更泻)	温肾暖脾,固肠止泻	五更泄泻不思饮食,食不消化或腹痛肢冷,久泻不愈,神疲乏力,舌淡苔薄白,脉沉迟无力	补骨脂、肉豆蔻、五味子、吴茱萸(大枣、生姜)

涩精止遗	主治	功用	证治要点	组成
桑螵蛸散 《本草衍义》	心肾两虚证	调补心肾,涩精止遗	小便频数,色如米泔,或遗尿,遗精,心神恍惚,健忘,舌淡苔白,脉细弱	桑螵蛸、远志、菖蒲、龙骨、人参、茯神、当归、龟甲
金锁固精丸 《医方集解》	肾虚不固之遗精	涩精补肾	遗精滑泄,四肢酸软,神疲乏力,腰痛耳鸣,舌淡苔白,脉细弱	沙苑子、芡实、莲须、龙骨、牡蛎
缩泉丸 《妇人良方》	下元虚冷小便频数及小儿遗尿	温肾祛寒,缩尿止遗	小便频数,或遗尿,小腹怕冷,舌淡,脉沉弱	天台乌药、益智仁、山药

固崩止带	主治	功用	证治要点	组成
固冲汤 《医学衷中参西录》	脾肾亏虚,冲脉不固之血崩	固冲摄血,益气健脾	血崩或月经过多,或崩漏不止,色淡质稀,心悸气短,腰膝酸软,舌淡,脉微弱	山萸肉、白术、生黄芪、煅龙骨、煅牡蛎、生杭芍、海螵蛸、茜草、棕边炭、五倍子
固经丸 《医学入门》	阴虚血热之崩漏	滋阴清热,固经止血	月经过多,或崩中漏下,血色深红或紫黑黏稠,手足心热,腰膝酸软,舌红,脉弦数	黄芩、白芍、龟板、黄柏、椿树根皮、香附

10. 安神剂

重镇安神	主治	功用	证治要点	组成
朱砂安神丸《内外伤辨惑论》	心火亢盛,阴血不足证	镇心安神,泻火养阴	心神烦乱,失眠多梦,怔忡惊悸,甚则欲吐不果,胸中自觉懊憹,舌红,脉细数	朱砂、黄连、炙甘草、生地黄、当归
珍珠母丸《普济本事方》	阴血不足,肝阳偏亢之神志不宁	滋阴养血,镇心安神,平肝潜阳	阴血不足,肝阳偏亢。神志不宁,入夜少寐,时而惊悸,头目眩晕,脉细弦	珍珠母、当归、熟地、人参、酸枣仁、柏子仁、犀角、茯神、沉香、龙齿、辰砂、金银花、薄荷
磁朱丸《备急千金要方》	水火不济证	重镇安神,潜阳明目	心肾不交,耳鸣耳聋,心悸失眠,视物昏花;亦治癫痫	神曲、磁石、光明砂

滋养安神	主治	功用	证治要点	组成
天王补心丹《摄生秘剖》	阴虚血少,神志不安证	滋阴清热,养血安神	心悸怔忡,虚烦失眠,神疲健忘,梦遗,手足心热,口舌生疮,大便干结,舌红少苔,脉细数	生地、人参、丹参、元参、茯苓、五味子、远志、桔梗、当归、天冬、麦冬、柏子仁、酸枣仁、朱砂
酸枣仁汤《金匮要略》	肝血不足,虚热内扰证	养血安神,清热除烦	虚烦失眠,心悸不安,头目眩晕,咽干口燥,舌红,脉弦细	酸枣仁、甘草、知母、茯苓、川芎
甘麦大枣汤《金匮要略》	心阴受损,肝气失和之脏躁	养心安神,和中缓急;亦补脾气	精神恍惚,睡眠不安,心中烦乱,悲伤欲哭,不能自主,甚则言行失常,呵欠频作,舌淡红,苔少,脉细微数	小麦、甘草、大枣

11. 理气剂

行气	主治	功用	证治要点	组成
半夏厚朴汤《金匮要略》	梅核气	行气散结,降逆化痰	咽中如有物阻,咯吐不出,吞咽不下,胸膈满闷,苔白润,脉弦滑弦缓	半夏、厚朴、茯苓、生姜、苏叶
瓜蒌薤白白酒汤《金匮要略》	胸阳不振,痰气互结之胸痹轻证	通阳散结,行气祛痰	胸部满痛,甚至胸痛彻背,喘急咳唾,短气,舌苔白腻,脉沉弦或紧	瓜蒌、薤白、白酒
天台乌药散《医学发明》	肝经寒凝气滞证(小肠疝气)	行气疏肝,散寒止痛	小肠疝气,少腹引控睾丸而痛,偏坠肿胀,或少腹疼痛,苔白脉弦	天台乌药、木香、小茴香、青皮、高良姜、槟榔、川楝子、巴豆
越鞠丸《丹溪心法》	六郁证	行气解郁	胸膈痞闷,脘腹胀痛,饮食不消,恶心呕吐,嗳腐吞酸	香附、苍术、川芎、神曲、栀子
金铃子散《素问病机气宜保命集》	肝郁化火证	疏肝泄热,活血止痛	肝郁有热,心腹胁肋诸痛,时发时止,口苦,或痛经,或疝气痛,舌红苔黄,脉弦数	金铃子、玄胡(延胡索)

行气	主治	功用	证治要点	组成
厚朴温中汤《内外伤辨惑论》	脾胃寒湿气滞证	行气除满,温中燥湿	脾胃伤于寒湿,脘腹胀满或疼痛,不思饮食,四肢倦怠,舌苔白腻,脉沉弦	厚朴、陈皮、炙甘草、茯苓、草豆蔻仁、木香、干姜、生姜
橘核丸	寒湿疝气	行气止痛,软坚散结	睾丸肿胀偏坠,或坚硬如石,或痛引脐腹,甚则阴囊肿大,轻者出黄水,重者成脓溃烂	橘核、海藻、昆布、海带、川楝子、桃仁、厚朴、木通、枳实、延胡索、桂心、木香

降气	主治	功用	证治要点	组成
苏子降气汤《太平惠民和剂局方》	上实下虚喘咳证	降气平喘,祛痰止咳	咳喘痰多,喘咳短气,胸膈满闷,呼多吸少,腰疼脚软,或肢体浮肿,苔白滑,脉弦滑	紫苏子、半夏、川当归、炙甘草、前胡、厚朴、肉桂、生姜、大枣、苏叶
定喘汤《摄生众妙方》	风寒外束,痰热内蕴证(哮喘)	宣肺降气,清热化痰(祛痰平喘)	哮喘咳嗽,痰多气急,痰稠色黄,微恶风寒,苔黄腻,脉滑数	麻黄、白果、苏子、甘草、款冬花、杏仁、桑白皮、黄芩、半夏
旋覆代赭汤《伤寒论》	胃虚痰阻气逆证	降逆化痰,益气和胃	胃虚痰阻,心下痞硬,按之不痛,噫气频作,呕吐,呃逆,吐涎沫,舌淡苔白滑,脉缓或滑	旋覆花、代赭石、人参、生姜、炙甘草、半夏、大枣
橘皮竹茹汤《金匮要略》	胃虚有热之呃逆	降逆止呃,益气清热	呃逆或干呕,虚烦少气,口干,舌红嫩,脉虚数	橘皮、竹茹、大枣、生姜、甘草、人参

12. 理血剂

活血祛瘀	主治	功用	证治要点	组成
桃核承气汤《伤寒论》	下焦蓄血证	逐瘀泻热	少腹急结,小便自利,至夜发热,谵语烦躁,其人如狂,或血瘀经闭,痛经,脉沉实而涩	桃仁、大黄、桂枝、炙甘草、芒硝
血府逐瘀汤《医林改错》	胸中血瘀证	活血化瘀,行气止痛	胸痛,头痛,日久不愈,痛如针刺而有定处,急躁易怒,内热烦闷,心悸失眠,入暮潮热,呃逆日久不止,舌紫暗或瘀斑,脉涩或弦紧	红花、桃仁、川芎、赤芍、当归、生地、牛膝、桔梗、柴胡、枳壳、甘草
复元活血汤《医学发明》	跌打损伤,瘀血阻滞证	活血祛瘀,疏肝通络	跌打损伤,瘀血留于胁下,痛不可忍	酒大黄、柴胡、瓜蒌根、当归、红花、甘草、穿山甲、桃仁
温经汤《金匮要略》	冲任虚寒,瘀血阻滞证	温经散寒,养血祛瘀	漏下不止,色暗而有块,淋漓不畅,久不受孕,唇口干燥,入暮发热,手心烦热,月经或前或后,或一月再行,或崩中漏下,月经后期,不至甚或经停	桂枝、吴茱萸、当归、芍药、川芎、人参、阿胶、牡丹、生姜、甘草、半夏、麦冬
生化汤《傅青主女科》	血虚寒凝,瘀血阻滞证	养血祛瘀,温经止痛	产后血虚受寒,恶露不行,小腹冷痛	全当归、川芎、桃仁、炮干姜、炙甘草(童便、黄酒)

续表

活血祛瘀	主治	功用	证治要点	组成
补阳还五汤《医林改错》	中风之气虚血瘀证	补气,活血,通络	半身不遂,口眼㖞斜,语言謇涩,口角流涎,遗尿不禁,小便频数,舌黯淡苔白,脉缓	生黄芪、当归尾、赤芍、地龙、川芎、红花、桃仁
七厘散《良方集腋》	跌打损伤、筋断骨折之瘀血肿痛,或刀伤出血	活血散瘀,止痛止血;外敷止血生肌	跌打损伤,筋断骨折之瘀血肿痛,或刀伤出血。并治一切无名肿毒,烧伤烫伤等	血竭、麝香、冰片、乳香、没药、红花、朱砂、儿茶
失笑散《太平惠民和剂局方》	瘀血停滞证	活血祛瘀,散结止痛	心腹刺痛,产后恶露不行,或月经不调,少腹急痛	五灵脂(酒研)、蒲黄(炒香)
桂枝茯苓丸《金匮要略》	瘀阻胞宫证	活血化瘀,缓消癥块	妇人素有癥块,妊娠漏下不止,或胎动不安,血色紫黑晦暗,腹痛拒按,或闭经腹痛,或产后恶露不尽而腹痛拒按者,舌质紫暗或有瘀点,脉沉涩	桂枝、茯苓、丹皮、桃仁、赤芍
活络效灵丹《医学衷中参西录》	气血凝滞证	活血祛瘀,通络止痛	心腹疼痛,腿痛臂痛,跌打瘀肿,内外疮疡,以及癥瘕积聚	当归、丹参、生乳香、生没药
大黄䗪虫丸《金匮要略》	五劳虚极	祛瘀新生	形体羸瘦,腹满不能饮食,肌肤甲错,两目黯黑,少腹挛急,腹痛拒按,或按之不减,目眶暗黑,舌有瘀斑,脉沉涩或弦	大黄、䗪虫、黄芩、甘草、桃仁、杏仁、芍药、干地黄、干漆、虻虫、水蛭、蛴螬、白蜜

止血	主治	功用	证治要点	组成
小蓟饮子《济生方》	热结下焦之血淋、尿血	凉血止血,利水通淋	尿中带血,或尿血,小便频数,赤涩热痛,舌红脉数	小蓟、滑石、木通、生地黄、淡竹叶、山栀子、炙甘草、藕节、蒲黄、当归
槐花散《本事方》	风热湿毒,壅遏肠道,损伤血络证	清肠止血,疏风行气	便前、后出血,粪中带血,痔疮出血,血色鲜红或晦暗,舌红苔黄脉数	槐花、侧柏叶、荆芥穗、枳壳
咳血方《丹溪心法》	肝火犯肺之咳血证	清肝宁肺,凉血止血	咳嗽痰稠带血,心烦易怒,咽干口苦,胸胁作痛,颊赤便秘,舌红苔黄,脉弦数	青黛、山栀子、瓜蒌仁、海浮石(海粉)、诃子
黄土汤《金匮要略》	脾阳不适,脾不统血证	温阳健脾,养血止血	大便下血,先便后血,或吐血、衄血,妇人崩漏,血色暗淡,四肢不温,面色萎黄,舌淡苔白,脉沉细无力	灶心黄土、甘草、干地黄、白术、附子、阿胶、黄芩
十灰散《十药神书》	血热妄行之上部出血证	凉血止血	呕血、吐血、咯血、嗽血、衄血	大蓟、小蓟、荷叶、茜根、侧柏叶、白茅根、山栀、大黄、牡丹皮、棕榈皮
胶艾汤	妇人冲任虚损	补血止血,调经安胎	崩中漏下,月经过多,淋漓不止,或产后下血不绝;或妊娠下血,腹中疼痛者	阿胶、艾叶、甘草、当归、芍药、川芎、干地黄

13. 治风剂

疏散外风	主治	功用	证治要点	组成
大秦艽汤 《素问病机气宜保命集》	风邪初中经络证	疏风清热,养血活血	风中经络,口眼㖞斜,舌强不能言,手足不能动,或恶寒发热,苔白或黄,脉浮数或弦细	秦艽、甘草、川芎、当归、白芍、细辛、羌活、防风、黄芩、石膏、白芷、白术、生地黄、熟地黄、白茯苓、独活
川芎茶调散 《太平惠民和剂局方》	外感风邪头痛	疏风止痛	偏正头痛,或巅顶作痛,目眩鼻塞,或恶寒发热,舌苔薄白,脉浮	川芎、荆芥、白芷、羌活、细辛、防风、薄荷、炙甘草
消风散 《外科正宗》	风疹、湿疹	疏风除湿,清热养血	皮肤瘙痒,疹出色红,或遍身云片斑点,抓破后渗出津水,苔白或黄,脉浮数	荆芥、防风、牛蒡子、蝉蜕、知母、苦参、胡麻、苍术、石膏、甘草、木通、当归、生地
牵正散 《杨氏家藏方》	风中头面经络	祛风化痰,通络止痉	口眼㖞斜,或面肌抽动,舌淡红,苔白	白附子、僵蚕、全蝎
小活络丹 《太平惠民和剂局方》	风寒湿痹	祛风除湿,化痰通络,活血止痛	肢体筋脉疼痛,麻木拘挛,关节屈伸不利,疼痛游走不定;亦治中风,手足不仁,日久不愈,腰腿沉重腿臂间作	川乌、草乌、地龙、天南星、乳香、没药、陈酒

平息内风	主治	功用	证治要点	组成
羚角钩藤汤 《通俗伤寒论》	热盛动风证	凉肝息风,增液舒筋	高热不退,手足抽搐,烦闷躁扰,甚则神昏,发为痉厥,舌绛而干,舌焦起刺,脉弦而数;以及肝热风阳上逆,头晕胀痛,耳鸣心悸,面红如醉,或手足躁扰,舌红脉弦数	羚角片、双钩藤、霜桑叶、草川贝、鲜生地、滁菊花、茯神木、生白芍、生甘草、淡竹茹
镇肝息风汤 《医学衷中参西录》	肝阳上亢,气血上逆之类中风	镇肝息风,滋阴潜阳	头目眩晕,目胀耳鸣,脑部热痛,面色如醉,心中烦热,时常噫气,肢体渐觉不利,口角渐形歪斜,或眩晕颠仆,昏不知人,移时始醒,或醒后不能复元,脉弦长而有	怀牛膝、生赭石、生龙骨、生牡蛎、生龟板、生杭芍、玄参、天冬、川楝子、生麦芽、茵陈、甘草
大定风珠 《温病条辨》	阴虚风动证	滋阴息风	伤真阴,手足瘛疭,形消神倦,舌绛少苔,脉气虚弱,时时欲脱	鸡子黄、阿胶、干地黄、麻仁、五味子、麦冬、炙甘草、生白芍、三甲(生龟板、生牡蛎、鳖甲)
天麻钩藤饮 《杂病证治新义》	肝阳偏亢,肝风上扰证	平肝息风,清热活血,补益肝肾	头痛,眩晕,失眠多梦,或口苦面红,舌红苔黄,脉弦或数	天麻、钩藤、石决明、栀子、黄芩、川牛膝、杜仲、益母草、桑寄生、首乌藤、朱茯神

续表

平息内风	主治	功用	证治要点	组成
阿胶鸡子黄汤 《通俗伤寒论》	邪热久羁,灼烁阴血	滋阴养血,柔肝息风	筋脉拘急,手足瘛疭,心烦不眠,或头晕目眩,舌绛少苔,脉细数	阿胶、鸡子黄、生白芍、石决明、钩藤、生地、炙甘草、生牡蛎、络石藤、茯神木

14. 治燥剂

轻宣外燥	主治	功用	证治要点	组成
杏苏散 《温病条辨》	外感凉燥证	轻宣凉燥,理肺化痰	秋燥,头微痛,恶寒无汗,咳嗽痰稀,鼻塞咽干,苔白,脉弦	杏仁、苏叶、半夏、茯苓、前胡、苦桔梗、枳壳、甘草、生姜、橘皮、大枣
清燥救肺汤 《医门法律》	温燥伤肺,气阴两伤证	清燥润肺,养阴益气	头痛身热,干咳无痰,气逆而喘,咽喉干燥,口渴鼻燥,胸膈满闷,舌干少苔,脉虚大而数	冬桑叶、煅石膏、人参、甘草、胡麻仁、真阿胶、麦冬、杏仁、枇杷叶
桑杏汤 《温病条辨》	外感温燥证	轻宣温燥,润肺止咳	身热不甚,口渴咽干,咽干鼻燥,干咳无痰或痰少而黏,舌红苔薄白而干,脉浮数而右脉大者	桑叶、杏仁、沙参、象贝、香豉、栀皮、梨皮
增液汤 《温病条辨》	阳明温病,津亏便秘证	滋阴清热,润燥通便	津液不足,大便秘结,口渴,舌干红,脉细数或沉而无力	玄参、细生地、麦冬

滋阴润燥	主治	功用	证治要点	组成
养阴清肺汤 《重楼玉钥》	白喉之阴虚燥热证	养阴清肺,解毒利咽	喉间起白如腐,不易拭去,咽喉肿痛,鼻干唇燥,咳或不咳,呼吸有声,似喘非喘,脉数无力	大生地、麦冬、生甘草、玄参、贝母、丹皮、薄荷、炒白芍
麦门冬汤 《金匮要略》	虚热肺痿;胃阴不足证	清养肺胃,降逆下气	咳嗽气喘,咽喉不利,咯痰不爽,或咳唾涎沫,手足心热舌红少苔,脉虚数;呕吐,纳少,呃逆,口干咽燥,舌红少苔,脉虚数	麦门冬、半夏、人参、甘草、粳米、大枣
百合固金汤 《医方集解》	肺肾阴亏,虚火上炎证	滋养肺肾,止咳化痰	咳嗽气喘,痰中带血,咽喉燥痛,头晕目眩,午后潮热,舌红少苔,脉细数	生地、熟地、百合、麦冬、白芍、当归、贝母、生甘草、元参、桔梗

15. 祛湿剂

化湿和胃	主治	功用	证治要点	组成
平胃散 《太平惠民和剂局方》	湿滞脾胃证	燥湿运脾,行气和胃	脘腹胀满,不思饮食,口淡无味,呕吐恶心,嗳气吞酸,肢体沉重,怠惰嗜卧,常多自利,舌苔白腻而厚,脉缓	苍术、厚朴、陈皮、炙甘草、生姜、大枣

化湿和胃	主治	功用	证治要点	组成
藿香正气散《太平惠民和剂局方》	外感风寒，内伤湿滞证	解表化湿，理气和中	外感于寒，内伤于湿。恶寒发热，头痛，胸膈满闷，脘腹疼痛，恶心呕吐，肠鸣泄泻，舌苔白腻，以及山岚瘴虐（夏月常见）	藿香、大腹皮、白芷、紫苏、茯苓、半夏曲、白术、陈皮、厚朴、桔梗、炙甘草

清热祛湿	主治	功用	证治要点	组成
三仁汤《温病条辨》	湿温初起及暑温夹湿之湿重于热证	宣畅气机，清利湿热	头痛恶寒，身重疼痛，午后身热，胸闷不饥，面色淡黄，苔白不渴，脉弦细而濡	杏仁、生薏苡仁、白蔻仁、飞滑石、白通草、竹叶、厚朴、半夏
茵陈蒿汤《伤寒论》	湿热黄疸	清热，利湿，退黄	一身面目俱黄，黄色鲜明，发热无汗或但头出汗，口渴，小便短赤，腹微满，苔黄腻，脉沉数或滑数有力	茵陈、栀子、大黄
八正散《太平惠民和剂局方》	湿热淋证	清热泻火，利水通淋	尿频尿急，溺时涩痛，淋漓不畅，癃闭不通，尿色浑赤，小腹急满，口燥舌干，苔黄腻，脉滑数	木通、滑石、瞿麦、扁蓄、车前子、栀子、炙甘草、大黄
甘露消毒丹《续名医类案》	湿温时疫，邪在气分，湿热并重证	利湿化浊，清热解毒	发热倦怠，胸闷腹胀，肢酸咽肿；身目黄，颐肿口渴，泄泻淋浊，小便短赤，泄泻淋浊，苔淡白或厚腻或干黄，脉濡数或滑数	飞滑石、绵茵陈、淡黄芩、石菖蒲、川贝母、木通、藿香、射干、连翘、薄荷、白豆蔻

利水渗湿	主治	功用	证治要点	组成
五苓散《伤寒论》	膀胱气化不利之蓄水证	利水渗湿，温阳化气	小便不利，头痛微热，烦渴欲饮，甚则水入即吐，成"水逆证"；或水肿，泄泻；或霍乱脐下动悸，吐涎沫，而头眩；或短气而咳；舌苔白脉浮或浮数	泽泻、猪苓、白术、茯苓、桂枝
猪苓汤《伤寒论》	水热互结证	利水，养阴，清热	小便不利，发热，口渴欲饮，心烦不寐，咳嗽，呕恶，下利，舌红苔白或微黄，脉细数	猪苓、茯苓、泽泻、阿胶、滑石
防己黄芪汤《金匮要略》	表虚不固之风水或风湿证	益气祛风，健脾利水	外卫不固，汗出恶风，身重微肿，或肢节疼痛，小便不利，舌淡苔白，脉浮	防己、黄芪、甘草、白术、生姜、大枣
五皮散《华氏中藏经》	脾虚湿盛，气滞水泛之皮水证	利水消肿，理气健脾	一身悉肿，肢体沉重，心腹胀满，上气喘急，小便不利，以及妊娠水肿等，苔白腻，脉沉缓	生姜皮、桑白皮、陈橘皮、大腹皮、茯苓皮

温化水湿	主治	功用	证治要点	组成
真武汤《伤寒论》	阳虚水泛证	温阳利水	畏寒肢厥，小便不利，心下悸，头眩，身瞤动，四肢沉重疼痛，浮肿，腰以下为甚；或腹痛下利，或咳喘呕逆，舌质淡胖边有齿痕苔白滑，脉沉细	炮附子、茯苓、白芍、白术、生姜
苓桂术甘汤《金匮要略》	中阳不足之痰饮	温阳化饮，健脾利湿	胸胁支满，短气而咳，心悸目眩，舌苔白滑，脉弦滑或沉紧	茯苓、桂枝、白术、炙甘草

温化水湿	主治	功用	证治要点	组成
实脾散《重订严氏济生方》	脾肾阳虚,水气内停之阴水	温阳健脾,行气利水	身半以下肿,手足不温,口中不渴,大便溏薄,胸腹胀满,舌苔白腻,脉沉弦迟	附子、干姜、厚朴、白术、木瓜、木香、草果仁、大腹子、白茯苓、炙甘草、生姜、大枣
萆薢分清饮《丹溪心法》	下焦虚寒之膏淋、白浊	温肾利湿,分清化浊	下元虚寒,小便频数,白如米泔,凝如膏糊,舌淡舌白,脉沉	川萆薢、益智仁、石菖蒲、乌药

祛风胜湿	主治	功用	证治要点	组成
羌活胜湿汤《此事难知》张元素方	风湿在表之痹证	祛风,胜湿,止痛	肩背痛不可回顾,头痛身重,或腰脊疼痛,难以转侧,苔白脉浮	羌活、独活、蒿本、防风、甘草、蔓荆子、川芎
独活寄生汤《备急千金要方》	痹证日久,肝肾两虚,气血不足证	祛风湿,止痹痛,益肝肾,补气血	膝腰疼痛、痿软,肢节屈伸不利,或麻木不仁,畏寒喜温,心悸气短,舌淡苔白,脉细弱	独活、桑寄生、秦艽、防风、细辛、当归、川芎、干地黄、牛膝、杜仲、茯苓、肉桂心、人参、芍药、甘草

16. 祛痰剂

燥湿化痰	主治	功用	证治要点	组成
二陈汤《太平惠民和剂局方》	湿痰证	燥湿化痰,理气和中	痰多色白易咳,胸膈痞闷,恶心呕吐,肢体倦息,头眩心悸,舌苔白滑或腻,脉滑	半夏、橘红、白茯苓、炙甘草、乌梅、生姜
温胆汤《三因极一病证方论》	胆郁痰扰证	理气化痰,和胆利胃	胆怯易惊,头晕心悸,心烦不眠,夜多异梦;或呕吐呃逆,眩晕,癫痫,苔白腻,脉弦滑	半夏、竹茹、枳实、陈皮、炙甘草、茯苓、生姜、大枣

清热化痰	主治	功用	证治要点	组成
清气化痰丸《医方考》	痰热咳嗽	清热化痰,理气止咳	咳嗽气喘,咯痰黄稠,胸膈痞闷,气急呕恶,烦躁不宁,舌质红,苔黄腻,脉滑数	胆南星、瓜蒌仁、陈皮、酒黄芩、杏仁、枳实、茯苓、制半夏(姜汁)
小陷胸汤《伤寒论》	痰热互结之结胸证	清热化痰,宽胸散结	痰热互结(胸脘)心下痞闷,按之则痛,或心胸闷痛,咳痰黄稠,舌苔黄腻,脉滑数	瓜蒌实、黄连、半夏

润燥化痰	主治	功用	证治要点	组成
贝母瓜蒌散《医学心悟》	燥痰咳嗽	润肺清热,理气化痰	咳嗽呛急,咯痰不爽,涩而难出,咽喉干燥,苔白而干	贝母、瓜蒌、天花粉、茯苓、橘红、桔梗

温化寒痰	主治	功用	证治要点	组成
三子养亲汤《韩氏医通》	痰壅气逆食滞证	温肺化痰,降气消食	咳嗽喘逆,痰多胸痞,食少难消,舌苔白腻,脉滑	白芥子、苏子、莱菔子

化痰息风	主治	功用	证治要点	组成
半夏白术天麻汤《医学心悟》	风痰上扰证	化痰息风,健脾祛湿	眩晕,头痛,胸膈痞闷,恶心呕吐,舌苔白腻,脉弦滑	半夏、天麻、茯苓、橘红、白术、甘草、生姜、大枣

续表

化痰息风	主治	功用	证治要点	组成
止嗽散《医学心悟》	风邪犯肺证	止咳化痰,疏风宣肺	外感咳嗽,经用解表宣肺方药,邪未尽去,仍咳嗽咽痒,咯痰不爽,微有恶寒发热,舌苔薄白	桔梗、荆芥、紫菀、百部、白前、甘草、陈皮

17. 消导化积剂

消食化滞	主治	功用	证治要点	组成
保和丸《丹溪心法》	食积胃脘证	消食和胃	脘腹痞满胀痛,嗳腐吞酸,恶食呕吐,或大便泄泻,舌苔厚腻,脉滑	山楂、神曲、半夏、茯苓、陈皮、连翘、莱菔子
木香槟榔丸《儒门事亲》	积滞内停,湿蕴生热	行气导滞,攻积泄热	脘腹胀满,赤白痢疾,里急后重,或大便秘结,舌苔黄腻,脉沉实	木香、槟榔、青皮、陈皮、莪术、黄连、黄柏、大黄、香附子、牵牛、枳壳
枳实导滞丸《内外伤辨惑论》	湿热食积	消食导滞,清热祛湿	脘腹胀痛,下痢泄泻,或大便秘结,小便短赤,舌苔黄腻,脉沉有力	大黄、枳实、神曲、茯苓、黄芩、黄连、白术、泽泻

健脾消食	主治	功用	证治要点	组成
健脾丸《证治准绳》	脾虚食积证	健脾和胃,消食止泻	食少难消,脘腹痞闷,大便溏薄,倦怠乏力,苔腻微黄,脉虚弱	茯苓、白术、人参、甘草、木香、黄连、神曲、陈皮、砂仁、麦芽、山楂、山药、肉豆蔻
枳术丸《内外伤辨惑论》	脾虚气滞,饮食停聚	健脾理气,化食消痞	胸脘痞满,不思饮食	白术、枳实
枳实消痞丸《兰室秘藏》	脾虚气滞,寒热互结	行气消痞,健脾和胃	心下痞满,不欲饮食,倦怠乏力,大便失调,舌苔腻而微黄,脉弦	干生姜、炙甘草、麦芽曲、白茯苓、白术、半夏曲、人参、厚朴、枳实、黄连

18. 驱虫剂

驱虫	主治	功用	证治要点	组成
乌梅丸《伤寒论》	脏寒蛔厥证	温脏安蛔	脘腹阵痛,烦闷呕吐,时发时止,得食则呕,甚则吐蛔,手足厥冷;或久泻久痢	乌梅、细辛、干姜、黄连、当归、附子、蜀椒、桂枝、人参、黄柏
肥儿丸	虫积腹痛,消化不良	杀虫消积,健脾清热	面黄体瘦,肚腹胀满而痛,发热口臭,大便稀溏	神曲、黄连、肉豆蔻、使君子、麦芽、槟榔、木香

19. 开窍剂

开窍	主治	功用	证治要点	组成
安宫牛黄丸 《温病条辨》	邪热内陷心包证	清热解毒,开窍醒神	高热烦躁,神昏谵语,舌謇肢厥,舌红或绛,脉数有力;亦治中风昏迷,小儿惊厥属邪热内闭者	牛黄、郁金、犀角、黄连、朱砂、麝香、珍珠、山栀、雄黄、黄芩、梅片(冰片)、金箔衣
紫雪丹 《外台秘要》	温热病,热闭心包及热盛动风证	清热开窍,息风止痉	高热烦躁,神昏谵语,痉厥,口渴唇焦,尿赤便闭,舌质红绛,苔黄燥,脉数有力或弦数;以及小儿热盛惊厥	黄金、寒水石、石膏、磁石、滑石、玄参、羚羊角、犀角(水牛角代)、升麻、沉香、丁香、青木香、炙甘草、朴硝、硝石、麝香、朱砂
至宝丹 《太平惠民和剂局方》	痰热内闭心包证	化浊开窍,清热解毒	神昏谵语,身热烦躁,痰盛气粗,舌绛苔黄垢腻,脉滑数;亦治中风、中暑、小儿惊厥属于痰热内闭者	生乌犀(水牛角代)、生玳瑁、琥珀、朱砂、雄黄、牛黄、龙脑、麝香、安息香、金银箔
紫金锭 《万氏密传片玉心书》	化痰开窍,辟秽解毒,消肿止痛	秽恶痰浊之时疫	脘腹胀闷疼痛,恶心呕吐,泄泻,以及小儿痰厥;外敷疗疮疔肿,虫咬损伤,无名肿毒,以及痄腮、丹毒、喉风	山慈菇、红大戟、千金子霜、五倍子、麝香、雄黄、朱砂
苏合香丸 《太平惠民和剂局方》	寒闭证	芳香开窍,行气止痛	突然昏倒,牙关紧闭,不省人事,苔白,脉迟;亦治心腹卒痛,甚则昏厥,属寒凝气滞者	白术、朱砂、麝香、诃梨勒皮、香附、安息香、青木香、沉香、丁香、荜茇、白檀香、犀角(水牛角代)、薰陆香、苏合香、龙脑香

（宋建军）

参考文献

段国锋 . 2009. 中药方剂学基础 . 北京 : 科学出版社

高学敏 . 2009. 中药学 . 第 2 版 . 北京 : 中国中医药出版社

国家食品药品监督管理局执业药师资格认证中心 . 2014. 中药学专业知识 (一) . 北京 : 中国中医药出版社

国家药典委员会 . 2010. 中华人民共和国药典 . 北京 : 中国医药科技出版社

何晓辉 . 2002. 中医基础学 . 北京 : 学苑出版社

李德新 . 2001. 中医基础理论 . 北京 : 人民卫生出版社

李莉 . 2008. 中医药学概论 . 北京 : 人民卫生出版社

刘全生 . 2008. 中医学基础 . 北京 : 人民卫生出版社

吕广振 . 2014. 中药学 . 济南 : 山东科学技术出版社

明广奇 . 2009. 中医学基础 . 第 2 版 . 北京 : 科学出版社

申惠鹏 . 2008. 中医学基础 . 北京 : 科学技术出版社

孙秋华 . 2012. 中医护理 . 北京 : 人民卫生出版社

王德燕 . 2010. 中医药学概论 . 北京 : 科学出版社

王满恩 . 2009. 中医药基础 . 北京 : 化学工业出版社

温茂兴 . 2004. 中医学基础 . 北京 : 科学技术出版社

伍利民 . 2012. 中医学基础 . 第 3 版 . 北京 : 科学出版社

夏民 . 2007. 中医学基础 . 北京 : 中国科学技术出版社

姚丽梅 , 黄丽萍 . 2013. 实用中药 . 第 2 版 . 北京 : 人民卫生出版社

钟赣生 . 2013. 中药学图表解 . 第 6 版 . 北京 : 人民卫生出版社

《中医药基础》实习指导

实习1 脏象学说

（一）实习内容

（1）示教中医五脏六腑、五华五体。

（2）观察中医气、血、津液的生存与代谢。

（二）实习要求

（1）理解五脏六腑的基本概念。

（2）了解从五华五体观察气、血、津液的盛衰。

（三）实习方法

采用多媒体演示、挂图展示、模型观察、实体教学和案例分析讨论。

（1）观看录像：了解中医五脏六腑的概念。

（2）从挂图、模型、实体中分组讨论并叙说人体气、血、津液的运行。

（3）从案例中分析人体五脏六腑，气、血、津液的盛衰。

实习2 经络学说

（一）实习内容

（1）示教针灸经络模型人上的经络与穴位。

（2）从自身找出 5~10 个常用的穴位。

（二）实习要求

（1）理解经络的概念。

（2）了解十二经脉。

（三）实习方法

通过观察针灸经络模型人和实体，了解中医的经络与穴位。

（1）观察、寻找、总结针灸经络模型人上经络循行的规律与穴位。

（2）从实体中指出十二经脉的大体循行规律和合谷、内关、足三里等常用穴位。

实习3 中医学诊法：四诊

（一）实习内容

（1）中医四诊的内容，重点舌诊。

（2）中医四诊的基本方法，舌诊、脉诊。

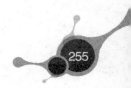

（二）实习要求

（1）掌握中医四诊的内容,常见舌象。

（2）了解中医四诊的基本方法,诊脉的方法。

（三）实习方法

分组进行问、望、闻、切模拟实验,加深理解中医四诊,在实体中学会望诊。从舌诊模型中直观地了解中医舌诊的特色。

（1）舌诊模型中讲解舌诊的意义。

（2）分组进行问、望、闻、切体验。

（3）从实体中学会舌诊。

实习 4　中药:花类药

（一）实习内容

（1）常用的花类药及其药性。

（2）花类药的常用剂量与煎服方法。

（二）实习要求

（1）辨认常用的花类药,了解常用花类药的药性。

（2）了解常用花类药的剂量与煎服方法。

（三）实习方法

从实际花类药中观察和操作(称药)。

（1）观察常用的花类药,说出常用花类药的药性。

（2）分组称药并说出常用花类药的煎药和服药方法。

实习 5　中药:矿物药

（一）实习内容

（1）常用的矿物药及其药性。

（2）矿物药的常用剂量、炮制与煎服方法。

（二）实习要求

（1）辨认常用的矿物药,了解常用矿物药的药性。

（2）了解常用矿物药的剂量、炮制与煎服方法。

（三）实习方法

从实际矿物药中观察和操作(称药)。

（1）观察常用矿物药,说出常用矿物药的药性。

（2）分组称药并说出常用矿物药的煎药、炮制和服药方法。

实习 6　方剂:配方

(一) 实习内容
(1) 中医方剂的组方原则——君、臣、佐、使。
(2) 实际配方及掌握煎服方法。

(二) 实习要求
(1) 理解中医方剂的组方原则——君、臣、佐、使。
(2) 能实际配方,并向患者交待煎服方法。

(三) 实习方法
从实际处方中配方,从中知道中医方剂的组方原则——君、臣、佐、使,掌握中药的煎服方法。
(1) 选三类处方:①发散药,如银翘散(武火,不宜久煎);②温里药,如附桂理中汤(有先煎后下,先武后文);③补益药,如八珍汤(文火,久煎,空腹服用)等。
(2) 另外,选有特殊煎服法的方药,如包煎、冲兑、蒸兑、啜热粥、冷服,服药宜忌等。

实习 7　方剂:常用方剂

(一) 实习内容
(1) 熟悉常用方剂。
(2) 能根据常见病指导用方用药。

(二) 实习要求
(1) 理解常用方剂的组方原则——君、臣、佐、使。
(2) 能根据常见病指导临床用药。

(三) 实习方法
从实际病例指导方剂的运用、服药方法、用药宜忌。
(1) 选感冒、咳嗽、腹泻、眩晕等病例,中成药当如何选用。
(2) 指导患者服药的方法和服药宜忌等。

(何绪良)

《中医药基础》教学大纲

（供药剂、制药技术、药品食品检验及相关专业使用）

一、 课程性质和任务

《中医药基础》是中等卫生职业教育药剂专业重要的专业课程。其主要内容包括绪论、中医基础理论、中医诊法、中药学基础、方剂学基础五个部分。其主要任务是使学生在具有一定科学文化素质的基础上，对中医的理、法、方、药、病具有连贯性、统系性、完整性的初步认识。掌握常用的中药和中医方剂学基础，理解中医药学的基本医学理论和诊断方法，为后续学习和从事药剂专业工作奠定良好的基础。

二、 课程教学目标

（一） 知识教学目标

（1）掌握中医药学的基本理论；常用中药的名称、主要功效及汤剂煎服法等技能知识。

（2）理解中医药学的基本诊断、治疗方法；中药的适应证、禁忌证、用法用量、使用注意；方剂配伍规律。

（3）了解中药的来源、采制时间、炮制意义及处方应对等内容。

（二） 能力培养目标

（1）具有一定的运用中医药学基本知识、基本诊疗技能，规范、熟练、合理指导运用中药的能力。

（2）具有从事药剂工作所应有的良好的职业道德，科学的工作态度，严谨细致的专业学风。

（3）具有良好的沟通能力和团队合作精神。

（三） 思想教育目标

（1）通过对中医药学的学习，能正确认识中医药学重在理、法、方、药，培养学生唯物主义世界观和中医辨证论治的思维方法。

（2）通过对生命现象的认识，树立热爱生命、实事求是的科学态度。

（3）培养良好的职业道德修养、人际沟通能力和团结协作精神。

（4）具有严谨的学习态度、科学的思维能力、敢于创新的精神和热爱大自然的思想。

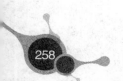

三、 教学内容和要求

（一）理论教学内容与教学要求

教学内容	了解	理解	掌握	教学活动参考
（一）绪论				理论讲授 多媒体演示 案例思考与分析
1. 中医药学发展概况	√			
2. 中医药学的基本特点				
（1）整体观念				
1）人体是一个有机的整体		√		
2）人与环境密切相关		√		
（2）辨证论治				
1）"症"、"证"与"病"			√	
2）"同病异治"、"异病同治"		√		
3）辨证论治		√		
3. 学习的意义与方法	√			
中医基础理论				理论讲授 多媒体演示 挂图展示 模型观察 实体教学 案例分析与讨论
（二）阴阳五行学说				
1. 阴阳学说				
（1）阴阳学说的基本概念			√	
（2）阴阳学说的基本内容			√	
（3）阴阳学说在中医学中的应用		√		
2. 五行学说				
（1）五行的基本概念和特性			√	
（2）五行学说的基本内容			√	
（3）五行学说在中医学中的应用		√		
（三）脏象学说				
1. 脏腑				
（1）五脏			√	
（2）六腑		√		
（3）奇恒之府	√			

教学内容	了解	理解	掌握	教学活动参考
（4）脏腑之间的关系		√		
2. 精、气、血、津液				
（1）精		√		
（2）气			√	
（3）血			√	
（4）津液		√		
3. 脏象学说在中医药学中的应用				
（1）说明人体是以五脏为中心的整体	√			
（2）说明人体的生理病理变化	√			
（3）指导临床诊断、用药	√			
（四）经络学说				
1. 经络的概念和经络系统				
（1）经络的概念			√	
（2）经络系统的组成		√		
2. 十二经脉				
（1）命名与分类		√		
（2）走向、交接与分布			√	
（3）十二经脉的流注次序	√			
3. 奇经八脉				
（1）督脉		√		
（2）任脉		√		
（3）冲脉		√		
（4）带脉	√			
4. 经络的生理功能及应用				
（1）经络的生理功能				
（2）经络要中医药中的应用				
（五）病因病机学说				

教学内容	了解	理解	掌握	教学活动参考	教学内容	了解	理解	掌握	教学活动参考
1. 病因					（3）虚实辨证			✓	
（1）外感病因			✓		（4）阴阳辨证		✓		
（2）内伤病因			✓		（5）八纲辨证的相互关系及运用	✓			
（3）病理产物性病因		✓			2. 气血津液辨证				
（4）其他致病因素					（1）气病辨证			✓	
2. 病机					（2）血病辨证			✓	
（1）邪正斗争	✓				（3）津液病辨证		✓		
（2）阴阳失调	✓				3. 脏腑辨证				
中医诊法				理论讲授	（1）心与小肠病辨证			✓	
（六）四诊				多媒体演示	（2）肺与大肠病辨证			✓	
1. 望诊				挂图、图谱展示	（3）脾与胃病辨证			✓	
（1）全身望诊		✓		模型观察	（4）肝与胆病辨证			✓	
（2）局部望诊		✓		实体教学	（5）肾与膀胱病辨证			✓	
（3）望舌			✓	案例分析讨论	（6）脏腑兼病辨证	✓			
（4）望排出物	✓				（八）预防与治则				
（5）望小儿指纹	✓				1. 预防				
2. 闻诊					（1）未病先防		✓		
（1）听声音	✓				（2）既病防变		✓		
（2）臭气味	✓				2. 治则				
3. 问诊					（1）治病求本			✓	
（1）问寒热			✓		（2）扶正祛邪			✓	
（2）问汗			✓		（3）平衡阴阳		✓		
（3）问疼痛		✓			（4）三因制宜		✓		
（4）问饮食		✓			中药学基础				理论讲授
（5）问睡眠	✓				（九）中药基础知识				多媒体演示
（6）问二便		✓			1. 中药的采制				挂图、图谱展示
（7）问经带	✓				（1）品种与产地	✓			实物观察
（8）问小儿	✓				（2）采集与储藏	✓			标本、模型观察
4. 切诊					（3）炮制与制剂		✓		案例分析讨论
（1）脉诊			✓		2. 中药的性能				
（2）按诊	✓				（1）四气			✓	
（七）辨证					（2）五味			✓	
1. 八纲辨证					（3）升降浮沉		✓		
（1）表里辨证		✓			（4）归经		✓		
（2）寒热辨证		✓							

教学内容	教学要求			教学活动参考	教学内容	教学要求			教学活动参考
	了解	理解	掌握			了解	理解	掌握	
(5)毒性	√				(2)其他化痰止咳平喘药		√		
3. 中药的应用					10. 消食药				
(1)配伍与禁忌			√		(1)常用消食药		√		
(2)中药剂量		√			(2)其他消食药	√			
(十)常用中药					11. 驱虫药				
1. 解表药					(1)常用驱虫药	√			
(1)辛温解表药			√		(2)其他驱虫药	√			
(2)辛凉解表药			√		12. 安神药				
2. 清热药					(1)重镇安神药	√			
(1)清热泻火药			√		(2)养心安神药	√			
(2)清热燥湿药			√		(3)其他安神药	√			
(3)清热解毒药			√		13. 开窍药				
(4)清热凉血药			√		(1)常用开窍药	√			
(5)清虚热药		√			(2)其他开窍药	√			
3. 泻下药					14. 平肝息风药				
(1)常用泻下药		√			(1)常用平肝息风药			√	
(2)其他泻下药	√				(2)其他平肝息风药		√		
4. 祛湿药					15. 固涩药				
(1)常用祛湿药		√			(1)常用固涩药			√	
(2)其他祛湿药		√			(2)其他固涩药		√		
5. 温里药					16. 外用药				
(1)常用温里药		√			(1)常用外用药		√		
(2)其他温里药	√				(2)其他外用药	√			
6. 理气药					方剂学基础				理论讲授
(1)常用理气药		√			(十一)方剂基础知识				多媒体演示
(2)其他理气药	√				1. 方剂与治法				案例分析
7. 理血药					(1)常用治法			√	讨论
(1)活血化瘀药			√		(2)方剂与治法的关系		√		
(2)止血药	√				2. 方剂的组成与变化				
8. 补益药					(1)组成原则			√	
(1)补气药			√		(2)组成变化		√		
(2)补血药			√		3. 剂型与用法				
(3)补阴药			√		(1)剂型		√		
(4)补阳药			√		(2)用法	√			
9. 化痰止咳平喘药					(十二)常用方剂简表		√		
(1)常用化痰止咳平喘药			√						

（二）实践教学内容与教学要求

序号、单元题目 （对应理论教学单元序号）	教学内容	教学要求	
		学会	熟练掌握
二、中医基础理论 （二）脏象：五脏六腑	1. 挂图、实体认识中医的五脏六腑		√
	2. 从案例分析说明脏腑的功能	√	
（三）经络：十二经脉	1. 模型展示：十二经脉的分布循行规律		√
	2. 实体教学：十二经脉在实体中的分布	√	
三、中医诊法 （一）四诊：舌诊、脉诊	1. 舌诊：模型与图谱		√
	2. 实体教学：寸口诊脉法	√	
四、中药：花类药	1. 常用花类药的药性		√
	2. 花类药的常用剂量与煎服方法		√
五、中药：矿物药	1. 常用矿物药的药性		√
	2. 矿物药的常用剂量、炮制与煎服方法		√
六、方剂：配方	1. 中医方剂的组方原则——君、臣、佐、使		√
	2. 实际配方及掌握煎服方法		√
七、常用方剂	1. 熟悉常用方剂		√
	2. 能根据常见病指导用方用药		√

四、 教学大纲说明

（一）适用对象与参考学时

本教学大纲可供中等卫生职业教育药剂专业使用，总学时为 72 个，其中理论教学 56 学时，实践教学 16 学时。

（二）教学要求

（1）本课程对理论教学部分要求有掌握、理解、了解三个层次。掌握是指对中医药学中所学的基本理论、基本知识具有深刻的认识，并能灵活地应用所学知识分析、解释生活现象和临床药剂工作中遇到的中医药剂问题。理解是指能够解释、领会在临床药剂工作上，中医药的基本含义，并会应用所学的中医药技术。了解是指能够简单理解、记忆所学的中医药知识。

（2）本课程突出以能力培养为本位的教学理念，在实践技能方面分为熟练掌握和学会两个层次。熟练掌握是指能够独立娴熟地进行正确的中医药实践技能操作。学会是指能够在教师指导下进行中医药实践技能操作。

（三）教学建议

（1）在教学过程中要积极采用现代化教学手段、标本、模型、活体等，加强直观教学，充分发挥教师的主导作用和学生的主体作用。注重理论联系实际,并组织学生开展必要的临床案例分析讨论,以培养学生分析问题和解决问题的能力,使学生加深对教学内容的理解和掌握。

(2)实践教学要充分利用教学资源,结合挂图、标本、模型、活体、多媒体等,采用理论讲授、标本模型演示、活体观察、案例分析讨论等教学形式,充分调动学生学习的积极性和主观能动性,强化学生的动手能力和专业实践技能操作。

(3)教学评价应通过课堂提问、布置作业、单元目标测试、案例分析讨论、实践考核、期末考试等多种形式,对学生进行学习能力、实践能力和应用新知识能力的综合考核,以期达到教学目标提出的各项任务。

学时分配建议(72小时)

序号	教学内容	学时数		
		理论	实践	合计
第1章	绪论	2		2
第2章	阴阳五行学说	4		4
第3章	脏象学说	6	2	8
第4章	经络学说	2	2	4
第5章	病因病机学说	4		4
第6章	四诊	6	2	8
第7章	辨证	4		4
第8章	预防与治则	2		2
第9章	中药基础知识	4	2	6
第10章	常用中药	20	4	24
第11章	方剂基础知识	2	2	4
第12章	常用方剂简表		2	2
合计		56	16	72

参考答案

第1章

1. A 2. D 3. B 4. E 5. C 6. B 7. A 8. C 9. D
10. A 11. B

第2章

1. B 2. D 3. B 4. C 5. B 6. D 7. C 8. E 9. E
10. C 11. E 12. E 13. A 14. A 15. B 16. A
17. C 18. B 19. E 20. D

第3章

1. C 2. B 3. E 4. E 5. A 6. C 7. D 8. A 9. A
10. A 11. A 12. C 13. D 14. B 15. D 16. C
17. A 18. D 19. C 20. C 21. D 22. E 23. C
24. D 25. A 26. A 27. A 28. B 29. C 30. D
31. E 32. C 33. B 34. D 35. A

第4章

1. E 2. B 3. A 4. B 5. E 6. B 7. B 8. C 9. A
10. B 11. C 12. B 13. B 14. E 15. D 16. D
17. C 18. B

第5章

1. E 2. D 3. D 4. D 5. A 6. E 7. C 8. C 9. A
10. A 11. A 12. D 13. B 14. A 15. D 16. D
17. C 18. B 19. B 20. B

第6章

1. C 2. D 3. A 4. C 5. B 6. B 7. A 8. D 9. D
10. B 11. B 12. D 13. A 14. C 15. B 16. A
17. B 18. C 19. A 20. B 21. C 22. B 23. A
24. D 25. C

第7章

1. D 2. C 3. B 4. D 5. C 6. A 7. E 8. C 9. B
10. A 11. D 12. A 13. C 14. B 15. E 16. C
17. A 18. D 19. C 20. B

第8章

1. A 2. D 3. A 4. D 5. A 6. C 7. A 8. B
9. B 10. C

第9章

1. D 2. C 3. B 4. C 5. B 6. E 7. C 8. B 9. E
10. C 11. D 12. E 13. B 14. C 15. B 16. A 17. E

第10章

第1节
1. C 2. D 3. C 4. E 5. B 6. D 7. A 8. C 9. B
10. D 11. D 12. A 13. B 14. D 15. A 16. B
17. C 18. B 19. E 20. D
第2节
1. A 2. C 3. B 4. A 5. A 6. C 7. A 8. C 9. C
10. A 11. A 12. B 13. D 14. D 15. E 16. B
17. C 18. E 19. A 20. E 21. D 22. B 23. A
24. A 25. B 26. D 27. C 28. E 29. A 30. D
第3节
1. A 2. B 3. A 4. B 5. D 6. C 7. D 8. E 9. B
10. C 11. A 12. B 13. D 14. A 15. C 16. A
第4节
1. D 2. B 3. C 4. A 5. E 6. D 7. B 8. D 9. A
10. E 11. D 12. D 13. C 14. C 15. B 16. D
17. A 18. C 19. A 20. B

第 5 节

1. D 2. D 3. A 4. A 5. B 6. B 7. C 8. A
9. D 10. B

第 6 节

1. C 2. C 3. A 4. B 5. B 6. D 7. B 8. D 9. C
10. D 11. C 12. B 13. D 14. A 15. D 16. B

第 7 节

1. C 2. B 3. B 4. B 5. A 6. D 7. C 8. B 9. D
10. C 11. E 12. A 13. B

第 8 节

1. B 2. D 3. B 4. D 5. D 6. E 7. D 8. D 9. A
10. C 11. B 12. C 13. D 14. D 15. B 16. B
17. A 18. C 19. C 20. A 21. A 22. C 23. B
24. C 25. A 26. D

第 9 节

1. B 2. D 3. D 4. A 5. B 6. B 7. C 8. D 9. B
10. D 11. A 12. B 13. A 14. B

第 10 节

1. D 2. B 3. C 4. D 5. C 6. A 7. B

第 11 节

1. A 2. D 3. A 4. D 5. E 6. B

第 12 节

1. B 2. A 3. C 4. B 5. A 6. D 7. E 8. B
9. A 10. C

第 13 节

1. B 2. D 3. E 4. B 5. A 6. D

第 14 节

1. C 2. D 3. B 4. C 5. D 6. D 7. E 8. A 9. B
10. C 11. B 12. C 13. D 14. A

第 15 节

1. B 2. C 3. B 4. E 5. C 6. E 7. B 8. C 9. B
10. D 11. E 12. A 13. B 14. D 15. C 16. A

第 16 节

1. B 2. B 3. C 4. D 5. E 6. B 7. B 8. A 9. C
10. E 11. A 12. C

第 11 章

1. C 2. D 3. D 4. A 5. B 6. B 7. A 8. A 9. D
10. A 11. A 12. B 13. E 14. C 15. B 16. A
17. D 18. E